JAMT技術教本シリーズ

臨床検査技師のための
医療安全管理教本

監修 一般社団法人 日本臨床衛生検査技師会

じほう

JAMT 技術教本シリーズについて

　本シリーズは，臨床検査に携わる国家資格者が，医療現場や検査現場における標準的な必要知識をわかりやすく参照でき，実際の業務に活かせるように，との意図をもって発刊されるものです。

　今日，臨床検査技師の職能は，医学・医療の進歩に伴い高度化・専門化するだけでなく，担当すべき業務範囲の拡大により，新たな学習と習得を通じた多能化も求められています。

　"検査技師による検査技師のための実務教本"となるよう，私たちの諸先輩が検査現場で積み上げた「匠の技術・ノウハウ」と最新情報を盛り込みながら，第一線で働く臨床検査技師が中心になって編集と執筆を担当しました。

　卒前・卒後教育は言うに及ばず，職場内ローテーションにより新たな担当業務に携わる際にも，本シリーズが大きな支えとなることを願うとともに，ベテランの検査技師が後進の教育を担当する場合にも活用しやすい内容となるよう配慮しています。さらには，各種の認定制度における基礎テキストとしての役割も有しています。

一般社団法人　日本臨床衛生検査技師会

本書の内容と特徴について

　医療安全管理学は安全管理に必要な知識や技術だけでなく，社会的背景や経済的要素，また事故や過誤によって生じた当事者，被当事者等の心理的な傷害や苦難にまで及ぶ広範な領域を包括しています。

　本書は，「臨床検査技師のための医療安全管理教本」として，これまでの医療安全の歴史的背景と現状，医療安全管理に必要な技術と知識，安全推進への取り組み方，医療事故への対応，医療事故調査制度，医療安全と品質管理，緊急災害時の医療安全を学習できる内容となっています。平成19年（2007年）には医療安全管理指針が当会より発刊されましたが、内容は臨床検査を中心とした内容となっています。医療安全は"患者を護る"ことや"患者安全"という考え方が一般的となりました。本書は事故発生時の対応，分析手法，医療の質の管理手法も網羅され，より実践的な内容となることをコンセプトとしています。我々臨床検査技師が医療チームの一員として医療安全に対し，その職能をどのように生かし，展開していくかを考える一助となればと考えています。

　これまで，臨床検査技師の教育課程の中で医療安全管理学を履修してこなかった現状があります。本書をベースにさらに多くの経験を積み，各医療機関の第一線で"患者の安全を護る"医療安全管理者として活躍する人材になっていただくことを願っています。

「臨床検査技師のための医療安全管理教本」　編集部会

編集委員および執筆者一覧

●編集委員

岡本　由美	松田病院　医療安全管理科
加藤　正彦*	四日市羽津医療センター　検査部
根本　誠一	ひたちなか総合病院　検査技術科
工藤　岳秀	日本臨床衛生検査技師会
坂西　清	日本臨床衛生検査技師会

[*は委員長]

●執筆者

浦松　雅史	東京医科大学医学科　医療の質・安全管理学
岡本　由美	松田病院　医療安全管理科
奥田　勲	株式会社LSIメディエンス
加藤　正彦	四日市羽津医療センター　検査部
河野　龍太郎	自治医科大学医学部メディカルシミュレーションセンター
齋藤　和榮	仙台病院　検査部
坂井　浩美	日本医療機能評価機構　医療事故防止事業部
杉山　良子	パラマウントベッド株式会社　技術開発本部
鈴木　祐介	東京海上日動火災保険株式会社　医療福祉法人部
墨岡　亮	仁邦法律事務所
田中信一郎	徳島病院
永井　庸次	ひたちなか総合病院
長尾　能雅	名古屋大学医学部附属病院　医療の質・安全管理部
根本　誠一	ひたちなか総合病院　検査技術科
長谷川友紀	東邦大学医学部　社会医学講座　医療政策・経営科学分野
福田　篤久	和泉市立病院　中央検査科
藤田　茂	東邦大学医学部　社会医学講座　医療政策・経営科学分野
村山　範行	安曇野赤十字病院　検査部
森谷　裕司	大須智医院

[五十音順　所属は2017年2月現在]

目　次

1章 ● 医療安全の概要 ——————————————————— 1

1.1　医療安全とは・・・・・・2
1.2　医療安全に関する用語について・・・・・5
1.3　医療安全の歴史・・・・・6
1.4　医療安全の基本的な考え方・・・・・9
1.5　医療の質と安全文化・・・・・13
1.6　安全文化の醸成・・・・・14
1.7　組織事故と医療安全・・・・・15
1.8　医療安全教育・・・・・16

2章 ● 医療安全の基礎知識 ——————————————————— 19

2.1　医療安全の組織体制・・・・・20
2.2　医療事故とインシデントレポート・・・・・・23
2.3　医療安全と管理のための制度・・・・・・26
2.4　ヒューマンエラーについて・・・・・・30
2.5　医療事故の分析方法について・・・・・・39
2.6　医療の質と医療安全文化の分析方法について・・・・・・48
2.7　医療事故防止と行動心理学・・・・・・50
2.8　ノンテクニカルスキル・・・・・・54

3章 ● 医療安全推進への取り組み ——————————————————— 57

3.1　組織全体での取り組み・・・・・58
3.2　各部門で取り入れたい管理指針・・・・・・61
3.3　医療チームでの取り組み・・・・・62
3.4　医療事故情報収集等事業における取り組み・・・・・66
3.5　患者参加による取り組み・・・・・74
3.6　ネットワークによる取り組み・・・・・77

4章 ● 医療事故への対応 ——————————————————— 81

4.1　重大事故発生への整備・・・・・・82
4.2　初期対応・・・・・90
4.3　中長期的対応・・・・・100
4.4　法的責任・・・・・107
4.5　医療メディエーション・・・・・116

■ 目 次

5章 ● 医療事故調査 ———————————————— 119

5.1 医療事故検証方法の変遷・・・・・・120

5.2 医療事故調査手法・・・・・・123

6章 ● 医療安全と品質管理 ———————————————— 129

6.1 TQM 手法を用いた医療の質管理・・・・・・130

6.2 医療の安全と質の管理・・・・・・141

7章 ● 大規模災害時における医療安全 ———————————— 151

7.1 大規模災害と医療安全・・・・・・152

7.2 災害時における医療安全及び事例・・・・・・156

査読者一覧

索 引

1章 医療安全の概要

章目次

1.1：医療安全とは ……………………………… 2
   1.1.1　医療と医療安全
   1.1.2　医療安全と臨床検査
   1.1.3　医療安全の推進

1.2：医療安全に関する
    用語について ……………………… 5

1.3：医療安全の歴史 ……………………… 6
   1.3.1　医療安全の変遷
   1.3.2　医療安全の取り組み

1.4：医療安全の基本的な考え方 ………… 9
   1.4.1　医療安全管理体制とヒューマンエラー
   1.4.2　全員参加による医療安全活動

1.5：医療の質と安全文化 ……………… 13

1.6：安全文化の醸成 …………………… 14

1.7：組織事故と医療安全 ……………… 15

1.8：医療安全教育 ……………………… 16
   1.8.1　基礎教育としての安全教育
   1.8.2　継続教育としての安全教育

SUMMARY

医療安全とは防ぎうる医療ミスをコントロールし，良質で安全な医療を患者に提供し，安心を与えることである。しかし現実には，医療事故や医療過誤で多くの患者が苦しんでおり，患者安全が医療の重要課題である。医療環境の変化や法律の改正で，臨床検査業務が拡大し侵襲性の高い医療行為や患者と接する検査が増え，臨床検査技師の医療安全関与が重要となった。

医療事故は患者影響度で分類され影響が軽度のものはインシデントと呼ばれる。病院長が予期しない死亡と判断すれば医療事故調査制度に基づく対応がなされる。これは今世紀初頭に相次いだ医療過誤に対する信頼回復と医療者・患者一体となった情報共有による再発防止施策である。

医療安全管理体制は安全管理部門を整備し，担当者を決め取り組むことが義務づけられている。

医療安全活動は全職員が参加して作り出すもので，医療の質を担保するためにチームで品質改善に取り組むことが推奨される。安全文化の創出には報告する文化，正義の文化，柔軟な文化，学習する文化の4要素が必要である。

「人は間違える」を念頭に，全職員が安全文化を学び，醸成する職場風土，組織風土を構築することが重要であると考える。本章は第2章以降への序論である。

1.1 医療安全とは

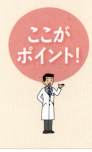

ここがポイント！
- 医療の目的を知り，医療安全がなぜ必要かを考える。
- 医療安全は良質で安全な医療を患者に提供することである。
- 安全は客観的な判断，安心は主観的な判断である。
- 臨床検査技師の業務が範囲拡大し，社会的責任を果たすには医療安全教育が必須となった。
- 医療事故調査制度での臨床検査技師の社会的役割が期待されている。
- 臨床検査技師が医療安全文化の醸成を図っていくことが重要である。

1.1.1 医療と医療安全

　医療とは医学の力によって患者の健康の維持，回復，促進を目的とするものである。患者が死亡したり，別の疾病を惹き起こすものであってはならない。しかし，現実には多くの人が防ぎうる医療ミスのために死亡，合併症や二次罹患などの本来被ることのない結果や被害によって苦しんでいる。

　医療安全とはこのような防ぎうる医療ミスをコントロールし，「良質で安全な医療」を患者に提供し，安心を与えることをいう。

　病院や診療所など医療機関には，毎日たくさんの病気に苦しむ患者や健康障害に悩む患者たちが訪れ，その誰もが安全で質の高い医療の提供を望み，適切な治療や療養によって安心できる生活と，健康の回復，維持増進を図りたいと考えている。

　そして医療者は，この患者の要求を満たすべく最新の医学的知識と技術を用いて，診断や治療を行い，その責務を果たすことが使命となっている。

　しかし，疾病により体の弱った患者には，侵襲性の高い最新の技術や高度な治療法はもちろんのこと，ごく一般的な治療法でも，適切に実施されなければその治療要求を満たすことはできない。また，ケアや検査においても，適切な処置や手技が提供されなければ，その要求を満たすことはできないことになる。

　安全とは，その人に影響を与える損傷，損害，危害を受けない，危険性がないことが客観的に判断されることである。一方，安心とは，個人の主観的な判断に大きく依存する価値観で，知識や経験を通じて予測している状況と大きく異なる状況が起こらないと信じていることであり，たとえ自分が予想していないことが起きたとしても，それは許容範囲内であり受容できると信じている状態をいう。

　つまり，安心を得るための前提として，安全の確保に関わる人や組織がその患者との間に，信頼関係を醸成することが必要となる。互いの信頼がなければ，安全を確保しても，またいくらそのことを伝えたとしても，相手を安心させることは困難である。安心とは，安全に関する両者の間での社会的合意に基づく信頼が築かれる状態であると定義することができる。

　医療安全とは，このように医療者側の一方的な対応や対策だけでなく，患者側も巻き込んだ協力，理解及び承認を得た，相互の信頼関係によって作り出されるものである。

MEMO

医療安全と患者安全
　一般的な言葉としては，患者側からすれば安全な医療を望み（医療安全），医療者側から見れば患者の安全を守る（患者安全）という使われ方がある。本書では1.2項で用語について定義した。

1.1.2 医療安全と臨床検査

平成27年4月に臨床検査技師等に関する法律の改正によって，臨床検査技師の業務が生理学的検査並びに採血及び検体採取に拡大された。それに伴い侵襲性の高い医療行為を実施することによるリスクの増大から，大学または臨床検査技師の学校もしくは養成所では，新たな教育科目として「医療安全管理学」が追加された（表1.1.1）。

表1.1.1 臨床検査技師の業務の拡大

第二 本告示の内容
　地域における医療及び介護の総合的な確保を推進するための関係法律の整備等に関する法律（平成26年法律第83号。以下「医療介護総合確保推進法」という。）第14条の規定により，法の一部が改正され，本年4月1日から，臨床検査技師は，医師又は歯科医師の具体的な指示を受けて，診療の補助として，以下の検体採取を業として行うことが可能となる。
　①鼻腔拭い液，鼻腔吸引液，咽頭拭い液その他これらに類するものを採取する行為
　②表皮並びに体表及び口腔の粘膜を採取する行為（生検のためにこれらを採取する行為を除く。）
　③皮膚並びに体表及び口腔の粘膜の病変部位の膿を採取する行為
　④鱗屑，痂皮その他の体表の付着物を採取する行為
　⑤綿棒を用いて肛門から糞便を採取する行為
　これに併せて，医療法施行令等の一部を改正する政令（平成27年政令第46号）第3条の規定により，令の一部が改正され，令第18条第3号の「生理学的検査及び採血に関する科目で厚生労働大臣の指定するもの」が「生理学的検査並びに採血及び検体採取に関する科目で厚生労働大臣の指定するもの」に改められることになる。
　また，診療放射線技師学校養成所指定規則及び臨床検査技師学校養成所指定規則の一部を改正する省令（平成27年文部科学省・厚生労働省令第1号）第2条の規定により，臨床検査技師学校養成所指定規則（昭和45年文部省・厚生省令第3号）の一部が改正され，臨床検査技師の学校又は養成所の指定を受けるための教育内容の基準について，「人体の構造と機能」の単位数が「7単位」から「8単位」に改められるとともに，新たな教育内容として「医療安全管理学」の「1単位」が追加された。
　本告示は，これらの制度改正を受けて，告示の題名を「臨床検査技師等に関する法律施行令第十八条第三号の規定に基づき厚生労働大臣が定める生理学的検査並びに採血及び検体採取に関する科目」に改めるとともに，新たな科目として「医療安全管理学」を告示に追加するものである。

第三 適用期日等
　本告示は，本年4月1日から適用する。
　ただし，本年4月1日において，現に大学又は臨床検査技師の学校若しくは養成所で臨床検査技師となるのに必要な知識及び技能を修得中の者については，なお従前の例によることができるものとされている。このため，本年4月1日に入学・入所する学生・生徒までは，この経過措置が適用され，「医療安全管理学」を履修していなくても，臨床検査技師国家試験の受験資格を取得することができる。

臨床検査技師等に関する法律施行令第十八条第三号の規定に基づき厚生労働大臣が定める生理学的検査及び採血に関する科目の一部を改正する件について（平成27年4月1日 医政発第0401014号 各都道府県知事あて厚生労働省医政局長通知）より抜粋

従来，病院での臨床検査技師の役割は，検査室に運ばれて来た尿や血液などの検体を分析して臨床医に結果を報告する，検査室に来た患者の心電図やエコーを取り検査結果を解析して臨床医に報告するといった検査室を中心とした業務であった。しかし，医療の高度化・専門化に伴い，外来や病棟での採血，検体採取，生体検査及び術中モニター観察など，患者と直接関わる検査業務に拡大する傾向にある。

また，医療の質に対する国民の意識の高まりから，インフォームド・コンセントなど患者の権利と自己決定権を尊重する傾向となり，あらゆる処置や検査をする際には，患者にリスクとベネフィットを説明することが求められるようになった。そして臨床検査技師も医療チームの一員として，検査説明・検査相談，療養指導など，コミュニケーションを伴う業務が重要な位置を占めるように変革されてきた。

このように，医療を取り巻く環境が変わり，臨床検査技師が関わる業務範疇も大きく変わるなかで，これまで医療の現場で生理学的検査や採血業務を行っていたにもかかわらず，医療安全管理に関する必要な知識や技術を教育課程の中で履修していなかったことは，医療を担う一員，医療者として，患者安全を考える上でも，チーム医療を展開す

1章　医療安全の概要

る上でも非常に大きな問題であった。

さらに，医師の業務負担を軽減するために発せられた，「医師以外の医療関連職と事務職員間での役割分担の推進について」の通知文書を受けて，これまで積極的に取り組まれていなかった臨床検査技師による検査説明や検査相談を業務分担することとなり，ますます患者安全を図るために医療安全の知識を学ぶことが必要となった。

一方，平成27年10月1日に施行された医療事故調査制度では，医療事故が発生した医療機関において行われた調査報告を民間の第三者機関（医療事故調査・支援センター）が収集・分析することで再発防止につなげることを目的として，医療事故に係る調査の仕組みが医療法の一部改正で定められた(図1.1.1)。

この中にある支援団体には，臨床検査技師を代表する一般社団法人 日本臨床衛生検査技師会も含まれている。今後様々な場面で臨床検査技師が関わることが想定され，医療安全における臨床検査技師の社会的役割も期待されている。

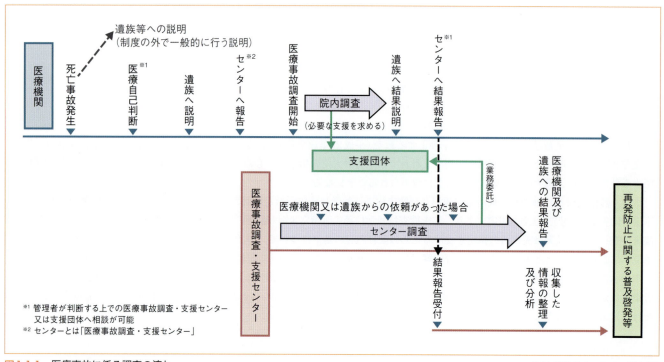

図1.1.1　医療事故に係る調査の流れ　　　　　　　　　　　　　　　　　　　　　　　　　　　　　　（厚生労働省ホームページより）

1.1.3　医療安全の推進

医療安全の推進は，良質で安全な医療を患者に提供するための最も基本的な要件である。医療技術や医療システムが，どれだけ高度化し先進化しても，医療は最終的には人の手作業で遂行される営みであり，人が関わる以上，人は「誤り」を犯す存在(To err is Human)であるという危機意識を常に持ち，業務にあたることが必要となる。

決められたルールや基本的な手技を遵守していても「誤り」は起こる。医療安全を推進するためには，必ずこのことを踏まえた上で，起こった誤りを「非難の文化」によって個人責任や精神論で終わらせるのではなく，常に医療安全，患者安全のモデルとして活用することが重要である。

インシデント・アクシデント報告システムはそのためのツールである。事故やトラブルで無くても「ヒヤリとしたこと」「ハッとしたこと」があれば，それを必ず記録し，報告することが重要である。

インシデント・アクシデント報告制度において明らかにされた問題点を，科学的に分析し，その原因究明に基づいて改善や予防策・再発防止策を検討しなければならない。さらに，各医療者が相互でのコミュニケーションを密にして，経験や教訓，情報を共有し，多職種協働チームで医療安全を実践していくことが必要である。

一方，患者・家族との信頼関係構築を重視し，患者主体の医療安全も展開しなければならない。患者に安全な環境を作り提供することも医療者の役割である。発生した医療事故に対しては患者・家族のみならず社会に対しても十分な説明責任を果たし，原因究明と再発防止に取り組まなければならない。

医療安全管理体制を確立するために，以上の取り組みを根づかせ育成し「安全文化」の醸成につなげ，医療事故防止の強化充実を継続的に図っていくことが重要となる。

1.2 医療安全に関する用語について

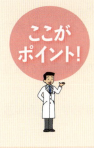

ここがポイント！
- 医療安全と患者安全の使われ方を学ぶ。
- 患者影響度の違いによりインシデント（ヒヤリ・ハット事例）とアクシデント（医療事故）に分ける。
- 医療事故と医療過誤の違いを学ぶ。
- 医療事故調査制度での医療事故の定義を理解する。

(1) 医療安全

医療安全という用語は，病院や診療所，医療施設など医療行為を行う場所において，患者及び医療従事者が安全を確保して，適切で，安心な医療を受けることのできる環境及び文化を形成することをいう。

「医療安全」という用語は医療法や医療法施行規則をはじめ，厚生労働省の各種指針などで使用されているが，世界保健機構（WHO）では"Patient Safety Management"という用語を使用しており，わが国では「患者安全」と翻訳されている。

現在，「患者安全」「リスクマネジメント」「ペイシェントセーフティ」などの様々な用語が使用されているが，すべて「医療安全」と同義語である。

(2) インシデント（ヒヤリ・ハット事例）

インシデントとは，日常診療の現場で，ヒヤリとしたり，ハッとしたりした経験を有する事例を指し，実際には患者に傷害を及ぼすことはほとんどなく，医療有害事象へ発展する可能性を有していた潜在的事象をいう。

具体的には，ある医療行為が，①患者には実施されなかったが，仮に実施されたとすれば，何らかの被害が予測される場合，②患者には実施されたが，結果として患者に被害を及ぼすに至らなかった場合の2通りがある。2.2項の医療事故とインシデントレポートを参照。

(3) 医療事故（重大な事例，アクシデント）

医療事故とは，防止可能なものか，過失によるものかにかかわらず，医療に関わる場所で，医療の全過程において，不適切な医療行為（必要な医療行為がなされなかった場合を含む）が原因で患者へ意図しない傷害を生じ，その経過が一定程度以上の影響を与えた事象をいう（2.2項を参照）。

具体的には，以下の通りである。

ア）死亡や生命の危険，病状の悪化等の身体的被害及び苦痛，不安等の精神的被害が生じた事象。
イ）ある医療行為が，患者に実施されたが，結果として患者へ傷害を及ぼすには至らなかった，または結果として比較的軽微な傷害を及ぼした不適切な事象。
ウ）患者が自ら廊下で転倒し，負傷した事例のように，医療行為とは直接関係しない事象。
エ）注射針の誤刺のように，患者だけでなく医療者自身やスタッフに傷害の発生やその可能性があったと考えられる事象。

(4) 医療過誤

医療過誤は，医療事故の発生の原因が医療機関・医療従事者に過失があるものをいう。

医療事故の一類型であって，医療者が医療の遂行過程において，医療的準則に違反して患者に被害を発生させた行為をいう。

(5) 医療事故調査制度における医療事故の定義

「当該病院等に勤務する医療従事者が提供した医療に起因し，又は起因すると疑われる死亡又は死産であつて，当該管理者が当該死亡又は死産を予期しなかつたものとして厚生労働省令で定めるもの」と定義されている（医療法第6条の10）。

1.3 医療安全の歴史

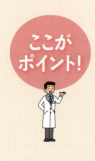

ここがポイント!

- 従来は個人の責任とされていた医療事故や過誤の問題がどう変遷したのかを学ぶ。
- 1999年に米国科学アカデミーが公表した「To err is Human（人は誰でも間違える）」の社会的影響を理解する。
- 2001年の患者安全推進元年の国の取り組みや，日本臨床衛生検査技師会などの医療団体の取り組みを知る。
- 安全な医療を提供するための10の要点と医療安全管理体制の構築，無過失保障制度，医療事故調査制度の創設背景を学ぶ。
- 医療安全におけるレジリエンス・エンジニアリングを応用した新しい試みを知る。

1.3.1 医療安全の変遷

従来，医療事故や医療過誤は医療者自身の不注意や怠慢，知識不足や訓練不足に起因するものと考えられ，個人の努力や精神力によって克服すべきものであり，医療者個人の過失責任のみが追及されて，その背景にある組織やシステムの問題はほとんど考慮されていなかった。

例えば，1990年代までは，「IV」としか書かれていない注射指示書でカリウム製剤を急速静注して患者を死亡させた准看護師が罰金刑になり，「混注」の意味が理解できていない経験2カ月の新人看護師が血中カリウム補給用の塩化カリウムを原液点滴して患者を死亡させて禁錮刑になるなど，多くの刑事では当該医療者の責任だけが問われ，エラーを引き起こした背景原因が指摘されることはなかった。

1994年11月に米国ダナ・ファーバー研究所病院で起こった抗癌剤過量投与事件は，複数の医療者が治療薬指示の曖昧な記述に誰も気づかず過量投与によって患者を死に至らしめた事件であった。この事件では病院が内部調査委員会を作り，詳細な関連資料の収集と分析，関係者への聞き取り調査が行われ，背景に病院施設のシステムやルールが遵守されずに，ミスがいくつものチェックポイントを通過したことが原因であったことが判明した。この事件以降，米国では医療事故の内部調査が行われるようになった。

また，1999年には，米国科学アカデミーが画期的な報告書「To err is Human（人は誰でも間違える）」を公表した。内容は「米国では，病院で防ぎうる医療ミスのため毎年9万8000人が死亡しており，その数は交通事故死亡者数4万3000人の倍以上であり，さらに，これは病院における入院患者数の推計死亡者数であり，高齢者療養施設や精神病院，外来手術センターなどの未集計事例を含めればもっと増える」というものであった。それまで医療事故の問題はタブー視されていたため，詳細な統計すら存在しておらず，世界中に大きな波紋を起こし，マスメディアでも大きく取り上げられた。さらに，この報告書が画期的であったのは，医療事故の原因に対する考え方で，それまでは事故が起きると患者の治療を行った医師や看護師が「犯人」として厳しく罰せられるのが常であったが，「人は誰でも間違える（To err is human）」「失敗はシステムの中で複数の要素が重なった結果起きるものであり，最終的に患者の医療に関与した人物を見つけて責任を負わせるだけでは，何も解決しない」と主張したことにあった。

米国医療施設評価合同委員会（JCAHO）は，これらを契機に「警鐘的事例」の報告制度を設け，医療過誤の情報収集・防止の取り組みを始めた。警鐘的事例とは「死亡あるいは重大な身体的・機能的傷害を，予期し得ない形で生じた（あるいは生じ得た）事例」とされ，過誤が生じる背景には必ず組織あるいは運営上の体系的欠陥があるという前提に基づき，警鐘的事例が生じた場合には，その根本原因分析を行うことを医療施設に義務づけ，医療過誤の責任問題を医療者個人の過失責任追及から医療安全の向上に焦点を合わせた総合的施策，医療安全システム構築へと歴史的な転換を図った。

わが国では，1999年1月に横浜市立大学附属病院で肺手術と心臓手術の患者を取り違えた事件や，同年2月に都立広尾病院で看護師が消毒液とヘパリン加生理食塩水を取り違えて静脈内に投与し患者が死亡した事件を契機に医療安全についての社会的関心が高まり，医療事故の警察への届出も増加した（図1.3.1）。

また，2000年9月に相次ぐ医療事故を受けて厚生大臣が特定機能病院や医療関係団体へメッセージ発表し，医療事故防止対策の推進を指示した。2001年3月には，国は「2001年を患者安全推進年」として「患者の安全を守るための医療関係者の共同行動（PSA）」を推進し，「医療安全推進週間」やシンポジウム，研修会など様々な取り組みが行われた。

しかし，日本では医療安全に対する考え方が，旧来と大きく変わっておらず，マスメディアも依然として「犯人探し」や「個人訴追」などセンセーショナルに報道した。

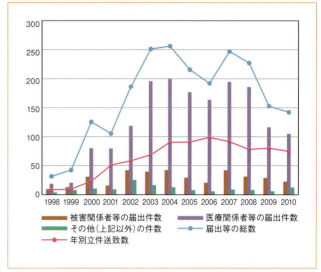

図1.3.1 医療事故関連の届出件数と立件送致数の推移（警察庁による）

1.3.2 医療安全の取り組み

2001年4月，厚生労働省に医療安全推進室が設置された。同年5月には医療安全対策検討会議が発足し，6月にはヒューマンエラー部会及び医薬品・医療用具等対策部会を設置，10月には医療安全対策ネットワーク整備事業（ヒヤリ・ハット事例収集等事業）の開始と，政府は矢継ぎ早にいくつかの施策を行った。

また，ワーキンググループとして「患者安全のための標語検討会」が設置され，「安全な医療を提供するための10の要点」から医療安全管理体制の全体構成図（図1.3.2），医療機関で働くすべての人を対象に標語（表1.3.1）が策定された。

2002年4月医療安全対策検討会議でまとめられた「医療安全推進総合対策」を基に，同年10月には病院及び有床診療所に，2003年4月には特定機能病院及び臨床研修病院に医療安全管理体制の整備を義務づけた。さらに，2005年6月には医療安全対策検討会議において，「今後の医療安全対策について」がまとめられた。これに基づき2006年4月の医療法改正では，医療安全管理体制の整備を行う医療機関の拡大と診療報酬改定において，医療機関に専従または専任の医療安全管理者を配置していること等を要件とした医療安全対策加算が新設された。

表1.3.1 「安全な医療を提供するための10の要点」
（平成13年9月11日　厚生労働省 医政局）

①根づかせよう安全文化　みんなの努力と活かすシステム
②安全高める患者の参加　対話が深める互いの理解
③共有しよう　私の経験　活用しよう　あなたの教訓
④規則と手順　決めて　守って　見直して
⑤部門の壁を乗り越えて　意見かわせる　職場をつくろう
⑥先の危険を考えて　要点おさえて　しっかり確認
⑦自分自身の健康管理　医療人の第一歩
⑧事故予防　技術と工夫も取り入れて
⑨患者と薬を再確認　用法・用量　気をつけて
⑩整えよう療養環境　つくりあげよう作業環境

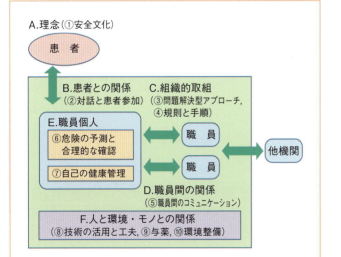

図1.3.2 医療安全の全体構成
（平成13年9月11日　厚生労働省 医政局）

用語　患者の安全を守るための医療関係者の共同行動共同行動（Patient Safety Action；PSA）

1章 医療安全の概要

2003年4月に医療法施行規則を改正して特定機能病院及び臨床研修病院における安全管理体制の強化を図ったが、同年9月に東京慈恵会医科大学附属青戸病院で前立腺癌の腹腔鏡下手術で患者が死亡する事故が起こり、12月に厚生労働大臣が「厚生労働大臣医療事故対策緊急アピール」を発表して「人」「施設」「もの」の三本柱による対策の強化を改めて呼びかけた。

2005年6月、医療安全対策検討会議は「今後の医療安全対策について」を報告し、「1. 医療の質と安全性の向上」「2. 医療事故等事例の原因究明・分析に基づく再発防止策の徹底」「3. 患者・国民との情報共有と主体的参加の促進」の三本柱は、その後の日本で早急に対応するべき施策の課題となった。

2006年2月に福島県立大野病院で帝王切開中の妊婦が死亡した事件は、産科医が業務上過失致死で逮捕されたため、医療行為を業務上過失致死罪に問うことやマスコミの過剰な報道、無過失保障制度の創設など医療安全に関するいくつかの課題が示された。

また、医療事故の再発防止を図る医療事故調査制度の創設の必要性が各方面で議論されるようになり、2012年2月に厚生労働省に「医療事故に係る調査の仕組み等あり方に関する検討部会」が設置された。医療事故に焦点を当てた「医療事故に係る調査の仕組み等に関する基本的なあり方」の提言がまとめられ、2014年6月に医療事故調査制度の創設を含む「医療介護総合確保推進法」が成立して医療法が改正され、2015年10月より施行されている。

このようにわが国の医療安全への取り組みは、2001年を患者安全推進元年として、国や医療団体、学術団体、さらには患者・市民たちも巻き込んで進展してきた。

日本臨床衛生検査技師会でも、2003年9月に「臨床検査患者安全対策・PSAマニュアル」を作成し、2007年3月には「医療安全管理指針＝医療事故を未然に防ぐために＝」を発刊した。また、2003年から毎年、医療安全講習会を開催して臨床検査技師の意識啓発に取り組んでいる。

近年、医療安全の考え方に、従来の有害事象が起きることが前提の「失敗からの原因追究」という発想から、レジリエンス・エンジニアリングを取り入れた「成功事例から学ぶ」手法が取り入れられつつある。これは、多様で複雑な医療現場では、臨機応変で柔軟な対応力が重要であり、「大半の日常診療は事故もなくうまくいっており、そこから学ぶ取り組みをしないと、真の医療安全にはつながらない」という考えからである。結果としての成功と失敗の違いは単純に直線的な因果関係ではない。その間に実は非常に高度な調整能力（パフォーマンス）が働いて成功や失敗に導いているのである。つまり、従来からの「失敗に学ぶ」「失敗には原因がある」という発想は、有害事象が起きることが前提のため後知恵バイアスもかかり、意味のない「犯人探し」になり、多様で複雑な医療現場を表すには限界がある。そこで、様々な機能（人やモノなど）が関係する医療を複雑系システムの代表格として、医療安全管理に工学系の新しい概念であるレジリエンス・エンジニアリング（図1.3.3）の手法が取り入れられつつある。

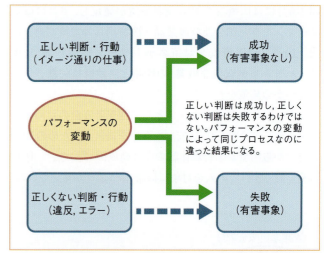

図1.3.3　レジリエンス・エンジニアリングのモデルである「成功と失敗と違い」について[4]

1.4 医療安全の基本的な考え方

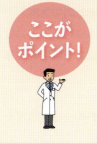

ここがポイント！
- 人間の特性であるヒューマンエラーを前提とした医療安全を理解する。
- 医療安全管理体制の構築は施設の規模に応じて設定する。
- 院内医療事故調査委員会は医療法第6条の10に従い速やかに病院長が設置する
- 全員参加のQC活動で医療の質が向上する。
- ヒューマンエラーの背後要因には，コミュニケーションエラーが関係している。
- クレームは，病院の医療安全上の問題点や課題を提示するものである。

医療安全は，患者のためにある。「安全・安心の医療を受ける患者の権利」を守り，安全で信頼される医療を提供するためには，しっかりとした医療安全管理体制を構築し，ヒューマンエラーを前提とした医療安全の確保に努めなければならない。また，患者の安全確保を最優先に考えて行動できる人材や環境といった安全文化を醸成して，定着を図る必要もある。そして，常に患者目線に立った情報の提供や相談できる体制，患者が気軽に医療に参加できる環境の確保に努めることが基本となる。

1.4.1 医療安全管理体制とヒューマンエラー

人は「誤り」を犯すものである。この「誤り」のことをヒューマンエラーという。医療が人によって行われる行為である以上，人間の特性であるヒューマンエラーは必ず起こることを前提として，医療は行われなければならない。

人間工学での安全なシステムを構築するための基本的考え方は，「人間の特性を明らかにして，それを受け入れ，その特性がマイナスに出ないようなシステムを設計の段階から運用の段階まで考えておくこと」である。

これらのことを踏まえた上で，「誤り」を最小限にとどめ，万が一「誤り」が起こったとしても最小限の被害にとどめられるように「誤り」をコントロールする管理システムの構築が重要である。

「誤り」をコントロールする管理システムを医療安全管理体制という。わが国では患者の安全を守るために，医療法や診療報酬制度によって，医療機関は医療安全管理体制を整備することが求められている。すなわち医療安全管理部門を設置して組織的に医療安全対策が実施できる体制を整備し，専従または専任の医療安全管理者を置き，医療安全管理室などを設置し，医療安全管理に関する委員会（医療安全対策委員会など）を設け，医薬品安全管理責任者や医療機器安全管理責任者も任命することが求められているのである。

● 1. 医療安全管理体制

医療安全管理体制の構築は，その医療施設の規模に応じて設定されるものである。以下に主な部門と役割，業務を示した。

(1) 医療安全管理部門の設置

医療の質の向上及び安全に関する業務を組織横断的に担う実働的な組織として，医療安全管理部門を設置して次の業務を行う。

①医療の質の向上及び安全に関する事項
②インシデントレポート等に関する調査・分析
③医療安全対策マニュアルの作成及び見直し
④医療事故防止のための改善策の策定・実施及び周知
⑤各部署における医療安全管理状況の確認と点検
⑥医療安全に係る教育・研修及び指導
⑦医療安全に関する最新情報及び警鐘事例の職員への周知
⑧医療安全管理委員会の開催
⑨医療事故調査委員会設置の判断
⑩その他医療安全に関する業務

■ 1章　医療安全の概要

(2) 医療安全管理者の配置

　医療安全管理者は，医療安全管理に係る実務を担当し，医療安全を推進する者で医療安全管理に関する十分な知識を有し，各部門の医療安全を推進する担当者と連携，協同して，医療安全管理業務を遂行する。

　具体的には次の業務である。

①医療安全管理部門の業務に関する企画，立案及び評価
②定期的な院内巡回による各部門における医療安全対策の実施状況の把握と分析，及び医療安全確保のために必要な業務改善等の具体的な対策の推進
③各部門における医療安全担当者への支援
④医療安全対策の体制確保のための各部門との調整
⑤医療安全対策に係る職員研修会の実施
⑥患者相談窓口等の担当者との密接な連携を図り，相談に適切に応じる体制の支援

(3) 医薬品安全管理責任者の配置

　医薬品安全管理責任者は，医薬品安全管理に係る実務を行い，薬剤師が担当する。

　具体的には次の業務である。

①医薬品の安全使用のための業務に関する手順書の作成
②医薬品の安全使用のための研修会の開催
③医薬品の業務手順に基づく業務実施の管理
④医薬品の安全使用のために必要情報を収集し，改善のための方策の実施

(4) 医療機器安全管理責任者の配置

　医療機器安全管理責任者は，医療機器安全管理に係る実務を行い，主に臨床工学技士が担当する。

　具体的には次の業務である。

①従事者に対する医療機器の安全使用のための研修の実施
②医療機器の保守点検に関する計画策定及び保守点検の適切な実施
③医療機器の安全使用のために必要となる情報の収集，及びその他の医療機器の安全使用を目的とした改善のための方策の実施

(5) 医療安全管理チームの設置

　医療安全管理者を中心として組織横断的に医療安全管理を行うチームを設置する。

(6) 医療安全部門推進担当者の配置

　各部門の医療安全管理の推進に資する医療安全推進担当

者し，次の業務を行う。

①各部門における医療安全管理体制の改善方法の検討及び提言
②各部門における医療安全管理に関する意識の向上
③インシデント・アクシデント報告の内容の分析及び報告書の作成
④各部門への医療安全対策に関する事項の周知徹底
⑤インシデント・アクシデント報告の積極的な提出の励行
⑥その他，各部門での医療安全管理に関する事項の実施

(7) 医療安全管理室の設置

　専従もしくは専任の医療安全管理者が医療安全業務を執務する場所を設置し，次の業務を行う。

①医療安全業務に関する各種文書，書類や議事録などの作成と保管
②医療安全に関する各種統計，分析資料などの作成と保管
③インシデント・アクシデント報告書の収集，分析資料の管理
④医療事故調査報告書の作成，司法関連書類の作成と保管
⑤医療安全研修会資料，教育資料，指導記録などの管理
⑥医療安全に関する啓発，広報資料の作成と管理
⑦その他医療安全に関する文書，書類資料の管理

(8) 医療安全管理委員会の設置

　医療安全に関する事項を検討協議する意思決定機関で，各部門の医療安全管理委員で構成される。医療安全管理責任者が原則として委員長を務める。協議する内容は，その施設の医療安全に関するすべての事項である。

● 2. 院内医療事故調査委員会

　医療法第6条の10に従い「病院勤務する医療従事者が提供した医療に起因し，又は起因すると疑われる死亡又は死産であって，病院長が当該死亡又は死産を予期しなかったもの」に該当する事例の場合，病院長は速やかに，外部専門家や医療安全管理者を含めた院内医療事故調査委員会を立ち上げ，発生した医療事故に関する臨床経過の把握，原因究明，再発防止策等を検討しなければならない。これは個人の責任を追及するものではなく，当該病院等の管理者が院内医療事故調査を行う。また，医療法第6条の11に従い，病院等の管理者は，医学医術に関する学術団体や厚生労働大臣が定める医療事故調査・支援センターに対し，医療事故調査を行うために必要な支援を求め，調査結果を患者・遺族に説明する。

1.4.2 全員参加による医療安全活動

医療安全管理部門を設置しても，現場で働く医師やスタッフに医療安全に対する意識や関心がなければ，患者の安全を守ることはできない。医療安全活動は全職員が参加して作り出すものである。

● 1. 品質管理と医療安全

医療安全は医療の質を担保している。医療の品質を高めることが医療の安全を高めることにつながる。品質を高める活動には，トヨタの有名な品質改善運動がある。「品質管理」「TQC活動」「QCサークル」と呼ばれ，企業で働く全員が品質管理の手法を学び，理解して品質改善を行うことで世界一のものづくり企業となった。品質管理には次の11の基本事項がある。

①品質第一

顧客は，製品やサービスの「品質を第一」に考えている。全職員が「品質を第一」とした考え方で，品質管理を推進する必要がある。

②顧客志向

顧客を第一とする考え方を「顧客志向」や「マーケットイン」などと呼ぶ。

③後工程もお客様

自分の仕事の後を引き継ぐ人を自分の「顧客」とする考え方である。次の工程の人を「後工程」と呼び，「後工程」の人を考えて仕事をすることで仕事の質が向上する。

④プロセスを管理する

出来上がった製品の品質だけではなく，その製品の品質で常に良いものが生み出せるように，その「プロセス」（過程，仕組み）に着目することが重要である。

商品やサービスの結果が悪いということは，その結果を生み出している「プロセス」に問題があるということである。プロセスや仕事のやり方に着目して管理し改善させる。「品質を工程で作りこむ」という考え方が重要である。

⑤重点志向で問題・課題に取り組む

品質管理活動を行う場合，すべての問題に対して改善の対策を打つのは効率的ではない。「優先順位」を明確にして，大きいものから改善活動などを行うことを「重点志向」と呼んでいる。

「QC七つ道具」の「パレート図」などを使用して重点志向すべき内容を把握する。

⑥事実に基づく管理

品質管理は，「事実」を重視する。必ずデータを収集し，統計的方法「QC七つ道具」などを使って事実情報を入手し，判断して行動する。

⑦管理のサイクル

「管理のサイクル」は，「PDCAのサイクル」とも呼ぶ。品質管理の「管理」は「PDCA」を回すことである。これを繰り返し回すことによって改善していく。

> 計画 (Plan) = P
> 実施 (Do) = D
> 確認・評価 (Check) = C
> 修正・処置・対策 (Act) = A

⑧ばらつきの管理

製品やサービスには「ばらつき」が発生する。「ばらつき」が小さい場合には問題はないが，大きくなると重大問題が発生する。

「品質管理」は，統計的手法を使ってこの「ばらつき」を最小限にすることである。

⑨変化点管理

プロセス及びその相互関係を迅速にかつ敏感に察知して，問題の発生を予防することを「変化点管理」と呼ぶ。管理図などを使って変化点を見つけ出す。

⑩見える化

プロセスの状態を誰が見ても理解できる状態にすることが重要である。活動状況や結果を一目でわかる状態にして，皆で情報を共有する。

⑪全員参加で取り組む

品質管理を特定の部署や組織だけで実施するのでは，大きな効果を期待できない。

製品やサービスの品質は，企業全体の組織の一人一人が仕事の中でPDCAのサイクルを回すことにより，非常に大きな効果が得られる。

これらの品質管理の「基本的な考え方」は，医療の質，患者安全の向上に活用することができる。特に臨床検査技師にとって，統計学的手法はなじみ深い手技でもある。

● 2. 接遇と医療安全

医療は多数の職種と多数の業務プロセスの組み合わせで成り立っている。また，治療方法の多様化（標準指針の曖昧化）や患者の価値観の多様化が進んだこともあいまって，各人の業務プロセスと患者のニーズや期待との関係が見通せなくなっている。様々な業種や業務が，直接あるいは間接的に患者に害を与えうる機会と可能性もまた増大してきた。

1章　医療安全の概要

患者は病院を訪れるとき，病院や職員に求めているのが「安心と安全」である。危険とわかっている病院，職員の態度が冷たく事務的な病院は選択されない。

しかしながら，安心と安全は患者の目には見えるものではない。病院パンフレットに書いてある医療安全の取り組みや医療機器の安全性に関する文字や数字を見ることはあっても，「安心」そのものが見えることはない。こうすれば絶対安心という完全なマニュアルもなく，そもそも安心の感じ方は人それぞれ違うため，すべての患者に同じように見える「安心」は存在しない。

そこで，患者に「安心と安全」を伝えるのが医療接遇となる。思いやりの心を見える形にして届けることで，文字や数字で語られる安全がぐんと身近に感じられ，理解が得られる。そのような患者へのおもてなしが，安心感につながることになる。

医療接遇は医療安全の基本となる。患者の不安を察して声をかける，患者の話にうなずき共感を伝える等，日々の小さな思いやりの積み重ねで，患者に嫌な思いをさせない，不平不満を感じさせない，クレームを言いたくなる気持ちを起こさせない，といった効果をもたらすこともある。

患者の名前や薬を間違える等，ヒヤリ・ハットを通り越して医療ミス・医療事故にならないとも限らない。万一大きなトラブルが生じたときにも役立つのが，日頃からの患者や地域社会とのつながりである。接遇を学ぶことはいざというときのリスクマネジメント＝医療安全に重要なスキルとなる。

● 3. コミュニケーションと医療安全

医療の現場ではヒヤリ・ハットも医療事故もゼロを目指すが，必ずゼロにすることは困難である。ヒヤリ・ハットのようなヒューマンエラーの背後要因として，内的要因（体調，気分，不安等），作業環境要因（職場環境，作業条件，職場での人間関係等），時間的要因（作業時間，残業時間等）が考えられる。職場での人間関係については，患者と医療者，そして医療者同士のコミュニケーションが大きく関係してくる。

誤伝達により正しい情報が伝達されないことをコミュニケーションエラーという。

ヒューマンエラーを予防するために必要なのは，コミュニケーションエラーを起こさない職場環境作りである。また，エラーが生じたとき，院内コミュニケーションが機能していれば，より早い段階での回復が望める。多職種によるチーム医療は病院の特徴であるが，各職種が掲げる目標や価値観が異なるため，医療安全には多職種間の日頃からのコミュニケーションが重要である。

院内コミュニケーションエラーは医療安全を損なう可能性があることを肝に銘じ，コミュニケーションを密にするためにも接遇意識を高め，医療者が気持ちよく協働できる医療空間を作ることが重要である。

● 4. クレームと医療安全

クレームは患者や家族が提供された医療サービスに対して不満を表明することである。患者のために尽くしたいと思った行為がクレームに上げられると，多くの人は怒りや自己防衛などのコントロールができない感情を抱く。

しかし，クレームが生じることで病院の問題点や課題が提示され，自分自身の業務改善につながり，患者・家族と医療チームとの信頼関係を回復する絶好の機会であると，WHOガイドラインは指摘している。クレームの多くは何気ない接遇不足やコミュニケーション不足が原因であり，日頃から患者との間で笑顔や挨拶を絶やさず，困ったときやわからないときに職員に気軽に声をかけられる雰囲気や，相談しやすい医療環境を整えておくことは，安全な医療に患者の協力を得る上でも大切である。

一方，医療組織として受けたクレームには，診療適性や医療水準に係る問題が含まれている場合がある。慎重に調査を行うことにより，システムに関連した問題や医療倫理上の問題，医療者個人による職業上の責任不履行など重大な問題点が洗い出されることもある。クレームに適切に対応することは医療の質の向上と安全管理の面でも重要である。

1.5 医療の質と安全文化

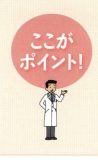

- 医療における安全文化の定義を理解する。
- リーズンの安全文化を創る4つの要素を知る。

　厚生労働省は2001年，医療における安全文化について「安全な医療を提供するための10の要点」の中で，「医療に従事する全ての職員が，患者の安全を最優先に考え，その実現を目指す態度や考えおよびそれを可能にする組織の在り方」と定義している。

　組織の「安全文化」という言葉は，1986年のチェルノブイリ原子力発電所事故を契機に使われ始め，今では安全文化の構築は，幅広い産業分野で事故防止のために不可欠な取り組みとなっている。安全文化は，トップから現場の一人一人までが安全最優先の意識を持ち，組織として安全確保に向けて取り組んでいる状態をいう。

　事故の直接の原因は，多くの場合，ヒューマンエラーである。このため，事故を防ぐ第一歩は，安全かつ効率的な手順を定め，現場で作業に携わる人の技術や知識を高めることにある。

　しかし，現場の一人が「手順を守ると効率が悪くて意味がない」と思っていたら，早晩，手順違反が発生する。小さなルール違反が積み重なって大きな事故につながるのは，原発事故など多くの事例からも明らかである。このため，安全の知識はマニュアルの丸暗記ではなく，手順を守る必要性や安全対策の持つ意味を一人一人がきちんと理解し，実行する必要がある。安全文化とは，このような理解（意識）と行動が組織内に醸成した状態を目指すものであることを理解していただきたい。

　ジェームズ・リーズンは組織事故の中で安全文化を創る4つの要素（表1.5.1）について次のように述べている。

　組織内で起きている出来事を包み隠さず報告できるようにする（報告する文化）。報告を受け，発覚したルール違反には厳正に対処する（正義の文化）。ミスやルール違反を繰り返さないよう教訓とする（学習する文化）。状況に応じ柔軟できる組織を目指す（柔軟な文化）。

表1.5.1　リーズンの安全文化を創り上げる4つの要素[13]

報告する文化	潜在的な危険に直接触れる現場が，自ら進んで報告をしようとする組織文化
正義の文化	安全に関する正しい知識や情報を基に許容できる行動とできない行動の境界を明確に理解し行動できる文化
柔軟な文化	急変時などの状況に応じて，指揮命令系統が明確な階層型組織と，迅速に対応できるフラット形組織に柔軟に組織が再構成される文化
学習する文化	正しい情報から結論を導き出す意思と能力，大きな改革を実施する意思を持つ文化

1.6 安全文化の醸成

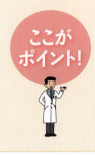

ここがポイント！
- 安全文化を醸成させるには，じっくり時間をかけなくてはならない。
- 5S活動は，安全文化の醸成に効果的である。

　醸成とは豆や米を樽にじっくり寝かせて発酵させ味噌や醤油を造ることである。医療安全の文化を組織内で醸成させるためには，じっくりと時間をかけて安全意識を全職員の体に染み込ませていかなければならない。義務的にレポートを書いたり，研修会に参加したりするのではなく，皆が互いに支えあう職場風土，組織風土にしていくことが肝要である。リーズンの安全文化を創り上げるための4つの要素は，医療界ではまだまだ緒に就いたところとなっている。医療に従事する一人一人が，驕ることなく患者の安全を最優先に考える組織を作り上げることこそが安全文化の醸成となる。

　多くの病院ではヒヤリ・ハット報告システムや薬剤の確認手順，患者確認方法，検体取扱の標準化など，病院全体としての取り組みが行われている。部署単位での5S活動（表1.6.1）やQCサークル活動は，改善効果が身近で見えるため，安全文化の醸成，意識啓発には効果的である。一人一人の活動，意識改革がやがて組織全体の流れになる。

表1.6.1　5S活動

項目	定義
整理 (Seiri)	必要なものと不要なものに分け，不要なものを捨てる
整頓 (Seiton)	必要なものがすぐに取り出せるように，置き場所，置き方を決め，表示を確実に行う
清掃 (Seiso)	掃除をしてゴミ・汚れのない，きれいな状態にすると同時に，細部まで点検する。
清潔 (Seiketsu)	整理・整頓・清掃を徹底して実行し，汚れのないきれいな状態を維持する。
しつけ (Shitsuke)	決められたことを，決められたとおりに実行できるように習慣づける

1.7 組織事故と医療安全

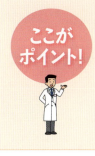

- 組織事故とは，組織の構造的要因によって起こる事故である。
- 安全装置が当たり前のように作動して守られている安全は，安全ではない。

組織の構造的要因によって起こる事故を「組織事故」という。組織は自らの業務から派生する潜在的なリスクから身を守るために"防護壁"を幾重にも構築している。しかしそれは，ジェームズ・リーズンのスイスチーズモデル（図1.7.1）に例えられるように多孔性であり完全無欠ではない。組織の防護壁はそれをスライスして並べた状態であり，通常はいずれかの壁でエラーがチェックされて防護は成功する。ところが稀に防護壁のすべての穴をかいくぐって貫通してしまうことによって，大きな事故や事件が発生する。これがリーズンの唱える「組織事故」の構造モデルである。通常，いくつかの防護壁の穴を通り抜けるような事象が起こったとしても，他の防護壁で阻止できれば，大きな事故にはならない。しかし，ここで重要なのは，完璧な防護壁は存在せず，防護壁には必ず何らかの欠陥があることを組織全体が認識すること，組織が内包している脆弱性を認識することである。それを前提に防護壁を常に監視し，穴が増えたり大きくなったりする兆候を早期に発見し，速やかに穴を修復対応していくことを心がけていれば，大きな事故を未然に防ぐことが可能となる。

組織が高度化し，安全文化が組織に浸透してくると，組織が内包している脆弱性が見えにくくなってくる。安全な医療が提供されるようになると，医療にリスクのあることや医療が本来侵襲性の高い行為であること忘れてしまいがちである。安全装置が当たり前のように作動して守られている安全は，決して安全ではない。危険を認識しているからこその安全文化である。

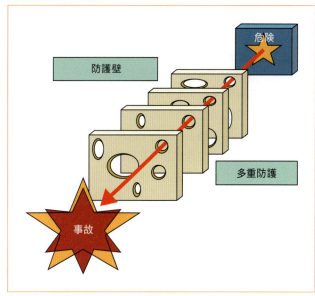

図1.7.1　リーズンのスイスチーズモデル

1.8 医療安全教育

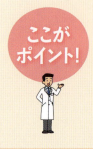

- 基礎教育としての安全教育の必要性をWHO患者安全カリキュラムガイドの目的を通じて学ぶ。
- 継続教育としての安全教育の重要性を理解する。

1.8.1 基礎教育としての安全教育

　医療安全管理学が1単位必修科目となったが，これはあくまでも基本知識を学ぶものである。

　医療安全の知識は，実際に医療現場で使うものであり，また使われるものである。第一義的にはその職能ごとの基礎教育カリキュラムの中に織り込むことが必須である。そして，常に患者最優先で考え行動ができるよう，基礎教育でしっかり身につけることが必要となる。

　WHO患者安全カリキュラムガイドはすべての医療系の学生に患者安全教育を行う目的で作られている。世界的な患者安全の向上を目標とし，将来医療の担い手となる学生は，患者安全について理解しておく必要がある。これらの問題に対処するための手段，エラーや合併症の防止や対処のための戦略の立て方，さらには長期的に業務を改善していく上での改善活動の結果の評価方法についても学んでおく必要がある。

　患者安全は人類共通の仕事であり，医療専門家のみならず，経営者，清掃員や給食スタッフ，管理者，患者，さらには政治家などあらゆる人間が関与する。将来医療の担い手となる学生は，患者安全の原則と概念を熟知し，それらをどう応用するかに精通しておくことが当然ながら不可欠である。

　このカリキュラムガイドは，あらゆる専門業務を安全に実践するための重要かつ基本的な患者安全に関する知識を習得できるようにプログラムされている。患者安全知識を臨床実習が開始するまでに学習し，病院や診療所などの臨床現場で医療安全の技術と行動をできるだけ早いうちに実践できるよう工夫されている。

　学生が個々の患者に目を向け，それぞれ個性を持った人間として接し，自身の知識と技能を患者の利益となるよう実践に用いることで，学生自身が医療システムの他の構成員にとってのロールモデルとなりうる。また，このプログラムを通じて学生たちが，個々の患者の人生だけでなく現在の不完全な医療システムをも変えることが望まれる。

　以上は，WHO患者安全カリキュラムガイドの最初の部分で述べられていることである。世界中の新しい医療の担い手に向けたメッセージであり，実習に出る前に基礎知識を学び，実践の中でブラッシュアップしていくという，医療安全教育の本質をよく捉えている。

　患者安全を考えて仕事をしたとき，その一つ一つが貴重な感動的な体験として体の中に刻み込まれ，大きな変化を及ぼす。是非，WHO患者安全カリキュラムガイドの一読をお勧めしたい。

1.8.2　継続教育としての安全教育

臨床検査領域における医療安全は，検査の質に関わるものが多い。検査の質を上げるためには自分の持っている手技・手法といった技術者としての品質向上がベースとなる。基礎教程として学んだ知識を臨床検査技師となって現場で実践していくなかで，しっかりと技術を身につけ，精度の高い良質な検査ができるよう，日々技術を磨くことを怠ってはならない。

医療現場での医療安全はチームで取り組むことが多く，実際に起こった事例報告や事例を使った分析など実践的な研修会やラウンドへの参加などが重要である。医療技術の進歩に伴い，医療安全の技術や知識も日進月歩しており，最新の知識，安全技術，問題解決法の習得等の継続した学習が患者や医療チーム全員の安全へとつながることとなる。

日常的に医療安全を継続学習するのに適したホームページを以下に紹介する。

［加藤正彦］

【継続学習のための推奨ホームページ】

①厚生労働省　医療安全対策
　国の政策，発表文書を見る事が可能
　http://www.mhlw.go.jp/stf/seisakunitsuite/bunya/kenkou_iryou/iryou/i-anzen/index.html

②公益財団法人 日本医療機能評価機構：医療事故情報取集等事業
　毎月機構が出す医療安全情報，季報，年報，類似事例，高頻度事例の閲覧，ダウンロードが可能。登録されている事例をキーワード検索することも可能。
　http://www.med-safe.jp/

③医療安全全国共同行動“いのちをまもるパートナーズ”
　医療安全全国共同行動が始まった2008年から掲げてきた「10の行動目標」が掲示されている。
　http://kyodokodo.jp/

④一般社団法人 医療の質・安全学会
　日本の医療安全を代表する学会のホームページ。
　http://qsh.jp/

⑤WHO（国際保健機関）のホームページ
　国連の機関。患者安全は" Patient safety"で検索し，閲覧可能となる。
　http://www.who.int/en/

📖 参考文献

1）東京医科大学医学教育学・医療安全管理学訳：WHO患者安全カリキュラムガイド多職種版，2011
2）日本看護協会：医療安全推進のための標準テキスト，2013
3）杉山良子　他：セーフティ・マネージメント入門，ライフサポート社，2013
4）平成25年度国公私立大学附属病院医療安全セミナー報告書「医療安全へのレジリエンスアプローチ」，2014
5）日本医療マネージメント学会監修：医療安全のリーダーシップ論，メディカ出版，2011
6）嶋森好子編：医療安全対策ガイドライン―ヒヤリハットや事故事例の分析による―，じほう，2007
7）日本医師会：医療従事者のための医療安全対策マニュアル，2007
8）日本臨床衛生検査技師会：医療安全管理指針＝医療事故を未然に防ぐために＝，2007
9）安東恒三郎編：実践これからの医療安全学，ピラールプレス，2015
10）中島和江：レジリエンス・エンジニアリングの医療安全への応用，手術医学：36，57-59，2015
11）寺田暁史：医療事故を巡る近年の動向について，NKSJ-RMレポート，1-9，2011
12）James Reason: "Human Error", Cambridge University Press, 1990
13）芳賀繁：失敗のメカニズム―忘れ物から巨大事故まで―，日本出版サービス，2000
14）James Reason: "Managing the Risks of Organizational Accidents", Ashgate Publishing, 1999

2章 医療安全の基礎知識

章目次

2.1：医療安全の組織体制……………… 20
  2.1.1 医療機関における医療安全管理体制の経緯
  2.1.2 医療安全管理者と医療安全管理部門の役割

2.2：医療事故とインシデントレポート‥ 23
  2.2.1 医療事故と医療過誤
  2.2.2 ヒヤリ・ハット，インシデント，アクシデント
  2.2.3 影響度分類
  2.2.4 インシデントレポート

2.3：医療安全と管理のための制度…… 26
  2.3.1 医療事故の法的責任
  2.3.2 医の倫理
  2.3.3 医療安全対策に関わる制度

2.4：ヒューマンエラーについて……… 30
  2.4.1 ヒューマンエラーメカニズム
  2.4.2 ヒューマンファクター工学とエラーマネジメント
  2.4.3 状況認識と予測

2.5：医療事故の分析方法について …… 39
  2.5.1 分類型と時系列型
  2.5.2 分析手法の解説
  2.5.3 医療事故やヒヤリ・ハットの報告件数の分析

2.6：医療の質と医療安全文化の
     分析方法について ………………… 48
  2.6.1 医療の質の測定・分析方法
  2.6.2 医療安全文化の測定・分析方法

2.7：医療事故防止と行動心理学……… 50
  2.7.1 5Sと人間心理
  2.7.2 メタ認知力とKYT
  2.7.3 「慣れ」の心理

2.8：ノンテクニカルスキル…………… 54

SUMMARY

　医療業界では失敗があるたびに「犯人探し」をして「個人の責任」を問うことで事を終結させていた。「医療者は失敗をしない・してはいけない」という精神論から抜けきれていなかったことは否めない。しかし，1章にもあるように，1999年に米国で「To err is Human」（人は誰でも間違える）」が公表されてからは，失敗した人だけを責めるのではなく，その失敗から学んで再発させないシステムを作ることに重点が置かれるようになった。

　本章では，まず医療安全の基礎として，再発防止のために個人ではなく組織としてどのように対応していくか，医療安全管理者を中心とした施設の医療安全管理体制の構築，医療安全を語るに欠かせない関係法規などを取り上げる。そして，「なぜ間違えるのか」を明らかにして，人間工学を基本とした事故分析の手法，分析して再発防止策を考案して実施し事故を防止するシステム作りの基本を記述する。

■2章 医療安全の基礎知識

2.1 医療安全の組織体制

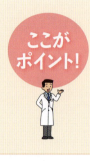

ここがポイント!

（医療安全管理部門は）
- 全部署を網羅し，情報収集・伝達ができる組織である。
- 各部署が個々に活動するのではなく，組織が一丸となって活動していくための中心となる部署でなくてはならない。
- 他職種への指導の効果のためには，ある程度の権限が与えられる必要がある。

2.1.1 医療機関における医療安全管理体制の経緯

● **1. 医療安全管理体制の整備**

医療事故が取りざたされるようになった約30年前は，事故やミスの原因は個人にあるとされ，犯人探しに躍起になり叱責・始末書で一件落着という時代であった。しかし，連鎖して起こった医療事故をきっかけに，事故は個人ではなく組織の中でエラーやルール違反が複雑に絡んで発生するものだと，大きく認識が変えられることとなった。厚生労働省内に「医療安全推進室」が設置され，その後「医療安全推進総合対策」がまとめられ，わが国における医療安全の指針として位置づけられることとなった。さらに，段階的な医療法の改正により医療施設に「医療安全管理体制」の整備が義務づけられるようになった。

医療機関では，患者の医療の安心安全を担保するために，病院の規模を問わず医療法並びに診療報酬（1）の制度により「医療安全管理体制」を整備することが求められている。

病院は医療安全管理部を設置し，専従または専任の教育された医療安全管理者を中心に活動を行い，病院全体で組織横断的に良質な医療を提供する部門として設置する必要がある。組織の中心は病院長である。その配下に医療安全

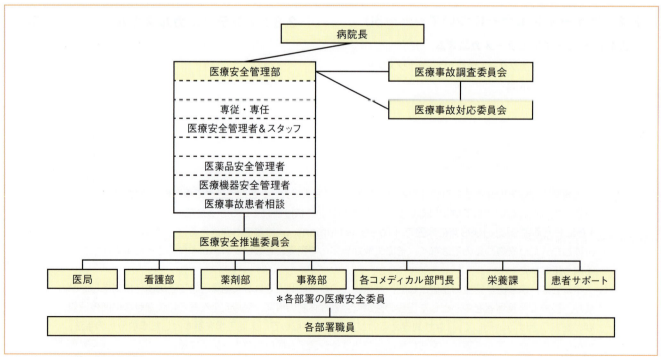

図2.1.1 病院組織体制図（例）

20

管理部があり，部内には医薬品安全管理者や医療機器安全管理者が配置され，医療安全管理委員会が定期的に開催される（図2.1.1）。この体制は，病院の規模によって名称等が多少異なると思われるが，いかなる病院であろうとも医療安全部門を中心に医療安全に関するすべてのことに対して統括して活動を進めていく。

● **2. 病院の理念・医療安全宣言**

病院職員に医療安全に関しての取り組みが求められることは言うまでもないが，病院としての医療安全への取り組みを職員が認識して目標とするように，「病院の理念」に取り入れることも必要である。また，病院の取り組みを患者にも理解してもらうべく「医療安全宣言」等を掲示する。

（例）

> **医療安全宣言**
> 私達の病院【○○病院】は，安心して医療を提供し，安心して医療を受けることができる体制を創り，医の倫理に則り医療安全文化の構築を通じて患者さんと共に良質で安全な医療の実践に努めます。

(1) 医療安全管理加算に関する施設基準
①医療安全に関する適切な研修を修了した専従・専任の医療安全管理者がいる。
②医療安全管理部門を設置している。

③医療安全部門の具体的な業務内容が整備されている。
④医療安全部門（医療安全委員会）にすべての部門の職員が配置されている。
⑤医療安全管理者が安全管理のための委員会と連携する。
⑥施設内に医療安全管理者による相談及び支援が受けられる旨の提示をする。

平成28年度の管理加算1は85点，管理加算2は35点。①は医療安全管理者が専従か，専任かの違いである。専従とはその業務に仕事のすべてを費やしているということ，専任とは業務の過半数をその仕事に費やしているということである。

(2) 医療安全管理部と医療安全管理委員会
医療安全管理部門とは，病院内の医療安全に関することすべてを統括していく部門である。主に医療事故の防止と事故発生時の対応，予防とインシデント発生時の対応，事故調査，事故原因からの再発防止策の立案を行う。
医療安全管理委員会は，医療安全管理部から出された有害事象報告・事故原因分析報告から立案された再発防止策を全職員が共有できるように，各部署の選出委員は部署に持ち帰り周知徹底しなければならない。
病院の規模によっては，医療安全部門の部門員が医療安全管理委員会の委員を兼任していることもあるが問題はない。いずれにせよ，各部署の職員一人一人が委員（医療安全担当者）から報告を受けたら，自分のこととして受け止め，発生・再発防止に努めることが重要である。

2.1.2　医療安全管理者と医療安全管理部門の役割

● **1. 医療安全管理者とは**

前項に挙げたように，「医療安全管理者」は，所定の教育を修了した者が「医療安全管理者」として認められる。医療安全管理者養成研修会は，各種団体が開催しており基本的なカリキュラムは同じである。40時間の研修ののちに修了証書が授与される。日本臨床衛生検査技師会でも，平成26年度から「医療安全管理者養成講習会」を開催している。全国的に，患者に直接かかわり，他職種と連携する機会の多い看護師が医療安全管理者に任命される場合が圧倒的に多い。しかし，インシデントの多い薬関係から薬剤師，転倒転落事故の関係から理学療法士がその任務に就いている病院も少なくない。臨床検査技師も他職種の技術面での知識は不十分ではあるが，事例を第三者的な立場で判断できること，事例の根本原因究明などを分析することには長けていることから，病院全体を管理する「医療安全

管理者」に適任であると思われる。

● **2. 医療安全管理者の役割**

病院全体の医療安全管理を行うためには，すべての職種と関わらなくてはならない。そのためには，幅広い知識と経験が必要であり，他職種からの信頼を得ることが業務を効果的に進めるための重要事項である。
以下は，施設基準加算の必須事項である（表2.1.1）。
①安全管理に関する企画立案を行う
提出されたレポートから客観的に見た事例の分析をして，改善策を立案する。
②定期的に院内を巡回して各部署の状況を把握し改善を図る
巡回して施設・患者・職員の状況把握に努める。実際に目にしたことから改善案の提案・指導を行い，医療安全確

■2章　医療安全の基礎知識

表2.1.1　医療安全管理者の主たる業務

医療安全管理体制の整備 レポート収集	・提出されたレポートを分析して再発防止策を提案する。 ・提案した改善策が定着しているか遡及調査をする。 ・PDCAを回すように指導する。
医療安全管理体制の整備 現場の状況把握・ラウンド	実際の現場をラウンドして，見たり聞いたりした現場の問題を抽出し対策を立案する。
各部署員の支援	・各部署の医療安全担当者への支援を行う。 ・個人で解決困難な事例の相談などを受ける
部署間の調整	多部署にわたって問題が発生したとき，仲介役として部門間の調整をする。
職員研修・教育	・全職員に対して医療安全に関する研修会の受講企画を実施する。 ・院外で行われる医療安全に関する研修会の紹介・受講促進を図る。
相談業務	患者サポートチームと連携して，医療安全に関する患者・家族からの相談に応じる。

保のための具体的な対策を推進する。

③各部署の医療安全委員（医療安全担当者）への支援を行う

　各部署の問題の抽出と原因究明・改善の提案・補助を行う。改善案の提案後は，実施状況の記録を取り，遡及していくことが大切である。

④医療安全のために各部署との調整を行う

　複数部署が関係する場合，中立な立場として組織横断的に事例問題の原因究明と改善のための活動を推進する。

⑤医療安全に関する職員研修会を企画する

　最低年間2回の研修会開催しなければならない。全職員が2回受講できるような研修会を企画し実施する。全職員の受講状況を把握しておく。

⑥相談窓口等の担当者と連携を図り，医療安全に関する相談に応じる

　患者サポートチームと連携して，患者・家族の相談に応じる。

● 3.医療安全管理部門が行う業務について─

①各部門の医療安全確保のための業務改善計画書を作成し実施記録を取る

　年間目標の提示と目標達成のサポートをする。改善活動・QC活動の推進・指導をする。

②医療安全管理委員会との連携状況・研修実績・相談実績を記録する

　委員会の記録・活動記録・医療安全に関わる研修会の記録を取る。毎年度の委員の登録・委員会出欠の状況の記録を取る。

③医療安全に関するカンファレンスを週1回程度開催する。

　1週間に1回カンファレンスを開催し，直近の問題抽出と改善を図り情報共有する。1カ月分の議事録は，医療安全管理委員会での報告事項となる。

［岡本由美］

2.2 医療事故とインシデントレポート

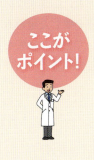

ここがポイント！

- 医療事故と医療過誤の言葉の意味を理解する。
  ① 医療事故とは，医療の全過程において発生するすべての人身事故をいい，医療従事者の過誤，過失は問わない。
  ② 医療過誤とは，医療従事者が医療の遂行において医療的準則に違反して患者に被害を発生させた行為をいう。
- ヒヤリ・ハットとは，医療の現場においてヒヤリとした，ハッとした経験をいう。
- インシデントとは，結果として患者に影響を及ぼさなかったことをいう。
- インシデントレポートは失敗から学び，失敗を予測できるようにするためのものである。

2.2.1 医療事故と医療過誤

医療事故と医療過誤は現場で働いていながらも混同してしまう言葉である。医療事故とは一般的に医療の現場，医療の全過程において発生するすべての事故をいう。医療過誤は医療事故のうち，事故発生の予見の可能性，結果回避の可能性があったにもかかわらず，医療従事者の過失により患者に不利益なことが発生することを指す。医療安全管理を講じていく上ではそれらの用語の定義を理解する必要がある。

● 1. 医療事故の定義

(1) 医療法に基づく定義

「提供した医療に起因し，又は起因すると疑われる死亡又は死産であって，当該管理者が当該死亡又は死産を予期しなかったものと厚生労働省令で定めるもの」とされている（医療法第6条の10）。

(2) 厚生労働省による定義

医療に関わる場所で医療の全過程において発生するすべての人身事故で，以下の場合を含む。なお，医療従事者の過誤，過失を問わない。

ア．死亡，生命の危機，病状の悪化等の身体的被害及び苦痛，不安等の精神的被害が生じた場合
イ．患者が廊下で転倒し，負傷した事例のように，医療行為とは直接関係しない場合
ウ．患者についてだけでなく，注射針の誤刺のように，医療従事者に被害が生じた場合

● 2. 医療過誤の定義

「医療事故の一類型であって，医療従事者が，医療の遂行において，医療的準則に違反して患者に被害を発生させた行為」と厚生労働省によって定義されている。

誤った治療，誤った診断，誤った薬の投与など，医療従事者が業務上の過失によって患者に傷害あるいは死亡などの事故に至った場合のことをいう。

医療過誤となった場合，その状況によっては刑法・民法・行政法上の責任を問われることになる。

2.2.2 ヒヤリ・ハット，インシデント，アクシデント

● 1. ヒヤリ・ハット

日常の医療現場において「ヒヤリ」としたり，「ハッ」としたりした経験のことをいう。医療的準則に従った医療行為が行われなかったが，結果として被害が生じなかった事例を指す。患者に影響が及ぶ前に発見された事象，あるいは，患者に影響が及んだものの，健康障害が軽微あるいは生じなかった事象をいう。ハインリッヒの法則（図2.2.1）は，1件の重大事故（医療事故）の背景には29件の軽微な事故・災害が発生しており，さらには事故・災害まで

2章 医療安全の基礎知識

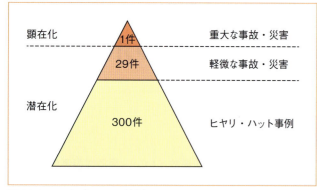

図2.2.1 ハインリッヒの法則

2. インシデント

日本の医療の現場において「インシデント」と「ヒヤリ・ハット」は患者に被害が発生していない場合に使用されることが一般的である。後述する影響度分類を参照するとわかるように，患者に誤った医療行為が実施されなかった場合または誤った医療行為を実施したが患者に影響がない場合，経過観察あるいは簡単な処置・治療を要した場合もインシデントとして分類される。結果として患者に影響を及ぼさなかったものをインシデントと呼んでいる。

3. アクシデント

アクシデントとは医療事故をいう（2.2.1を参照）。

には至らなかったが，一歩間違えれば大惨事となっていた"ヒヤリ""ハット"する300件の事例が潜んでいるという法則性を提示している。結果として被害が発生していないので軽微に考えられがちだが，ヒヤリ・ハット事例を蓄積，共有，公開することによって医療安全管理（6章医療安全と品質管理を参照）に活用可能となる。

2.2.3 影響度分類

影響度分類は患者に及んだ影響の大きさでレベル0からレベル5で判定される。アクシデントまたはインシデントの分類，レベルに基づいた報告規準は各々の施設によって異なるものである。表2.2.1に著者の施設にて使用している影響度分類を示す。レベル0から3aをインシデント，レベル3bから5をアクシデントとして分類している。レベル3b以上のアクシデントにおいては緊急対策会議を実施する必要がある。

表2.2.1 インシデントおよびアクシデントの影響レベル

分類	Level	傷害の継続性	傷害の程度	内容
インシデント	0	未実施（未然に発見）		エラーや医薬品・医療用具の不具合が見られたが，患者には実施されなかった
	1	なし		患者への実害はなかった（何らかの影響を与えた可能性は否定できない）
	2	一過性	軽度	処置や治療は行わなかった（患者観察の強化，バイタルサインの経度変化，安全確認のための検査などの必要性は生じた）
	3a		中等度	簡単な処置や治療を要した（消毒，湿布，皮膚の縫合，鎮痛剤の投与など）
アクシデント	3b	一過性	高度	濃厚な処置や治療を要した（バイタルサインの高度変化，人工呼吸器の装着，手術，入院日数の延長，外来患者の入院，骨折など）
	4a	永続的	軽度〜中等度	永続的な障害や後遺症が残ったが，有意な機能障害や美容上の問題は伴わない
	4b		中等度〜高度	永続的な障害や後遺症が残り，有意な機能障害や美容上の問題を伴う
	5	死亡		死亡（原疾患の自然経過によるものを除く）

国立大学医学部附属病院医療安全管理協議会（2002）資料より，分類を追記

2.2.4 インシデントレポート

ここで述べるインシデントレポートとは医療現場で，患者に傷害を及ぼすことはなかったが，日常診療の現場で"ヒヤリ"としたり"ハット"したりした経験に関する報告書をいう。主の目的は報告事例を分析し，類似するインシデントの再発や，医療事故・医療過誤の発生を未然に防止することである。医療事故となった場合の報告書はアクシデントレポートと呼ばれる。

1. 失敗から学び，失敗を予測する

失敗から学ぶためには，様々な失敗事例を収集し，分析する必要がある。それぞれの事例から発生した過ちを正しく認識し，失敗から学ぶという観点で，自施設・自部門の発生状況に適応した未然防止対策を講じ，組織的に取り組むことが目的だからである。大きな失敗が発生するときには，必ず予兆となる現象が現れる。

● 2. ハインリッヒの法則と
インシデント(ヒヤリ・ハット) レポート───

"ヒヤリ""ハット"で済んだのであればよいが，これらが重大な医療事故につながる可能性が大いにあることを統計学的に示しているのがハインリッヒの法則 (図2.2.1) である。確率論で言えば300件のヒヤリ・ハットが発生すれば，1件の重大な医療事故が発生することになる。逆に考えるとヒヤリ・ハットの発生がなければ，重大な医療事故の発生を防ぐことができる。日常発生するヒヤリ・ハットを見逃さないこと，見逃さないために報告・記録を習慣化（インシデント報告）する。習慣化された報告・記録を品質管理の手法を用いて分析し，あらかじめその根本原因を追及する。重大事故は偶発的に発生するものではなく，その予兆に気づいていれば未然に防ぐことが可能であるということを知る必要がある。品質管理の手法には根本原因分析法（RCA），故障モード影響解析（FMEA）等があるが，RCAについては2.5項医療事故の分析方法についてを，FMEAについては6.1項TQM手法を用いた医療の質管理を参照していただきたい。

📝 **用語**　根本原因分析法 (Root Cause Analysis；RCA)，故障モード影響解析 (Failure Mode and Effects Analysis；FMEA)

📖 **参考文献**

1)　畑村洋太郎：失敗学のすすめ，講談社文庫，2005

2.3 医療安全と管理のための制度

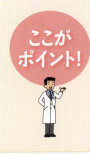

ここがポイント！

- 医療安全を考える際は，
  ○医の倫理として「ヒポクラテスの誓詞」「WAジュネーブ宣言」
  ○人を対象とする医学研究の倫理的原則「ヘルシンキ宣言」
  ○患者の権利に関する「リスボン宣言」
  以上を遵守することが医療従事者の基本精神であることを忘れてはならない。
- 医療安全にかかわる安全管理の指針は，良質な医療を提供するための体制の確立を図るためのもの（品質管理）であることを理解する。

2.3.1 医療事故の法的責任

医療事故が発生した場合，損害賠償責任などの民事責任，業務上過失致死傷罪（状況によっては殺人罪・傷害罪）や医師法違反などの刑事責任，臨床検査技師免許の取り消しや医師免許の取り消し，医業停止などの行政上の制裁の3種類の法的責任が発生する。詳細は4.4項法的責任を参照していただきたい。

2.3.2 医の倫理

法的責任を語る前に，医療事故発生時の対応には倫理性の確保が最も重要である。事実を直視し「何をすべきなのか」について真摯に受け止める必要がある。事故隠しや被害者に対する不誠実な対応などの問題は，この倫理性の欠如に他ならない。すべての当事者が，自らの行動に対しての説明責任を認識し，法的・社会的な観点から対応しなければならない。医の倫理について記載されたものに「ヒポクラテスの誓詞」がある。医の原点でもあり，臨床検査技師を含む医療従事者が遵守すべき基本の精神といえる。医療の安全は精神論では護ることなどできないが，医の倫理を遵守することが安全な医療の提供，患者安全を維持するための基盤になっているといえる。現在「WMAジュネーブ宣言」，人を対象とする医学研究の倫理的原則「ヘルシンキ宣言」，患者の権利に関する「リスボン宣言」がある。これらは世界医師会（WMA）の総会で採択され，修正，追加を加えられて今日に至っている。

ヒポクラテスの誓詞
・医の実践を許された私は，全生涯を人道に捧げる
・恩師に尊敬と感謝を捧げる
・良心と威厳をもって医を実践する
・患者の健康と生命を第一とする
・患者の秘密を厳守する
・医業の名誉と尊い伝統を保持する
・同僚は兄弟と見なし人種，宗教，国籍，社会的地位のいかんによって，患者を差別しない
・人間の生命を受胎のはじめより至上のものとして尊ぶ
・いかなる強圧に遭うとも，人道に反した目的のために，我が知識を悪用しない

WMAジュネーブ宣言

第2回世界医師会総会で規定された医の倫理に関する規定であり，ヒポクラテスの誓いの倫理的精神を現代化・公式化したものである。1968年，1984年，1994年，2005年，そして2006年の改定を経て，現在の版に至る。

現在のジュネーブ宣言の主だった内容は，次のとおりである。

1．全生涯を人道のために捧げる
2．人道的立場にのっとり，医を実践する
　　　　　　　　　　　　　　　（道徳的・良識的配慮）

用語 世界医師会（World Medical Association；WMA）

3．人命を最大限に尊重する（人命の尊重）
4．患者の健康を第一に考慮する
5．患者の秘密を厳守する（守秘義務）
6．患者に対して差別・偏見をしない（患者の非差別）

以下，ジュネーブ宣言，ヘルシンキ宣言，リスボン宣言の詳細は日本臨床衛生検査技師会発刊，医療安全管理指針＝医療事故を未然に防ぐために＝を参照していただきたい。

2.3.3 医療安全対策に関わる制度

(1) 日本医療機能評価機構への報告制度

平成16年，厚生労働省は全国の国立病院，大学病院，特定機能病院に対して医療事故，ヒヤリ・ハット事例の報告を義務づけた。平成16年10月より，公益財団法人 日本医療機能評価機構（以下，日本医療機能評価機構）は医療機関から報告された医療事故情報やヒヤリ・ハット事例を収集，分析し提供する医療事故情報収集等事業を開始した。この事業の目的は，広く医療機関が医療安全対策に有用な情報を共有するとともに，国民に対して情報を公開することを通じて，医療安全対策の一層の推進を図ることである。本事業の詳細は3.4項医療事故情報等収集等事業における取り組みを参照していただきたい。

(2) 医療安全管理体制の整備

平成14年10月，病院及び有床診療所に医療安全管理の

ための整備を義務づけた。

平成15年4月には特定機能病院，臨床研修病院に医療安全専任管理者の配置を義務づけた。さらに，平成19年4月1日，医療機関における安全管理体制の確保を目的に，医療法施行規則が改正された。これまで病院と有床診療所に義務づけられていた医療安全管理体制の整備が，無床診療所や薬局においても義務づけられた（表2.3.1）。また，新たに院内感染防止対策，医薬品安全使用及び医療機器安全使用を確保するための体制の整備も義務となった。これらの医療法施行規則改正によって医療機関においては医療安全のための組織として医療安全管理委員会（表2.3.2）を設け，医療安全管理責任者のもと，組織的な安全管理体制の構築，確保，推進を求められることとなった。

(3) 医療安全研修会の開催

平成14年10月，医療に関わる安全管理のための職員研修会の年2回程度の定期開催（表2.3.3）を義務づけた。医

表2.3.1　医療に係る安全管理のための指針

新省令第1条の11第1項第1号に規定する医療に係る安全管理のための指針は，次に掲げる事項を文書化したものであること。また，本指針は，同項第2号に規定する医療に係る安全管理のための委員会（以下「安全管理委員会」という。）を設ける場合には，当該委員会において策定及び変更することとし，従業者に対して周知徹底を図ること。
①当該病院等における安全管理に関する基本的考え方
②安全管理委員会（委員会を設ける場合について対象とする。）その他の当該病院等の組織に関する基本的事項
③医療に係る安全管理のための従業者に対する研修に関する基本方針
④当該病院等における事故報告等の医療に係る安全の確保を目的とした改善のための方策に関する基本方針
⑤医療事故等発生時の対応に関する基本方針
⑥医療従事者と患者との間の情報の共有に関する基本方針（患者等に対する当該指針の閲覧に関する基本方針を含む。）
⑦患者からの相談への対応に関する基本方針
⑧その他医療安全の推進のために必要な基本方針

良質な医療を提供する体制の確立を図るための医療法等の一部を改正する法律の一部の施行について（平成19年3月30日 医政発第0330010号 各都道府県知事あて厚生労働省医政局長通知）より抜粋

表2.3.2　医療に係る安全管理のための委員会

新省令第1条の11第1項第2号に規定する医療に係る安全管理のための委員会とは，当該病院等における安全管理の体制の確保及び推進のために設けるものであり，次に掲げる基準を満たす必要があること。
①安全管理委員会の管理及び運営に関する規程が定められていること。
②重要な検討内容について，患者への対応状況を含め管理者へ報告すること。
③重大な問題が発生した場合は，速やかに発生の原因を分析し，改善策の立案及び実施並びに従業者への周知を図ること。
④安全管理委員会で立案された改善策の実施状況を必要に応じて調査し，見直しを行うこと。
⑤月1回程度開催するとともに，重大な問題が発生した場合は適宜開催すること。
⑥各部門の安全管理のための責任者等で構成されること

良質な医療を提供する体制の確立を図るための医療法等の一部を改正する法律の一部の施行について（平成19年3月30日 医政発第0330010号 各都道府県知事あて厚生労働省医政局長通知）より抜粋

■2章　医療安全の基礎知識

表2.3.3　医療安全研修会の開催

新省令第1条の11第1項第3号に規定する医療に係る安全
管理のための職員研修は，医療に係る安全管理のための基
本的考え方及び具体的方策について，当該研修を実施する
病院等の従業者に周知徹底を行うことで，個々の従業者の
安全に対する意識，安全に業務を遂行するための技能や
チームの一員としての意識の向上等を図るためのものであ
ること。
研修では，当該病院等の具体的な事例等を取り上げ，職種
横断的に行うものであることが望ましいものであること。
本研修は，当該病院等全体に共通する安全管理に関する内
容について，年2回程度定期的に開催するほか，必要に応
じて開催すること。また，研修の実施内容（開催又は受講
日時，出席者，研修項目）について記録すること。
ただし，研修については，患者を入所させるための施設を
有しない診療所及び妊婦等を入所させるための施設を有し
ない助産所については，当該病院等以外での研修を受講す
ることでも代用できるものとし，年2回程度の受講のほ
か，必要に応じて受講することとすること。

良質な医療を提供する体制の確立を図るための医療法等の一部
を改正する法律の一部の施行について（平成19年3月30日　医政
発第0330010号　各都道府県知事あて厚生労働省医政局長通知）
より抜粋

表2.3.4　当該病院等における事故報告等の医療に係る安全の確保を
目的とした改善のための方策

新省令第1条の11第1項第4号に規定する当該病院等にお
ける事故報告等の医療に係る安全の確保を目的とした改善
のための方策に係る措置は，以下のようなものとするこ
と。
①当該病院等において発生した事故の安全管理委員会への
報告等を行うこと（患者を入所させるための施設を有し
ない診療所及び妊婦等を入所させるための施設を有さな
い助産所については，管理者へ報告することとするこ
と。）
②あらかじめ定められた手順，事故収集の範囲等に関する
規定に従い事例を収集，分析すること。これにより当該
病院等における問題点を把握して，当該病院等の組織と
しての改善策の企画立案及びその実施状況を評価し，当
該病院等においてこれらの情報を共有すること。
③重大な事故の発生時には，速やかに管理者へ報告するこ
と。また，改善策については，背景要因及び根本原因を
分析し検討された効果的な再発防止策等を含むものであ
ること。
なお，事故の報告は診療録，看護記録等に基づき作成する
こと。
また，例えば，助産所に，従業者が管理者1名しかいない
場合などについては，安全管理委員会の開催，管理者への
報告等については，実施しなくても差し支えないものであ
ること。

良質な医療を提供する体制の確立を図るための医療法等の一部
を改正する法律の一部の施行について（平成19年3月30日　医政
発第0330010号　各都道府県知事あて厚生労働省医政局長通知）
より抜粋

療従事者（診療機関に勤務する全従業員が対象）が患者安
全に対して常に意識を持ち，安全で確実な医療を提供する
ための能力，チームとしての意識の向上を図るためのもの
である。

(4) 事故報告等の医療安全の確保を目的とした改善方策の整備

　インシデント，アクシデントが発生した際の報告制度，
医療事故防止マニュアル等を作成する。事例を収集，分析
し，問題点を把握する。組織としての改善策の企画立案及
びその実施状況を評価し，情報を共有する。重大な事故の
発生時には，速やかに管理者へ報告する体制を整備する。
改善策は，背景要因及び根本原因を分析し検討された効果
的な再発防止対策等を含むものである（表2.3.4）。
①情報の収集
　医療の質の改善と事故の再発防止，未然防止対策をする
ためには，医療事故及び医療事故にならなかったが発見，
対応が遅れれば患者に有害な影響を与えたと予測される事
例を収集，分析を行う必要がある。そのためには事例報告
の収集のための定められた手順が必須となる。以下の手順
②から⑩は品質管理の手法に準ずる。詳細は第6章医療安
全と品質管理を参照していただきたい。

②事例の整理
　何が起きたのかが明確になるよう，出来事の流れを把握
する。
③問題を明確にする
　問題点を抽出し，改善すべきテーマを選択する。
④現状を把握する
　改善すべき問題を層別化し，ブレイクダウン（深掘り）
し，問題点を特定する。
⑤目標を設定する
　達成目標を決める（具体的な数値で示す）。
⑥根本原因を突き詰める
　問題が発生する（発生した）根本原因を明らかにする。
⑦対策を立案し，計画を立てる
　根本原因を改善する対策を立案し，効果的なものを選択
し実施計画を立てる。
⑧対策を実施する
　実施計画に基づいて行動する。

2.3 医療安全と管理のための制度

⑨**対策効果を確認する**

対策を実施した結果，目標の達成状況をチェックする。対策の効果を確認できない場合は，根本原因，対策が間違っていることになる。⑥もしくは⑦に戻り，根本原因，対策を再度突き詰め⑧⑨を繰り返す。

⑩**成果を定着させる**

誰もが同様の結果（成果）を出せるように標準化する。

[根本誠一]

📖 **参考文献**

1）日本臨床衛生検査技師会：医療安全管理指針＝医療事故を未然に防ぐために＝, 2007
2）日本医師会：医療従事者のための医療安全対策マニュアル, 2007

2.4 ヒューマンエラーについて

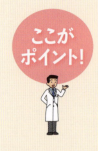

ここがポイント！

- ヒューマンエラーとは，(1) ある人間の行動があり，(2) その行動がある許容範囲から外れたもので，(3) 偶然によるものを除いたものである。エラーの理解には，まず行動のメカニズムを理解しなければならない。
- 行動のメカニズムの理解には，(1) レヴィンの行動モデル，(2) コフカの心理的空間，(3) 意思決定の天秤モデル，の3つが重要である。
- ヒューマンエラー低減には，人間中心のシステム設計をゴールとしているヒューマンファクター工学の考え方が参考となる。
- 安全なシステム構築には，(1) 安全を設計の段階で組み込むこと，(2) 人間と機械の品質を保証すること，(3) 安全を脅かす変化へ対応すること，である。
- 医療を制御システムと考えると制御対象は患者である。制御の本質である予測を取り入れた状況認識モデルがエラー対策を整理するのに便利であり，状況認識モデルの各段階でエラー対応策を実施することが効果的である。

2.4.1 ヒューマンエラーメカニズム

ヒューマンエラーについては多くの研究者が説明や定義を試みている。これらを要約すると，①ある人間の行動があり，②その行動がある許容範囲から外れたもので，③偶然によるものを除く，となる。特に，ヒューマンエラーは行動の一部であるという理解が重要である。したがって，エラーを理解するには，まず行動のメカニズムを理解しなければならない。

しかし，人間の行動メカニズムを理解することは非常に困難である。なぜなら人は状況に応じていろいろ異なった行動をとるからである。そこで，複雑な現実を簡単に理解するためのツールであるモデル※1を用いて人間の行動を説明する。心理学から3つのモデルを紹介する。

(a) レヴィンの行動のモデル

レヴィン(Lewin, K.)は，人間の行動は人と環境との関係によって決まると説明し，次のようなモデルを提案した[1]。

$$B = f(P, E)$$

B：Behavior（行動）
P：Person（人）
E：Environment（環境）

このモデルで重要なことは，人間が行動を決めるには「人間の要因」と「人間を取り巻く環境の要因」という2つの要因があるということである。人間の要因とは，生理的，認知的，集団的要因や知識・経験などであり，環境の要因とは手順書，機械，作業環境，仕事の特性，組織などである。さらに，このモデルを理解する際，人間の要因と環境の要因をダイナミックに捉えることが重要である。時間を考慮した相互作用を理解しなければならない。

(b) コフカによる人間行動の説明

人は自分の周りにある実在の世界を知覚・認知し，自分がどのような環境に囲まれているのかを理解し，頭の中に世界を構築する。この頭の中に構築した世界を「心理的空間」といい，人間を取り巻く実在の世界を「物理的空間※2」という。この物理的空間から心理的空間へ映し込むプロセスをマッピング(mapping)という[2]。

コフカ(Koffka, K.)は，"人間が行動を決定する時は，実在の物理的空間ではなく，物理的空間にある様々な刺激を知覚，認知し，記憶などを利用して理解し頭の中に構築した心理的空間に基づいている"と説明した[※3, 3]。つまり，人間の行動は心理的空間の制約を受けており，心理的空間にマッピングされないものは当事者の判断と行動に影響しないということである。

人は心理的空間に基づいて行動を決定する。結果的にエラーとなった行動をとった当事者は，この行動の瞬間は「間違っている」とは思っていない。むしろ「正しい」あるいは「合理的」と判断して行動していると理解すること

2.4 ヒューマンエラーについて

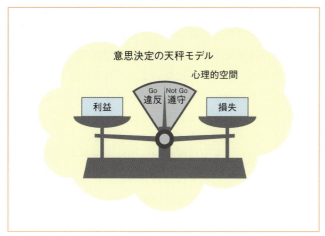

図2.4.1 意思（行動）決定の天秤モデル

が重要である。

(c) 意思（行動）決定の天秤モデル

一方、場合によっては「正しくないこと」を意識して行動することもある。例えば、当事者は手順を守らなければならないことを知っていたのだが、決められた手順を省略することがある。このようなときは、当事者にとっては手順を守らないことが自分自身とって合理的で都合がいいと判断している。作業に伴う負担増加という損失と、省略することによる負担軽減という利益、あるいは間違う可能性と間違ったときの損失を天秤にかけ、例えば、忙しい、手間がかかって面倒、さっき確認した、などの理由で重みづけをして、手順を省略する方が合理的と判断して、手順をスキップするのである。つまり、失う損失と得る利益を天秤にかけ、自分にとって都合の良い方を選択して行動する[※4,4)]（図2.4.1）。

よって、人は行動を決定するときには、心理的空間に基づき、当事者の知識や経験を総合的に用いて、当事者にとって「正しい」「合理的」「利益が多い」などの、当事者にとって最も都合が良いと考えられる行動を選択している。したがって、ある人の行動を理解するためには、当事者側の生理的状態、知識、経験、情報を持っているかどうかなどの人間側の要因と当事者を取り巻く人やモノなどの環境要因を整理して、当事者の立場から、なぜその判断と行動が正しい、あるいは、合理的と考えたのかを推定することが重要である。

(d) ヒューマンエラー発生のプロセス

以上のモデルを使って行動のメカニズムをまとめると、人は、物理的空間を自分の心理的空間へマッピングするという行動が $B = f(P, E)$ で行われ、次に、マッピングによって構築された心理的空間に基づく $B = f(P, E)$ によって最終的な行動が決定されることになる。この実行された行動がある範囲から外れたものがヒューマンエラーである（図2.4.2）。

ヒューマンエラーを理解する時は、この二段階に分けることが重要である。物理的空間から心理的空間へのマッピングを失敗する要因は、曖昧な形や表示といったモノがマッピングを誤らせる場合と、不適切な注意配分や思い込みなどといった人間側の要因でマッピングを誤ってしまう場合がある。さらに、マッピングがうまくいったとしても、人間の本来持っている生理的、認知的特性や判断に必要な知識や経験などの人間側の要因により、期待された行動と異なったものが引き起こされ、結果としてエラーとなる場合がある。エラーを引き起こしやすい要因が複数あると各要因がからみ合って相乗作用が起こり、さらにエラーが引き起こされる可能性が高くなる。

(e) 事例への適用

次の簡単な仮想事例に、これらの3つのモデルを用いてヒューマンエラーの見方・考え方を説明する。

坂入忠男氏は、内科を受診し血液検査と尿検査の検査依頼票をもらい、検査部受付に提出した。一方、糖尿病の治療で通院している坂井正氏は、受付を済ませたところ、受診前に「血液検査あり」と検査依頼票が出た。坂井氏は検査部受付に検査依頼票を提出した。

尿検査担当の田中技師が採尿カップを渡すために「坂入さんいらっしゃいますか」と呼んだところ、坂井氏が「はい」と返事をしてやって来た。フルネームを尋ねると「サカイタダシです」と答えた。田中技師は後半がよく聞こえなかった。そこで、採尿カップのラベルを見せ「氏名を確認してください」と言った。坂井氏が「はい」と答えたので田中技師はカップを渡した。尿検査の依頼のない坂井氏が坂入氏の採尿カップで尿を採った。

このような事例では田中技師の単純な患者間違いというヒューマンエラーで処理されることが多い。しかし、この単純な事例でも詳細に調べると重要な教訓や対策が引き出される。そのためには、まず、ヒューマンエラーが発生し

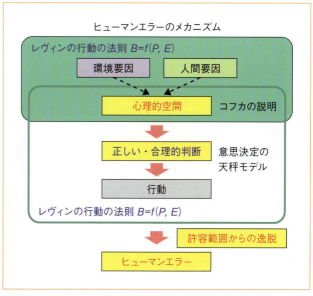

図2.4.2 ヒューマンエラー発生のプロセス

た状況や当事者に関する情報などを収集しなければならない。事実の十分な把握のないままで安易に不注意だったとすると，表層的なエラーの理解で終わり，対策も安易な精神論になる。

では，田中技師と坂井氏の行動を前述のモデルを用いて理解してみよう。

当事者がどのような心理的空間を描いていたかはインタビューにより推定することができる。田中技師に「採尿カップを渡すとき，目の前にいたのは誰だと思いましたか？」を尋ねると，田中技師は「坂入忠男さん」と答えた。田中技師は目の前の患者は坂入忠男氏だと思っていた。したがって，田中技師の心理的空間にある坂入忠男氏に坂入氏の名前の記入されたカップを渡すという行動は自然である。田中技師は，カップを渡す瞬間，自分は間違っているとは思っていない。"人は心理的空間に基づき判断して行動する"ことから，エラー行動の理解のポイントは"当事者は間違ったとは思っていない"ことにある。さらに，田中技師は，「名前の部分がよく聞き取れなかったが，採尿カップに書かれた名前を読んでもらうので聞き返さなくても大丈夫だと思った」と答えた。

一方，自分の名前が呼ばれると期待している坂井氏は「サカイリ」という呼び出しを「サカイ」とマッピングし，自分だと思って窓口に行った[5]。そこでフルネームで答え，採尿カップを渡された。カップに書かれている名前を確認するように言われたが，それに気づかなかった。名前を聞かれ，答えると採尿カップを渡されたこと，田中技師という病院の関係者が間違うはずがないと思っていること，文字もよく似ていたことなどにより，渡されたカップは自分

のものに間違いないと解釈している。後の調査で坂井氏は糖尿病の影響で視力が弱いことがわかった。

この事例は単純であるが重要な教訓がある。まず，患者の判断を当てにしてはいけないことである。患者の判断ではなく医療者自身が判断をしなければならない。また，採尿カップに書かれている名前，すなわち物理的空間にあるものはすべて同じに理解されるとは限らない。マッピングが人によって異なるという教訓は安全の確保のためには重要である。さらに，坂井氏は自分の提出した検査依頼表には採尿の項目はないが，患者は医療者を信頼している場合が多いので疑問視することなくそれを受け取ったと考えられる。

人は同じものを見ても，あるいは同じ言葉を聞いても必ずしも同じにマッピングされるのではない。医療安全のためにはこれらのことを十分に考慮して分析し対策をとらねばならない。

---

[1] モデルは，現実の世界のあらゆる側面をすべて忠実に写し取るのではなく，関心のある部分だけを写し取り，他を捨ててしまう。
[2] コフカは地理的空間と行動的空間という用語を使ったが，ここでは理解しやすさを考慮して物理的空間と心理的空間とする。
[3] コフカは次の話を例として説明した。
「雪の野原を馬に乗っていたある旅人が，やっとある家にたどりつき，一夜の宿を請うた。その家の主人は，旅人が通って来たコースを聞いて旅人の無謀さに驚いた。主人からそのわけを聞いた旅人は，卒倒してしまった。なぜなら，旅人が雪の野原と思って平気で歩いて来たのは，実はそうではなく，湖面に張った氷上の雪の野原であったことを知ったからである。そこは，土地の人ならとても怖くて通れるような所ではなかったのである。」
[4] 天秤が複数ある場合もある。例えば，治療方針が複数ある場合，それぞれのメリットとデメリットを比較し，その中で最も良いと考えられるものを選択する。
[5] 人は聴きたいモノを聞く。これを期待聴取（Wishful Hearing）という。

2.4.2　ヒューマンファクター工学とエラーマネジメント

(1) ヒューマンファクター工学とモデル

"ヒューマンファクター"とは，直訳すると"人的要因"であり，"人間側の要因"のことである。リスクの高い医療システムを低リスクシステムへと変えるためには，ヒューマンファクター工学の考え方が大変有効と考えられるので，ここではヒューマンファクター工学について説明する[6]。

産業界で広く知られるようになったヒューマンファクター工学は，事故の分析の中から生まれてきた。医療業界と同様に，産業界においても事故の原因は個人のヒューマンエラーとして処理されることが長い間続いた。対策は，当然であるが「注意喚起」を中心としたものだった。しかし，事故の分析方法が開発されたり，エラーに対する考え方が変わるに従って，人間の注意喚起だけでは，事故防止には限界があるということがわかってきた。

一方，事故が発生し，その分析を行うと，ほとんどの分

野で事故原因に占める人間の割合が高い。そのため，航空機や原子力発電システムなどの人間と機械で構成されるシステムでは，初めからヒューマンファクター工学の観点から，設計の段階で人間の問題を十分考慮することが広く行われるようになっている。

システム設計の際，最初からヒューマンファクターを考慮しておけば，人間のパフォーマンス（目に見える人間の能力のこと）が向上することがわかり，ヒューマンエラー低減だけでなく，生産性も向上させる手段としてのヒューマンファクター工学が注目されるようになった。

ヒューマンファクター工学の概念はSHELモデルを参考にすると理解しやすい。

(a) SHELモデル

SHELモデルはエドワーズ（Edwards, E.）により提案され[5]，KLMオランダ航空のホーキンス（Hawkins, H. F.）機

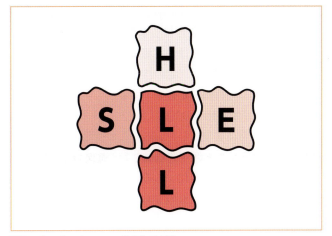

図2.4.3　ホーキンスのSHELモデル

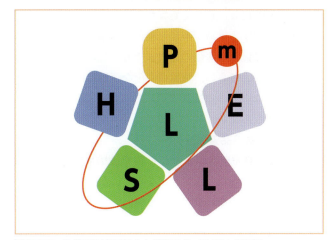

図2.4.4　患者の要素を加えた河野のPmSHELLモデル

長が改良した[6]（図2.4.3）。"S"とはSoftwareのことで，手順書，チェックリスト，チャート，説明書などを表す。"H"とはHardwareのことで，航空機やプラントなどの大型の機械，道具や操作スイッチなどを表す。"E"は航空では気象や高々度の大気の状態，工場などでは作業環境，労働環境などのEnvironmentを表している。"L"はLivewareのことで，システムで働く人間を表している。

エドワーズの原案からの大きな改良点は，"L"が1つ増えたことと各要素の周辺が凸凹したタイル状にデザインされたことである。真ん中の"L"の凸凹は人間の諸特性を表している。何らかの原因で，中心のLの周辺の凸凹と，これを取り囲む各要素の持つ凹凸がうまく合致せず，隙間が空いたところにヒューマンエラーが発生すると説明している。さらに，これまではっきりしなかった人間関係も下にLが加えられたことによりわかりやすくなった。また，中心に人を表すLがあることからヒューマンファクター工学のゴールである人間中心のシステムという考え方が，このモデルにより明確になった。

(b) PmSHELLモデル

SHELモデルは，主に人間や機械などで構成される産業システムで考案され広く利用されているが，マネジメントを加えたmSHELモデルが提案された[7]。これらのモデルは医療システムにおいても利用可能なモデルである。医療システムでは，患者の要素が大変大きいと考えられるので，従来のSHELモデルに患者の要素を加えたPmSHELLモデル（図2.4.4）が医療用に提案された[8]。PmSHELLの"P"はpatientのPである。また各要素の周辺の凸凹はデザイン上の理由で単純化されている。名称も説明図と合わせるために要素をすべて入れた「PmSHELL」と表記されている。

(2) 人間中心の設計

ヒューマンファクター工学の説明モデルとレヴィンの行動の法則である$B = f(P, E)$も結局は同じである。$B = f(P, E)$の「P」をSHELモデルの真ん中の「L」とし，「E」を廻りの要素と考えると，「E」をより詳しく分解したものと考えることができる。

ヒューマンファクター工学は前述したように，何らかの原因で，中心のLの周辺の凸凹と，これを取り囲む各要素の持つ凹凸がうまく合致せず，隙間が空いたところにヒューマンエラーが発生するというメカニズムを説明している。したがって，これからシステムを設計する場合には人間の特性に環境を合致させるという人間中心の設計が重要であることを示している。

その他，ヒューマンファクター工学では，安全なシステム構築には人間の能力管理と環境の管理を重視している。

(3) 安全なシステム構築の要件[9]

専門知識を持った人間と目的を達成するために開発・設計された機械で構成されるシステムをヒューマンマシンシステム（HMS）という。このようなHMSが安全に目的を果たすためには，安全確保のための仕組みが，まず(a)設計の段階で組み込まれていなければならない。次に，システムの運用にあたっては(b)システムを構成する人間と機械の品質が保証されなければならない。さらに，(c)システムに内在する危険性を常に監視・予測し，必要な場合は事故やトラブルが発生する前に対策をとる仕組みがなければならない。

(a) 安全を設計の段階で組み込む

設計の段階で考慮しなければならないこととは，予想される事故やトラブルには，設計の段階でそれらを回避する方法をシステムに組み込むことである。その基本は，事故やトラブルの発生防止と拡大防止を設計の段階で考えておくことである。

人は能力以上のことはできない。設計の段階では，やるべきタスクを実行するのに必要な人間への能力が十分処理できる範囲にあることを保証しなければならない。また，その仕事を実施するのに十分な知識や技術力を持った能力のある人でも，その仕事に必要かつ十分な情報がなければ

■2章　医療安全の基礎知識

正しく判断したり，正しく処置をしたりすることはできない。患者に関する情報が不足し重要な情報が欠落していれば，どんなに優秀な医療の専門家でも正しい判断をすることはできない。さらに，機械の安全な運用には人間のエラーを誘発しないような機器のインタフェース設計が考慮されなければならない。

(b) 人間と機械の品質保証

運用においてHMSが安全に目的を達成するためには，機械の品質保証をなさなければならず，かつ，それを使用する人間の能力がなければならない。

機械の品質保証

まず，機械は機能的要件を満足しなければならない。検査用機器に設計通りの品質が保証されなければ極めて危険な結果をもたらす可能性がある。すなわち，機械が設計通りのパフォーマンスを発揮しなければならない。このために，正しく設計・製造されるのは当然である。さらに，定期的な点検が実施され，使用されるときに正しく作動することが保証されなければならない。また，使用環境の条件がある。どのような場所で使われるかが考慮され，機械が設計されるときに考えられた条件下で利用されなければならない。

機器のメンテナンスにおいては，機器をメンテナンスする人間への能力要件が明確にされ，それの作業を遂行できる能力のある人間だけがメンテナンスを実施できるという仕組みが必要である。

人間の品質保証

一方，医療機器を使用する人間側は，(i) 心身機能要件と，(ii) タスク遂行能力要件を満足しなければならない。

(i) 心身機能条件

例えば，色の変化で判断しなければならない検査において，検査担当者の感覚器官が色の変化を検出できなければ正しく判断することは不可である。検査に必要とされる人間への心身機能の能力を明らかにして，その条件を満たす人がその業務に就かなければならない。精神的に問題のある人は検査業務に就くことはできない。

(ii) タスク遂行能力条件

タスクを遂行するための能力のあることが保証されない

限り安全を阻害する可能性のある作業はさせてはならない。そのためには，タスク遂行に要求される技能を明確にし，その技能を習得した者だけが業務に就くことのできる仕組みでなければならない。一定の技能がなければ医療行為を行ってはいけない仕組みが必要である。

(c) 安全を脅かす変化への対応

システムは常に変化をしている。この変化は手順の変更や機械の更新といった現場に直結した変化の場合もあるし，そこで働く人の意識の変化，あるいは，システムを取り巻く経済的な変化といったものもある。まったく変化しないでシステムが運用されることはほとんどなく，常に社会的，技術的な変化をしているのが普通である。このため，安全を脅かすと考えられる変化を小さな段階で把握し，顕在事象となる前に対策をとることが行われる[※7]。

(4) エラーマネジメント

人間の行動モデル，エラー発生のメカニズム，及びヒューマンファクター工学の考え方などからエラーマネジメントは次の2つの観点が重要である。

エラー対策は①エラーが起こりにくい環境を作ること，と②エラーの起こりやすい環境に置かれても，そこで働く人がそれに負けないだけのエラー耐性を持つ，という二つに分けることができる。

まず①のエラーが起こりにくい作業環境を構築することが最も重要である。使いやすい機器やわかりやすい表示などを最初から準備しておけば，エラーの発生は少なくなる。しかし，資金に限界があったり，いろいろな慣習的な決めごとがあったりすると，理想的なエラーの起こりにくい環境を作ることには限界がある。そうなると，エラーが引き起こされる環境が残されたままになる。

次に，人間がエラーの起こりやすい環境に置かれてもエラーを誘発されないための対策について説明する。

[※6] 類似した分野に人間工学がある。ヒューマンファクター工学は人間工学より広い。事故の分析を通じて体系づけが試みられている。チームや組織要因までも含んでいる。

[※7] 例えば，ヒヤリ・ハット報告制度など。

2.4.3　状況認識と予測

図2.4.5はエンズレイ（Endslay, M. R.）の状況認識モデル[10]を著者が改良したものである[11]。制御においては，まず，人間がシステムの現在の状態を把握し理解する。この現在の状態を理解することを状況認識（Situation Awareness）という。それを基に将来を予測して操作する

[※8]。その結果がシステムの変化として現れ，人間は自分の予測との偏差を検出して，さらに，修正を加えて目標に近づけるように操作する。医療における制御対象は患者の心身の状態である。医師は患者の現在の状態を直接，あるいは検査データとして間接的に理解し，将来の患者の状態を

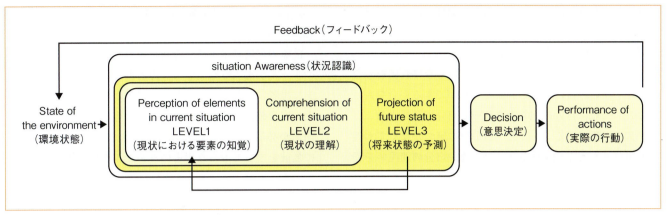

図2.4.5 状況認識モデル

予測して治療方針を決定する。この考え方はすべての医療関係者が持つべきものである。つまり、患者の心身状態を制御をしているという理解が必要である。制御に重要なことは将来の予測である。この将来予測に役立つのが過去の情報であり、過去の情報を参照できるので将来の予測が可能となる。

このことから検査結果は、もし、過去の情報があるならば、そのデータとの照合を行い、その変化の妥当性を評価しなければならない。過去の情報との比較により、大きな変化が現れた場合、検体の取り間違い、患者の急変などがわかる。

この状況認識とは心理的空間のこととほぼ等しい。状況認識を誤ると、すなわち、物理的空間と心理的空間が不一致であれば、そこからの判断と行動はエラーとなる可能性が高い。

次に、状況認識モデルに従ってエラー誘発環境に置かれてもそれに負けない具体的エラー対策を説明する。

(1)「現状における要素の知覚」の段階での対策

知覚能力がなければ適切に行動することはできない。感覚器官がある一定のレベルを維持しているかどうかを常にチェックしておくことが重要である。

(a) 日常生活における自己管理

まず、日常生活における自己管理をしっかりすること。深酒、睡眠不足の状態を毎日の生活の中で作り出さないこと。頭がぼんやりとした状態では聞こえるものも聞こえず、注意深くやらなければならない業務に集中できない。日常生活を規則正しくして勤務に臨むのがプロしての当然の自己管理といえる。

(b) 加齢による能力低下の理解

加齢は誰にでもやってくる。一般に身体的な能力は加齢と共に低下し、認知的能力はある年齢までは上昇するものもあるが、しだいに低下する。近くのものが見えにくくなるという視覚能力の低下は自覚できる。添付文書には重要な情報が細かな文字で書かれている。自分の視力の低下を補うために眼鏡を準備したり拡大鏡を使うことは重要である。また、記憶力も低下する。今まで忘れずにできたことも抜けてしまう頻度が増えることも予想される。加齢による能力低下を理解して、それに応じて対応することが重要である。

(c) 疲労の理解

休まずに同じ能力を維持して仕事をすることは不可能である。検査の現場は細かな操作や判断が必要であり、また、扱う薬剤や機材を間違うと重大な結果を引き起こすので細心の注意が必要である。疲労による注意力の低下は避けなければならない。業務中に自己モニターをして、疲れたと感じたら休むことが必要である。ただし、医療の現場では休みたくても休めないという現状もある。このときは、今の自分の状態はリスクが高くなっている、という理解をしてもらいたい。

(2)「現状の理解」の段階での対策

現状の理解の段階では、知覚した情報をこれまでの知識や経験を使って、それが何であるかを理解する。

(a) 経験の共有化

自分がエラーを引き起こしやすい環境に置かれた場合、その環境の中の潜在的なリスクに気がつかなければ適切な注意配分はできない。一般的に人は経験から学び、失敗経験によって学んだことは記憶に残る。しかし、人はすべての経験をすることはできない。医療の現場では、重大事故が発生する前に小さなヒヤリ・ハット事象が数多く発生しているという仮説からインシデント報告を積極的に収集している。これは医療の現場で働く人の貴重な経験集である。そこで、この報告を読むことにより、報告者の行動や状況が理解できる。自分を報告者に置き換えることにより疑似体験をすることができる。すなわち人の経験を自分の経験とするのである。

(b) 深い知識を持つ

医療の現場に置かれたとき、どこに潜在的なリスクがあるかを検知する能力を持つための方法の一つが深い知識を

■ 2章　医療安全の基礎知識

持つことである。深い知識とは構造や原理に関する理解のことである。

(c) 他の人の意見に耳を傾ける

医療においては限られた情報から判断しなければならないことが多い。常に正しい判断と行動ができる完全な人はいない。一般に自分の犯したエラーを自分で発見することは非常に困難である。しかし，自分では気づかなくても他の人が発見する場合もある。このとき，自分の間違いを指摘してもらえるように人の意見やアドバイスに耳を傾ける態度を持つことが重要である。

(3)「将来状態の予測」の段階での対策

患者がこれからどのような状態になるのか予測することは常に重要なことである。

(a) 過去のデータと比較する

患者の現在の状態を現在のデータだけで判断するのは危険である。例えば，今，測定した血圧の値が120mmHgだとする。これは正常な範囲にあると考えられるが，もし，30分前に測定した血圧が160mmHgであったとしたら，将来の患者の血圧はもっと下がる可能性がある。逆に80mmHgであれば，将来の患者の血圧はもっと上昇する可能性がある。大事なことは患者の時間に伴う変化に着目することである。

(b) メンタルシミュレーション

仕事にかかる前に，地震や火災などの災害が発生したときはどうするか，などを想定し対応策を思い出したり，頭の中でシミュレーションしておくと落ち着いて行動することが期待できる。

(c) KYT（危険予知トレーニング）

現場に潜在するリスクを検知し，どのように対応すればいいのかを教育訓練する手法の一つがKYTである[12]。KYTは工事現場や製造業において多く用いられている。基本は現場の作業状況を示したイラストを提示し，その中に潜在している危険を発見し，対応策を考えさせる。このKYTを繰り返し実施することにより，潜在的な危険を日常の業務の中で自発的に考える習慣を持つようになることが期待されている。

(d) ツールボックスミーティング（TBM）

ツールボックスとは仕事に取りかかる前に，作業内容の重要なポイントをリーダーが説明したり，作業に伴う危険をこれから一緒に作業をする仲間と短時間で話し合うことをいう。

(4)「意思決定」の段階での対策

(a) ルールを守る（プロの仕事をする）

医療の現場にはエラーを防止するためにいろいろな対策やルールが導入されている。患者取り間違い防止のために，先に患者に名前を言ってもらう対策が取られるようになった。安全確保には決められたことを愚直に実行するという側面が必須である。いろいろな偶然が重なっても，「患者に名前を言ってもらう」というルールを守るだけでリスクは大きく低減する。ルールを守る者はルールに守られるのである。

(b) 職業的正直

どんな人も自分の知らないことを間違えることなくできる人はいない。知らないこと，自分の技術力を超えることを間違えずに実行することは不可能である。知らないことをやることは危険であり許されることではない。自分の能力やその限界を把握し，知らないときは正直に「わかりません」と言うようにすべきである。これを職業的正直と呼ぶ。

(c)「おかしいな？」と思ったら，とりあえずストップ

横浜市立大病院の患者取り違え手術事故では，おかしいな，と思った医師がいた[13]。その医師は金曜日に患者に会い，月曜日に行われる手術について事前の説明をした。手術当日（月曜日），目の前の患者の髪の毛が短いのに気づいた。また，肺動脈圧その他の血圧が高くないことについて「変だな？」と思った。しかし，髪の毛が短いのは，土日の間に院内の理髪店で髪を短くしたのだろうと解釈し，血圧が下がったのは麻酔薬の影響で抹消血管が広がったためだろうと推測し，そのまま手術が行われた。

人は自分の持っている情報と目の前の情報に違いがあると不安になる。そこで，その不安低減のために「こじつけ解釈」をする。何かおかしいなと思ったらとりあえずストップして，確認のために他の情報を得るようにしなければならない。

(d) 納得できるまで食い下がる

標本に疑問を持った時は，その疑問の内容を問い合わせなければならない。もし，医師からの回答に納得できない場合は，もう一度だけ問い合わせてほしい。これをツーチャレンジルール（Two Challenge Rule）という[14]。

(e) 切り捨てる

すべての業務を完璧にできる人はいない。もともと医療の現場は，慢性的な人手不足で時間的に十分な余裕がない。そこで仕事に優先順位をつけることが重要である。本当に時間が限られている場合，この作業はやらない，という「切り捨て」の判断も重要だと考えられる。ただし，これは経験でしか学べないことも多く学習に時間がかかる。

✏ **用語**　ツールボックスミーティング（Tool Box Meeting；TBM）

(5) 「実際の行動」の段階での対策

(a) 使ったら元に戻す

当たり前のことであるが，使ったら元に戻すことが重要である。一般に，人は誰かが出しっぱなしにしておくと，さらにそこにモノを置くという傾向がある。使ったら元の場所に戻して作業環境を整頓しておくことが重要である。

医療の現場に「5S」を強く推奨する。5Sとは，製造業・サービス業などの職場環境の維持改善で用いられる業務管理の活動である。整理（Seiri）とは，いらないものを捨てること。整頓（Seiton）とは，決められた物を決められた場所に置き，いつでも取り出せる状態にしておくこと。清掃（Seisou）とは，常に掃除をして，職場を清潔に保つこと。清潔（Seiketsu）とは，整理・整頓・清掃を維持すること。そして，しつけ（Shitsuke）とは，決められたルール・手順を正しく守る習慣をつけることである。5項目がすべてSで始まっているので5Sという。

この5S活動は多くの病院に取り入れられるようになった。5Sを実施すると，これまでの雑多な作業環境が見違えるようにきれいになり，作業がしやすくなり，エラーの低減と効率の向上に役立つ[15]。

(b) 復唱

医療の現場は音声によるコミュニケーションが非常に多くある。音声による情報伝達はバーバル・コミュニケーション（Verbal Communication）と呼ぶ。バーバル・コミュニケーションにより確実に情報を伝達するために必要な技術はツーウェイ・コミュニケーション（Two Way Communication）である。

送り手が情報を相手に伝えたあと，受け手はこれを復唱（Read Back）しなければならない。そして送り手がやらなければならないことは，自分の送った言葉と受け手が復唱した言葉が一致しているということを確認（Hear Back）しなければならない。この確認までが送り手の責任である。もし，受け手が復唱しなかったら，復唱を受け手に要求するくらいの積極性がないとコミュニケーションエラーの低減は困難である。もし，時間的余裕があれば，「復唱まちがいなし」とさらに伝えれば（スリーウェイ・コミュニケーション：Three Way Communication），受け手は安心する。

(c) 指差呼称

産業の現場で広く行われている，行動を伴うエラー対策に指差呼称がある。鉄道で生まれた「指差喚呼」が製造業や建築業などの産業界に広まり，中央労働災害防止協会が，KYTと一緒にしてゼロ災運動を普及させた。実験によるデータは，指差呼称を行うとエラーが少なくなるという結果を示している[16]。医療の現場にも積極的に導入すべきである。

(d) メモをとる（記憶に頼らない）

人は時間とともに記憶が失われていく。実験によると3日もすると20％も残っていないと報告されている。まず，記憶に頼ることは危険であるという理解が必要である。しかし，医療の現場では行っている仕事を中断しなければならない場合が多い。後でやろうと記憶に留めるだけでは忘れしまう可能性が非常に高くなる。そこでどうしても中断しなければならない場合は，記憶ではなく記録（メモ）することである。あるいは後で思い出す手がかりとなる「中断作業あり」というリマインダーを用意しておくとよい。

(e) 相手に依存しない

ダブルチェックをやったにもかかわらず間違ってしまったという事例がかなりの頻度で発生している。ダブルチェックが有効に機能するためには，チェックする者がお互いに独立でなければならない。先に誰がやったか，は関係なく，自分の責任で決められたことを確実に実行することが重要である。

(f) 疑問の内容を具体的に質問せよ

疑問を持ったら，その内容を具体的に問い合わせる。検査内容がおかしいと思ったら「この検査内容でいいのでしょうか？」と具体的に聞くことである。

以上，自分自身が医療の現場でできることを紹介した。重要なことは冒頭に紹介したように，まず，医療の現場はリスクが高いという現実を理解することである。そして自分の能力の把握，さらにどんなに優秀な人も正しい情報がなければ正しい判断や行動はできないことなどを理解することである。最後の砦としてエラーを誘発されないためには愚直にやらなければならない部分が必ずある。医療の専門家としてやるべきことをきちんと実行することが重要である。

[河野龍太郎]

---

*8 予測に必要な情報は微分に使えるデータであり，過去の情報が簡単に得られることが重要である。

■2章　医療安全の基礎知識

📖 参考文献

1) Lewin, K. : Field Theory in Social Science, New York: Hopper, 1951
2) 古田一雄：プロセス認知工学，海文堂出版，1998
3) 島田一男・杉渓一言他：基本マスター心理学，pp.10-11，法学書院，1981
4) 河野龍太郎：ヒューマンエラーのメカニズムと行動分析，pp.478-484，看護管理，医学書院，2016
5) Edwards, E. : Introductory Overview, Human Factors in Aviation edited by E. L. Wiener & D. C. Nagel, Academic Press Inc., 1988
6) Hawkins, H. F. : Human Factors in Flight, Gower Technical Press Ltd., 1987（黒田勲監修・石川好美監訳「ヒューマン・ファクター」，成山堂書店，1992）
7) 東京電力ヒューマンファクター研究室：Human Factors TOPICS，1994
8) 河野龍太郎：ヒューマンファクター工学からみた医療システムの安全性　－他産業と医療システムの比較－，Vol.12，No.12，pp.946-952，看護管理，医学書院，2002
9) 河野龍太郎：医療におけるヒューマンエラー，第二版，医学書院，2014
10) Endsley, M. R. : Toward a Theory of Situation Awareness in Dynamic Systems, Human Factors, 37（1），pp.32-64, 1995
11) 河野龍太郎：医療安全へのヒューマンファクターズアプローチ，日本能率協会，2010
12) 杉山良子：ナースのための危険予知トレーニングテキスト，メディカ出版，2010
13) 横浜市立大学医学部附属病院の医療事故に関する事故調査委員会報告書，平成11年3月
14) 医療安全推進ネットワーク：TeamSTEPPSチームのパフォーマンスを高めるコミュニケーションの向上 http://www.medsafe.net/contents/recent/141teamstepps.html
15) 高原 昭男，竹田綜合病院，磐田市立総合病院：医療現場の5S，JIPMソリューション，2011
16) 芳賀繁，赤塚肇，白戸宏明：「指差呼称」のエラー防止効果の室内実験よる検証，産業・組織心理学研究，Vol.9，No.2，pp.107-114，1996

2.5 医療事故の分析方法について

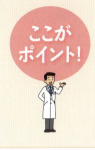

ここがポイント！
- 患者への影響が少ない事例は，SHELLモデルや4M4Eで原因を分析する。
- 患者への影響が大きい事例は，RCAやImSAFERで原因を分析する。
- 日本ではRCAとSHELLモデルが主流であるが，ImSAFERを使う医療機関も増えつつある。

　医療事故やヒヤリ・ハットが発生すると，当事者になった医療者が一番目につきやすいため，当事者の能力などの個人的な問題点が注目されがちである。当事者の責任を追及したり，個人の問題点を列挙して解決したつもりになったりしても，他の職員が同じような事故を再発させる危険性はそのまま残るため，事故の再発予防にはつながらない。医療事故やヒヤリ・ハットの直接的な原因は，当事者のヒューマンエラーであることが多いが，そのヒューマンエラーの背景には，業務手順や教育等のシステムの問題が潜んでいることが少なくない。事故分析では，ヒューマンエラーの背景に潜む業務手順や教育などのシステムの問題を明らかにすることが求められる。そのためには，分析者の経験と勘に基づいて分析するのではなく，一定の手法に基づいて分析することが必要である。

　事故分析は，複数職種で構成される分析チームにより行われるべきである。医療機関では多職種が働き，しばしば，それぞれがどのような業務を行っているかが知られていない。事故分析を行うことにより，相互の業務の「見える化」が期待できる。また同一職種では同じような教育を受け，既成概念を有することが多い（例えば，「ミリ」と聞いたときに，医師はミリグラム，看護師はミリリットルを想定することがある）。多職種で自己分析を行うことにより，異なった視点の導入が期待できる。

　ここでは，わが国の医療機関で広く使われている医療事故の分析手法とその特徴を紹介する。

2.5.1 分類型と時系列型

　分析手法は，分類型，時系列型，その他の3つに分類することができる（表2.5.1）。分類型は，「施設・設備」「人間」「環境」などの分類が与えられ，その分類にしたがって事故の要因を列挙，整理する方法である。短時間で分析できるほか，単純な手法であるため簡単な訓練で誰でも分析できる。しかし，複数の問題（失敗）が重なって発生した事故の場合，一部の問題点を見逃したり，当事者の問題点ばかりに注目したり，根本的な原因を追究しきれなかったりするなど，分析が不十分になりやすいという短所がある。時系列型は，情報をいったん時系列に整理し，問題のある出来事を特定した上で，その原因を追究する方法である。情報をいったん時系列に整理するため，手間や時間がかか

表2.5.1 分析手法の分類

分類型	SHELLモデル / PmSHELLモデル，4M4E
時系列型	RCA，ImSAFER / Medical SAFER，時系列分析
その他	なぜなぜ分析，インシデントレポートKYT，FTA

るほか，分類型と比べて手法が複雑なため，手法を習得するための訓練が必要である。しかし，問題点を漏れなく分析できるほか，根本的な原因を特定し，有効な再発予防策を検討できるという長所がある。患者への影響が少ない事例の分析には手間のかからない分類型の分析手法を用い，患者への影響が大きい事例の分析には分析精度の高い時系列型の分析手法を用いるのがよい。

2.5.2 分析手法の解説

各分析手法について解説するとともに、次の事例の分析例を示す。

> **事例** 採血検体のラベルの印字が薄く、バーコードが読み取れなかった。検査室で貼り直す際、他の患者のラベルを貼ってしまった。その結果、他の患者の甲状腺ホルモン（TSH）が低値と判断され、レボチロキシン（甲状腺ホルモン製剤）が与薬された。

(1) SHELL モデル / PmSHELL モデル

SHELLモデルは航空業界においてヒューマンエラーの仕組み（概念）を単純化した図で表すことを目的として作られたものであり、事故分析手法として開発されたものではない。1972年に英国のEdwardsらがSHELLモデルの原型を提案し、1982年にKLMオランダ航空のHawkinsらが改良し、現在のSHELLモデルが誕生したが、その後も改良が加えられ続けている。

SHELLモデルは、Software、Hardware、Environment、Liveware、Livewareの頭文字をとったものである。Softwareは作業手順やマニュアル、ルールなどを意味し、Hardwareは施設、設備、機器など、Environmentは作業環境、2つのLivewareは人間（本人と周囲の人々）を意味する。図2.5.1は、人（本人：中心のLiveware）は周囲の様々な要素（本人を囲むSoftware、Hardware、Environment、Liveware（周囲の人々））から影響を受けてヒューマンエラーを起こすことと、各要素の境界面は不規則または不安定（波線）であり、境界面がうまく合致しないとヒューマン

表2.5.2　SHELLモデルの分析例

Software 作業手順、マニュアル、ルール	特になし。
Hardware 施設、設備、機器	一部の検体ラベルのプリンターの調子が悪く、かすれたような印字になっていた。
Environment 作業環境	やや暗かった。
Liveware 本人	新しい検体ラベルを発行する際に、システムに検体番号を誤って入力した。 新しい検体ラベルの内容をよく確認しなかった。忙しく、焦っていた。
Liveware 周囲の人々	特になし。

エラーが起こることを表現している。

事故分析手法としてのSHELLモデルは、5つの要素（Software、Hardware、Environment、Liveware、Liveware）ごとに事故の原因を検討して列挙することにより分析する（表2.5.2）。5つの要素についてそれぞれ事故の原因を検討することで、ある程度分析漏れを避けることができる。

前述の通りSHELLモデルは改良が続けられており、現在ではSCHELLモデル、mSHELLモデル、PmSHELLモデルなどが開発されている。SCHELLモデルのCは組織文化（Culture）、mSHELLモデルのmは組織管理（management）、PmSHELLモデルのPは患者（Patient）を意味し、それぞれの要素について事故の原因を検討する。これらのうち、わが国の医療機関では、SHELLモデルもしくはPmSHELLモデルが使用されている。

(2) 4M4E

4M4Eは米国の国家運輸安全委員会（NTSB）が事故分析に使い始めたのが起源とされている。4MはMan（人間）、Machine（施設、設備、機器）、Media（環境）、Management（組織、制度）、4EはEducation（教育、訓練）、Engineering（技術、工学）、Enforcement（強化、徹底）、Example（模範、事例）の頭文字をとったものである。4M4Eでは、4M

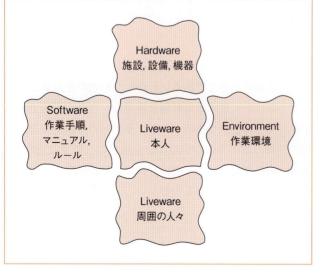

図2.5.1　SHELLモデル

表2.5.3 4M4Eの分析例

	事故の原因	対策 Education 教育，訓練	Engineering 技術，工学	Enforcement 強化，徹底	Example 模範，事例
Man 人間	新しい検体ラベルを発行する際に，システムに検体番号を誤って入力した。新しい検体ラベルの内容をよく確認しなかった。忙しく，焦っていた。	新しい検体ラベルを発行した際には，古い検体ラベルと内容を照合することを教育する。	特になし。	検体番号の入力時は，他の技師にダブルチェックさせるようにする。	検体ラベルの正しい照合行為を全員の前でやってみせる。
Machine 施設，設備，機器	一部の検体ラベルのプリンターの調子が悪く，かすれたような印字になっていた。	検体ラベルのプリンターのメンテナンス方法を職員に教育する。	バーコードリーダを性能の良いものに交換する。	特になし。	特になし。
Media 環境	やや暗かった。	特になし。	システムの周辺の照明を増やす。	特になし。	特になし。
Management 組織，制度	特になし。	特になし。	特になし。	特になし。	特になし。

の観点から事故の原因を列挙，整理し，4Eの観点からその対策を検討する（表2.5.3）。

なお，わが国の核燃料使用施設では，事故分析の際，周囲の環境（Environment）への対策を加えた4M5Eが使用されている。

(3) RCA

RCAはRoot Cause Analysisの頭文字をとったものであり，根本原因分析とも呼ばれる。RCAの起源は諸説あり，1950年代に米国NASAがロケット開発時の問題点の分析のために開発したとするものや，トヨタ自動車における不具合の原因究明の方法を参考にして米国で開発されたとするものなどがある。その手法にも複数の流儀がある。医療分野では，米国の退役軍人病院グループ（退役軍人省（VA）が運営する170以上の病院）で開発された手法を基に，日本で改善を図ったものが使用されている。現在，多くの国において，RCAが医療事故の標準的な分析手法として定着している。ここではRCAの概略を解説し，詳細は専門書に譲る[1]。

RCAは，模造紙の上で黄色，青，赤の付箋紙を用い，次の手順で実施する。

① RCAを行う事例の選別

RCAは手間と時間がかかるため，患者への影響度が大きい事例に対してのみ使用する。ヒヤリ・ハットでは健康被害が患者に生じていないが，この場合はヒヤリ・ハットを未然に防ぐことができず，患者に不具合が及び健康被害が生じたものとして取り扱う。患者取り違え手術を未然に防いだ場合など，結果として患者への影響度（健康被害）はゼロであるが，一歩間違えば大きな影響が出たであろう事例についても分析対象となりうる。

RCAは，複雑な事例や複数の人間や部署が関わっている事例の分析に適している。逆に，経験豊富な外科医が誤って手術中に重要臓器を傷つけてしまうような単純な事例の分析には適さない。

② 出来事流れ図の作成

事例を細かい出来事に分割し，それらを時系列に並べる。黄色の付箋紙1枚について1つの出来事を記載する（図2.5.2）。主語（誰が）や目的語（何を），形容詞（どのように）等を省略せず，出来事を具体的に記載する。1つの出来事は1枚の付箋紙に記載する。1文でも，複数出来事が含まれている場合には，複数の出来事に分け，それぞれに付箋紙を用いる。

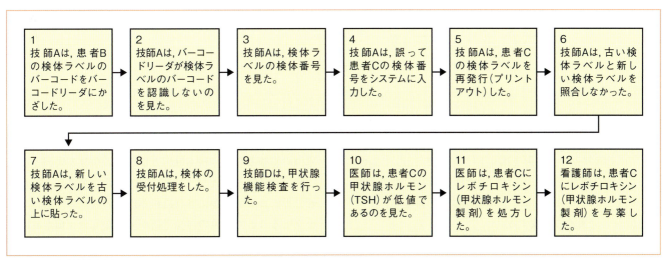

図2.5.2 出来事流れ図

2章 医療安全の基礎知識

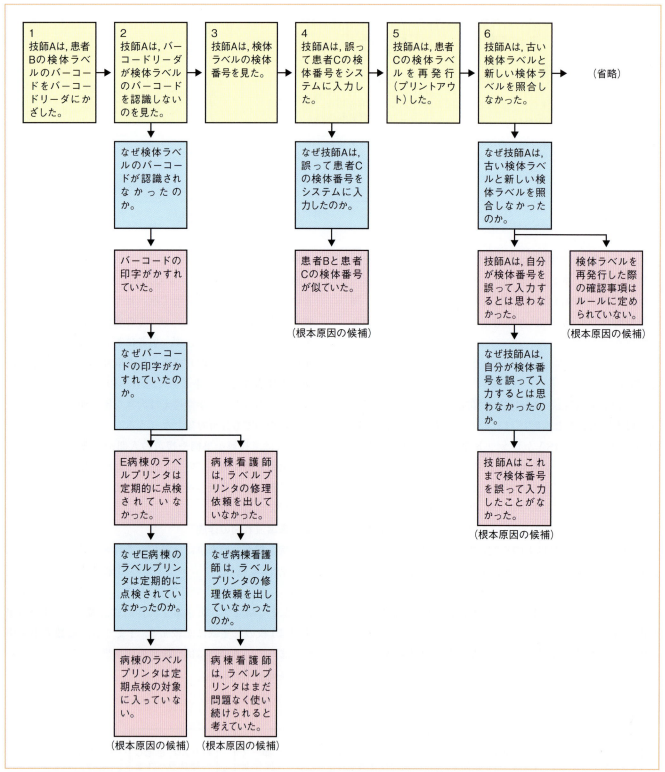

図2.5.3　なぜなぜ分析

③原因追究（なぜなぜ分析）

出来事流れ図の各要素に対し，「なぜ」→「答」→「なぜ」→「答」を繰り返し，原因を掘り下げる（図2.5.3）。「なぜ」→「答」は3回程度（トヨタ自動車では5回程度）繰り返すとよいとされている。「なぜ」の文章は青い付箋紙，その答えは赤い付箋紙に記載する。

すべての出来事（黄色の付箋紙）を分析するのではなく，あるべき姿と異なる出来事（問題があると考えられる出来事）について，重点的になぜなぜ分析を行う。

「なぜ」→「答」を繰り返し，最後に出た「答」は根本原因の候補となる。根本原因とは，その事故の要因となった病院の仕組みや教育，ルール等の問題点である。なぜなぜ分析により明らかにされた根本原因の候補のうち，対策を立てることで事故の再発予防が可能なものが根本原因と呼ばれる。

2.5 医療事故の分析方法について

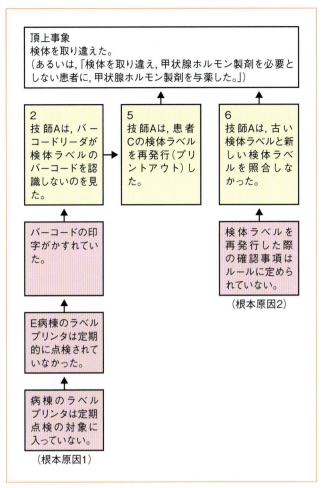

図2.5.4 因果図

④因果図（原因結果図）の作成

出来事（黄色の付箋紙）とその原因（赤い付箋紙）の因果関係を図示したものを作成する。因果図は次の手順で作成する（図2.5.4）。

ア）出来事流れ図のうち，なぜなぜ分析の対象とならなかった出来事（黄色の付箋紙）をすべて除去する。

イ）なぜなぜ分析はしたが，重要ではない（根本原因にたどり着かなかった）ものは，黄色と青，赤の付箋紙のすべてを除去する。

ウ）矢印の向きをすべて反転し，黄色の付箋紙同士をつなぐ矢印を削除する。

エ）黄色の付箋紙の上部に頂上事象を記載する。頂上事象とは，結果として最終的に何が起きたのか（本来であれば，起きてはならない事項）を，短い文で簡潔に表現したものである。

オ）根本原因から頂上事象に至るまでの因果関係に問題がないことを確認する。

カ）出来事（黄色の付箋紙）と頂上事象の文章が論理的につながらない，あるいは論理が飛躍している場合は，出来事の文章を修正して頂上事象につながるようにするか，他の出来事を経由して頂上事象につなげる。図2.5.4では，2番の出来事のあと，5番の出来事を経由して頂上事象につなげている。

⑤原因要約

根本原因から頂上事象に至る因果関係を示す文章を作る。具体的には，因果図の一番下の赤い付箋紙（根本原因）から，一番上の付箋紙（頂上事象）まで，下から順番につなげて読み上げればよい。その際，根本原因と頂上事象の間にある赤及び黄色の付箋紙を，省略せずに，すべて連結する必要がある。原因要約は，根本原因の数だけ作成する。

図2.5.4の因果図から作成できる原因要約は次の2つである。

原因要約1：病棟のラベルプリンタは定期点検の対象に入っていないため，定期点検されず，バーコードの印字がかすれていた。そのため，技師は検体ラベルのバーコードをバーコードリーダで認識できなかった。その後，技師は，誤って別患者の検体ラベルを再発行して使用したため，検体を取り違え，甲状腺ホルモン製剤を必要としない患者に，甲状腺ホルモン製剤が与薬された。

原因要約2：検体ラベルを再発行した際の確認事項はルールに定められていないため，技師が古い検体ラベルと新しい検体ラベルを照合しなかった。そのため，検体を取り違え，甲状腺ホルモン製剤を必要としない患者に，甲状腺ホルモン製剤が与薬された。

⑥対策の立案

1つの事例について，複数の原因要約が作成されることが多い。対策は，それぞれの原因要約に対し，別々に立案する。その際，それらの対策案を実現させる担当者と実現させる期限，後日それらの対策が有効に働いているか検証するための方法を決めておくことが重要である。

対策案は表2.5.4のようにまとめる。

表2.5.4 対策案の一例

原因要約	病棟のラベルプリンタは定期点検の対象に入っていないため，定期点検されず，バーコードの印字がかすれていた。そのため，技師は検体ラベルのバーコードをバーコードリーダで認識できなかった。その後，技師は，誤って別患者の検体ラベルを再発行して使用したため，検体を取り違え，甲状腺ホルモン製剤を必要としない患者に，甲状腺ホルモン製剤が与薬された。
対策案	定期点検の対象物品，項目を見直し，病棟のラベルプリンタを定期点検の対象に入れる。
いつまでに	1カ月以内
誰が実施	医療機器安全管理責任者
追跡法	医療機器安全管理責任は定期点検の結果から，ラベルプリンタの不具合が洗い出されているか確認する。検査部において，バーコードを読み込めない検体ラベルを見つけた際には，インシデントレポートを記載し報告してもらう。
院長承諾	不要

2章　医療安全の基礎知識

(4) ImSAFER/Medical SAFER

　Medical SAFERはMedical System by Analyzing Fault root in human ERror incidentの頭文字をとったものであり，ImSAFERはImprovement SAFERの略である。ImSAFERは，Medical SAFERを改良したものであり，どちらもヒューマンファクターの専門家である河野龍太郎氏が医療分野のヒューマンエラーの分析手法として開発したものである。ここではImSAFERについて概説し，詳細は専門書に譲る[2, 3]。

　ImSAFERは，模造紙と付箋紙を使用し，次の手順で実施する。

①時系列事象関連図の作成

　事例に関連した人物やモノを付箋紙で列挙し，横に並べる。縦軸は時間経過を示す。誰が何をしたか，モノがどうなったかを，時間経過に沿って記載する(図2.5.5)。

②問題点の抽出

　図2.5.5の時系列事象関連図から問題のある出来事を抽出し，その付箋紙を別の模造紙に縦に並べて貼る。

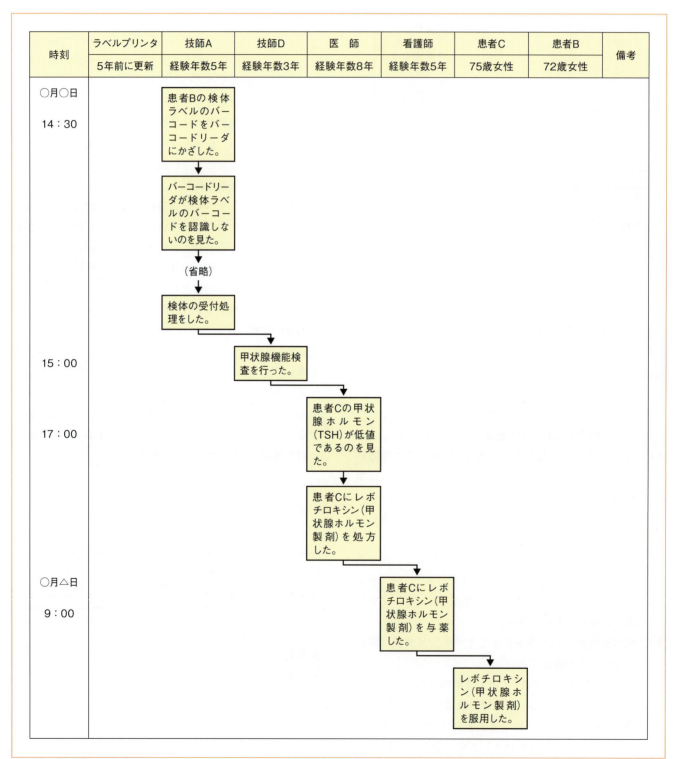

図2.5.5　時系列事象関連図

③背景要因の探索

事例を1人で分析する場合は「ワンポイントなぜなぜ分析」，グループワークで分析する場合には「出来事流れ図分析」を行い，それらに加えて問題の構造を整理するには「エラー事象の構造分析」をする。

ア) ワンポイントなぜなぜ分析

②で抽出した問題のある出来事のうち，分析者が関心のある出来事のみを選び出し，その出来事一つ一つに対してなぜなぜ分析をする。ワンポイントなぜなぜ分析は次の手順で実施する (図2.5.6)。

a. 「なぜ」の文章は記載せず，左から右に向かって出来事の原因を探索する。
b. 出来事（医療者の行動）につながる最初の付箋紙には必ず「正しいと判断した」と記載する。
c. 「正しいと判断した」には，その判断の根拠を記載した付箋紙をつなげる。
d. 判断の根拠には，その背景要因を記載した付箋紙をつなげる。

なお，このワンポイントなぜなぜ分析のみを実施し，他のステップをすべて省略したものをQuickSAFER（ImSAFERの簡略版）と呼んでいる。

イ) 出来事流れ図分析

②で抽出した問題のある出来事のうち，この事例の流れが把握できるような付箋紙を複数枚抽出し，それらを時系列に縦に並べて矢印で連結する。一つ一つの出来事に対しワンポイントなぜなぜ分析を行う。

ウ) エラー事象の構造分析

上記のイ) で複数のワンポイントなぜなぜ分析を実施した結果を連結し，1つの大きな図（背後要因関連図）に仕上げる (図2.5.7)。まずは，②で抽出した問題のある出来事のうち，その事例の最も重要と思われる出来事を1つ抽出する。多くの場合はその事例の最終的な結果（「患者が死亡した」など）が抽出される。抽出された最も重要な出来事について，ワンポイントなぜなぜ分析と同じ要領で背景要因を分析する。その過程で，②で抽出した他の問題のある出来事が再登場することがあるので，事前に分析したものをそこに連結する。

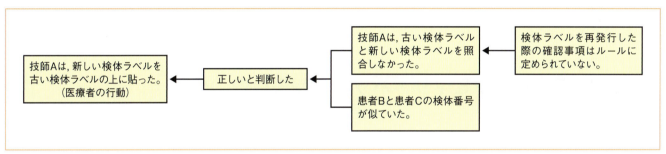

図2.5.6　ワンポイントなぜなぜ分析

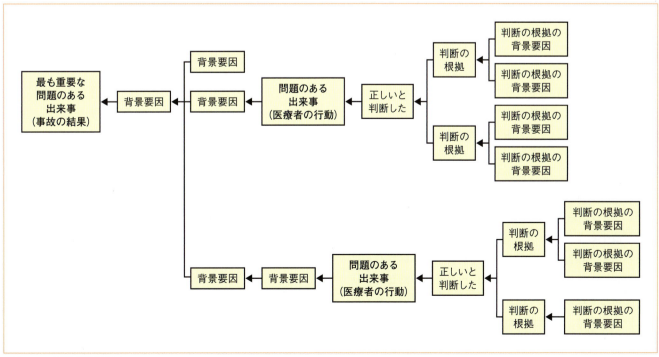

図2.5.7　背後要因関連図

■2章　医療安全の基礎知識

④改善案の策定と実施，評価

　改善策を検討する際，事故につながる行為を「やめる」あるいは「できないようにする」ような対策を優先する。対策の立案にはPmSHELLモデルを使用する。PmSHELLモデルの各要素を埋めるように対策案を列挙する。列挙された対策案のうち，その効果やコスト，実行可能性等を勘案して，採用する改善案を選択する。後日，改善策の効果や新たな問題の有無等を検証する。

(5) その他

①なぜなぜ分析

　なぜなぜ分析は，トヨタ自動車で問題点の背景要因を追究するための手法として開発された。事故事例の問題点あるいは最終的な結果に対し，5回程度「なぜ」を繰り返し，その背景要因を深掘りする。RCAのなぜなぜ分析や，ImSAFERのワンポイントなぜなぜ分析は，このやり方を発展させたものである。なぜなぜ分析は背景要因を深掘りするためのものであり，問題点を網羅的に洗い出すためのものではない。

②インシデントレポートKYT

　KYTは危険予知トレーニングの頭文字をとったものであるが，通常のKYTとは異なるものである。朝のミーテ

ィング時などに5人程度で短時間の症例検討会を開催する。リーダーが院内のインシデントレポートを1つ読み上げ，参加者はその問題点を列挙する。列挙された問題点の中から最も重要なものを選択し，その背景要因について議論し，対策を検討する。短時間の症例検討を定期的に繰り返すことで，職員の「医療事故等の危険を予測し回避する能力」を向上させることを目的としている。問題点を網羅的に洗い出す仕組みではないほか，背景要因を深掘りする仕組みでもないため，事故の詳細な原因究明には向かない。

③時系列分析

　情報を時系列に整理した上で，複数人で問題点について議論する。RCAの出来事流れ図あるいはImSAFERの時系列事象関連図を作成するのと同じ要領である。情報の整理と問題点の洗い出しはできるが，背景要因の深掘りにはつながりにくい。

④FTA

　Fault Tree Analysisの頭文字をとったものである。RCAの因果図やImSAFERの背後要因関連図と似ているが，ブール論理（ANDやORの論理式）を用いて表現する点が異なる。原因と結果の関係を論理的に示せるが，論理式の扱いが難しく，慣れないと情報をうまく整理できない場合がある。

2.5.3　医療事故やヒヤリ・ハットの報告件数の分析

　医療安全活動の基本は，報告された事例の分析と，再発予防策の検討である。再発予防策の検討は事例ベースで検討すべきものであり，医療事故やヒヤリ・ハットの報告件数だけを基にして再発予防策を検討するのは難しい。報告件数は，問題のある集団の特定や，何らかの変化の発見に用いられることが多い。

　医療事故やヒヤリ・ハットの報告件数が多いことは，必ずしも事故が多く危険であることを意味しているとは限らない。職場内に医療事故やヒヤリ・ハットについて自由に議論できる雰囲気があり，他の医療者のミスや危険行為を指摘しても不利益を被らないような良好な医療安全文化が醸成されていると，報告件数が増加すると考えられている。一方で，医療事故やヒヤリ・ハットについて触れること自体がタブー（禁忌）とされているような職場では，たとえ医療事故やヒヤリ・ハットが発生しても報告されないことがあるため，報告件数が少ないことが安全を意味するとは限らない。一般的には，医療事故の再発予防や潜在的なリスクを減らすためにも，報告件数が多いほど良いと考えられている。また，医療安全が向上し，事故の再発予防が進むと，報告件数はあまり減らないが，患者への影響が軽微な事例の割合が増えると言われている。したがって，報告

件数の多寡あるいは増減の意味は，各職場の状況と併せて慎重に解釈しなければならない。

①職種別，経験年数別，部署別の集計

　医療事故やヒヤリ・ハットを積極的に報告する，あるいは報告しない集団を特定することができる。報告が少ない集団は，患者と接する機会が少ないなど，合理的な理由がない限り，積極的な報告を躊躇する何らかの理由があると考え，聞き取り調査等によりその理由を特定する必要がある。人数の多い集団は報告件数も多くなるので，他の集団との比較が困難である。例えば，20人の医師による10件の報告と，300人の看護師による100件の報告を見て，「医師は報告件数が少ない」と言うことはできない。この場合は，医療従事者1人当たりの報告件数を算出して比較することが望ましい。

②経時的な集計

　月別の報告件数を並べ，季節変動以外の理由で増加あるいは減少している場合は，何らかの変化が起きたと考え，その理由を特定する必要がある。職種別，部署別に毎月の報告件数の推移を監視するのが有効である。前述のとおり，報告件数の増加は必ずしも悪い意味を持つとは限らず，良い意味を持つ場合も少なくない。しかし，報告件数の減少

は，積極的な報告を躊躇する何らかの理由が新たに発生したと考え，その理由を特定すべきである。

③その他

過去の研究等では，(1)看護師，(2)新入職員，(3)新入職員が1人で業務を開始する時期(6～9月)，(4)病棟，(5)与薬等の報告が多く，看護師以外の職種やベテラン，患者と接する機会の少ない職員等の報告は少ないことが分かっている。報告件数と関連する要因はいろいろと報告されているが，研究として報告するには，検定や多変量解析に基づく検証が必要である。しかし，医療機関の実務として報告件数を分析する際には，職種別，経験年数別，部署別の件数の集計等ができれば十分であり，必ずしも統計手法は必要とされない。

📖 参考文献

1)　飯田修平，柳川達生：RCAの基礎知識と活用事例第2版，pp1-134，日本規格協会，東京，2011
2)　ImSAFER研究会：http://www.medicalsafer-kts.com/，更新2016年5月12日，アクセス2016年7月7日
3)　河野龍太郎：「Medical SAFER」，医療におけるヒューマンエラー第2版，なぜ間違えるどう防ぐ，pp109-164，医学書院，東京，2014

2.6 医療の質と医療安全文化の分析方法について

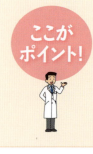

ここがポイント！

- 医療の質は臨床指標を用いて管理する。臨床指標は病院間・部署間で比較するほか，管理図を用いて経時的な変化を管理する。
- 医療安全文化は，医療従事者へのアンケートの結果を数値化（見える化）することで，管理可能となる。

　医療の質と医療安全文化の定義や動向は1章で解説されている。医療の質と医療安全文化は，数値化し「見える化」することにより，管理することが可能になる。ここでは，医療の質と医療安全文化を数値化し，分析するための方法論について解説する。

2.6.1　医療の質の測定・分析方法

　医療の質の測定手法は種々提案されている。臨床指標を用いた測定はその中でも代表的なものである。臨床指標はプロセス指標とアウトカム指標に大別される。例えば，急性心筋梗塞の患者が入院した際にベータ遮断剤を投与した割合はプロセス指標であり，死亡率はアウトカム指標である。一般に，プロセス指標は医療機関として管理しやすく，向上を容易に図ることができるのに対して，アウトカム指標は患者側からは大きな関心事であるが，患者属性，地域の状況など医療内容以外の要因により影響されることも多く，改善を得ることは困難である。最近では，外来，入院，医療安全，小児科など，臨床指標をグループ化（モジュール）して，医療機関の機能を評価する試みもなされている。多くの指標は百分率（％）あるいは千分率（‰：パーミル）で表される。指標は，他の医療機関と比較するか，自施設の指標の経時的な変化を見ることで分析できる。指標を他の医療機関と比較する場合は，自施設と同機能・同規模の医療機関と比較する必要がある。一般病院と専門病院，または小規模病院と大規模病院を比較しても，入院患者の重症度等が異なるため，自施設の参考にはならない。自施設の指標の経時的な変化は，単純に棒グラフや折れ線グラフで表現し，その傾きをもって，改善・悪化等の評価を下すことが可能である。さらに，図2.6.1のような管理図（X-R管理図またはシューハート管理図とも呼ばれる）を用いると，許容範囲を超えて指標が変動したことを把握しやすいため，組織内に新たな問題が発生した場合，早期に発見できる。

　管理図の作成には，指標の前年の平均値と標準偏差を用い，図の中に次の値で線を引く。

- 中心線　　　　　：前年の平均値
- 上方管理限界線：前年の平均値＋3×前年の標準偏差
- 下方管理限界線：前年の平均値－3×前年の標準偏差

　今年の指標が，上方管理限界線を超えて増加，あるいは下方管理限界線を超えて減少した場合は，組織内に何らかの大きな変化があったと考え，その原因を探る必要がある。

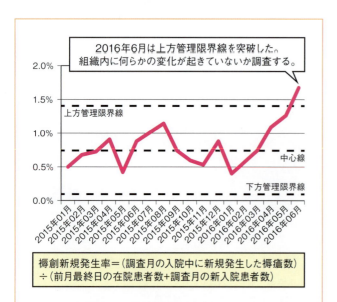

図2.6.1　新規褥瘡発生率の管理図

2.6.2 医療安全文化の測定・分析方法

医療安全文化とは，医療に従事するすべての職員が，患者の安全を最優先に考え，その実現を目指す態度や考え方及びそれを可能にする組織のあり方なので，医療従事者に対し調査票を用いた意識調査を行い，その集計結果から医療安全文化の醸成度を評価することが多い。

医療安全文化を評価するための調査票は複数開発されているが，その中でも米国 Agency for Healthcare Research and Quality (AHRQ) の開発した Hospital Survey on Patient Safety Culture (HSOPS) が，標準的な調査票として世界各国で利用されている。

わが国でもその和訳が公表され，誰でも利用できるようになっている。調査票の一部を図2.6.2に示す。調査票の詳細と分析手法の紹介は専門書に譲る[1]。

HSOPSは，42個の質問から医療安全文化の12個の領域の評価点と，2個のアウトカム指標の評価点を算出することができる。図2.6.3は12個の領域と2個のアウトカム指標の評価点をグラフ化したものであり，中心に行くほど評価が低く，外に行くほど評価が高いと判断する。医療機関別，職種別，部署別，年度別等で比較し，各集団の長所短所を分析するほか，医療安全研修会の前後で測定して研修会の効果を判定することなどに利用されている。

医療安全文化の醸成が不十分と評価された集団に対しては，その特徴に合わせ，チームワークを改善するための教育訓練手法であるCRM，TeamSTEPPS等や，情報伝達やコミュニケーションのミスを防ぐ手法であるSBAR等を導入することが推奨されている。CRM，TeamSTEPPS，SBAR等の解説は3.3項医療チームでの取り組みを参照していただきたい。

図2.6.2 医療安全文化調査票

［長谷川友紀・藤田茂］

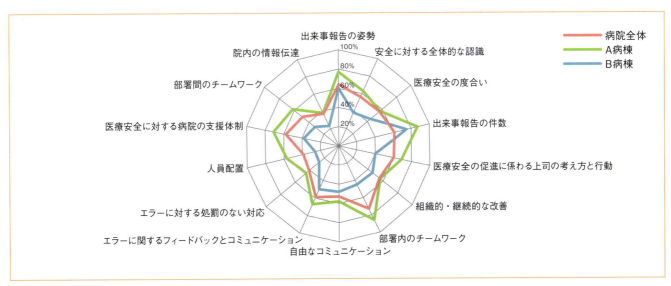

図2.6.3 医療安全文化の比較

参考文献

1) 長谷川友紀，藤田茂：「医療安全文化を測る」，医療を管理する 安全を測る，pp83-120，メディカ出版，大阪，2014

2.7 医療事故防止と行動心理学

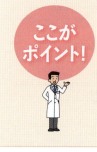

ここがポイント！
- 医療事故防止において，人間の行動心理であるヒューマンエラーを理解することは必須である。この不一致となるリスクに気づく感受性を高めていくことが求められている。
- 現場でのリスクに関する問題発見能力，問題解決能力を高めることを目的とした人材育成プログラムに「5S」や「KYT」がある。
- 人間の特性としての「慣れ」等によるヒューマンエラーを防いでいくには，相互確認行為を作業プロセスに組み込み，全員で守っていくことが必要である。

医療事故とは，医療が行われている場で起きた事故（良くない結果）を示す言葉であるが，医療の現場とは一体どのような場であろうか。その現場の実際や特徴を理解することから，始めていく必要がある。

医療はサービスと言われているが，サービスにおいてはやり直しが効かないという特徴がある。医療の現場においては，「当たり前にできなかったからもう一度やり直す」とは言えない。また，医療サービスの対象である患者は苦痛や障害の不具合を持っており，その状態や環境は刻々と変化していくため，適時適切で柔軟な対応が求められる。このように即時性，個別性，不確実性等々の特徴を有する医療現場に求められる水準は高い。

しかし，実際の医療現場には医療行為としての不安全行動（ヒューマンエラー）や作業環境の劣悪さ等，リスクが多様に内在している。これらの改善を図り医療に求められる「質」をどのようにして構築し向上させていけばいいのであろうか。その改善のスキルに「5S」や「KYT」がある。これらに共通するのは，危険に対する感受性を磨くということである。

この危険感受性を磨くことは，日頃の現場の実態に目を向けて潜在する危険への洞察力を養っていくことである。そのためには，個々人の安全意識を高めるとともに，医療において実践していくための知識や技術，これまで積み上げてきた豊かな経験，そして何よりも人間の特性に基づく人間行動について理解する必要がある。

2.7.1 5Sと人間心理

「5S」の概念であるが，5Sは工業界が創り出し実践してきた組織の活性化活動であり，医療界においても経営的視点から安全の組織活動として取り組まれてきている。

5Sは，整理（Seiri），整頓（Seiton），清掃（Seiso），清潔（Seiketsu），しつけ（Shitsuke）のアルファベットの頭文字をとった造語である。しつけは教育でもあり，Sの語呂合わせからしつけとしている。習慣（Shukan）を加えた6Sもある。

5Sは，初めから組織的活動であり，個人が行うというよりもチームとして組織全体で行わなければ成果を発揮できない。なぜなら，この活動を行うことによって，標準化，標準の遵守，工業界が重要視してきた3現主義（現場，現物，現実），目で見る管理などを教育するからである。現場での問題発見能力，問題解決能力を高めることを目的として行われる人材育成プログラムであり，全員参加が大前提となっている。すなわち，自分が行う作業環境周囲がきれいになっていればいいというものではなく，チーム全体で行うことによって，組織全体の目標を達成していくことにある。そのためには，組織トップが5Sを行う意思表明をする必要がある。

5Sの取り組むべき順番に沿ったそれぞれの意味は次のとおりである。

①整理

必要なものと不要なものを区分けし，不要なものや急いで使う必要のないものを取り除く，捨てることである。必要と不要に分けるためには，そのための基準がなくてはならず，それが標準となる。標準とは，誰が読んでも同一にできるように文書化されていなければならない。判断基準を文書で示すこと，それに基づいて取り除くという行動をすることである。現場の作業において，それまで必要と思

われていても，本当にその分量が必要か，その場所になくてはならないのかを検討し合い，改善のための良い方法が見出されれば，新たな標準として定めていくことである。

②整頓

必要なものを，決められた量だけ，必要な場所に置くことで，いつでもすぐに使えるように容易に取り出せる状態にしておくことである。探すための無駄な時間をなくすことでもある。

③清掃

隅々まできれいに清掃しながら，問題点の発見を促していくことである。これの目的はきれいな職場で気持ち良く働ける環境作りで，きれいに清掃しながら隅々をよく観察することで問題点が見つけやすくなる。

④清潔

汚れを取り除くことで清潔を保ち，発生した問題をすぐにわかるようにしておくことである。清潔は清掃を行うことで達成されるわけであるが，清掃は隅々まで観察して点検することに力点が置かれており，清潔はその結果としてきれいになっている状態を維持することが強調されている。

⑤しつけ

決められたことを守るように教育・指導することである。問題を自覚させ，自主的に解決していくことができるように指導し，訓練することである。これには挨拶や言葉使い，マナーなどで職場を生き生きとしたものにしていくこと，標準作業として決められたことを守る，遵守することが含まれる。また，モノを決められた場所に置く，決められた方法で取り扱うなど仕事の実施方法についての教育も含まれる。なお，習慣はしつけの結果として守りつづけていくことで，しつけの一面として捉えられている。

これら5Sの取り組みは，職場には仕事に必要なものだけが置かれているか，必要なものがいつも同じ場所に置かれているか，必要なものがいつも清潔な状態になっているか，そうした状況が維持されるように標準化・手順化されているか，という問いに答えられるようにしていく活動である。こうした活動を実施していく上で，モノの配置においてはそのものの指定席を決めておくと，取り出しやすく取り違えがなくなる，不要なものを捨てることで新たなスペースの確保ができるなどの効果がもたらされる。漠然とした作業環境ではミスが起こりやすいことは周知のことであり，5Sを徹底することによって作業ミス防止への効果が期待できる。また，設備や器具などをよく見ることによって故障の早期発見やメンテナンスの促進にもつながる。

さらに5Sは一人でも守らない人がいると，整然とした作業環境の実現と維持はできなくなるため，全員参加でなければならない。全員の参画意識を高め，全員の協力のもとで目標を実現するという安全意識の高揚に5Sは有効となりうる。まさしく人材育成における教育ツールとしての

意味合いをもっている。ここまでは，5Sの概念を説明した。5S活動への期待感を認識したのではないだろうか。

ここからは，5S活動に関連する人々の心（思い）とその行動に視点をおいて考えてみたい。すなわち5S活動に魂を入れ込むための技術（スキル）についてである。

環境は人の意識と行動を変える。私たちは，ゴミが散らかっている職場ではきれいにしようとは思わず，散らかっていることに疑問を持たなくなってしまう。ところが，きれいに整備されていれば散らかしてはいけない，ゴミなどを放置できないといった心理になる。とがめられることがないにしても，ゴミ箱を探して捨てるという意識が自然に働いて行動するようになる。このように良い環境は人の意識を変えて自然にマナーが良くなり，正しい行動をする人づくりに役立つことになる。

4S（しつけを除く）は安全のみでなく，仕事そのものを効率的に進めていく基本でもある。4Sができていない職場では気持ち良く働けないばかりでなく，注意して働かねばならない場面が多く，手順やルールが守られず雑な作業になってエラーをしやすく，仕事の出来栄えも悪く成果を上げることができなくなる。また，安全の巡視を受ける際にも，いつもとは見違えるような状態にして巡視を迎えるが，こうしたときの状態は作業性を無視して見苦しく感じるものすべてを目につかない場所に格納してしまっていることが多い。見かけのスッキリや美化を求めた4Sを行って，巡視が終われば再び取り出して元の場に置くことをしてしまう。これではいつまでたっても日常の実態は良くならない。作業性を考えた物の置き場を工夫した4Sこそ必要である。モデルとなる職場を指定して4Sの模範をつくり，それを他の職場の人に見せて具体的に実感してもらえば，横断的なレベルアップに役立つ。

ダイナミックに整理をする。整理は必要なものと不要なものとを分けるといったが，これを一つ一つ行うと「要るか要らないかわからないが，捨てるのはもったいない。置いておけばいつかは使うだろう」と思うことが意外に多い。こうすると場所が狭くなり，整頓をしにくくしてしまうことになる。職場にあるものから不要なものを選別するのではなく，常時使用するものだけを選別して，その他のものは病院の建物の片隅に共同置場を設けてまとめて置くというダイナミックな整理をするほうがよい。まれに必要になったものはそのつど，共同置場から持ち出して使えばよく，各職場で持っていた余分な道具を他職場へ流用することができ，節約にもなる。また，整頓は指定席として種類ごとに置場を決めて安全な置き方をし，それぞれに表示をするのが基本である。

現場では，より能率的に楽に業務を行おうとして，手順が改められてしまったということがよくある。例えば，方法としてのHowを教えられたが，Whyを知らなかった，

よくわかっていなかったということである。Whyのなぜそうなのかという原理が重要である。

　面倒な手順，やりにくい規則であればあるほど，その理由とともに教育していかねばならない。人間には，面倒なもの，やりにくいことをより楽に簡単にしようという本能がある。日本人はとりわけコストダウン意識が強いとも言われている。改善マインドとしてのコストダウンに作用しているだけであればいいが，これはヒューマンエラーと表裏一体になることもあるので，注意が必要である。一見すると無駄なことや，やりにくい手順にはそれなりの理由があることが多いことを肝に命じ，安易な改善をつつしむことも必要である。

2.7.2　メタ認知力とKYT

　「5S」と「KYT」の共通点は危険感受性（リスクセンス）を磨くことを目的としている。その方法として，5Sは危険要因を目に見えるようにして取り除くのに対し，KYTは潜在する危険（まだ目に見えない危険）について洞察する力をつけることである。またアプローチの仕方も両者は異なる。5Sが組織活動であるのに対し，KYTは教育トレーニングとしての一方法である。

　KYTは，K（Kiken），Y（Yochi），T（Training）のアルファベットの頭文字をとった日本語の造語である。KYTを1960年代より労働災害のゼロ災運動として継承推進してきた中央労働災害防止協会（中災防）では，KYTは職場のみんな（小集団）で短時間の「問題（危険）解決訓練」であり，自分で自分の身を守るために行動する前の「労働安全衛生先取り」のための短時間危険予知活動訓練として工業界で実施されてきたものと定義している。医療界，看護界ではこのKYTを2004年頃より現場に導入してきた経緯がある。中災防の活動に敬意を払ってこの定義を用いているが，医療においては常に患者中心に考えていくことが求められており，「患者安全先取り」を追加して，行動する前の「患者安全先取り」と「労働安全衛生先取り」のための短時間危険予知活動訓練として医療界で実施していくとしたい。またKYTの大事なポイントとしては，自分で自分の身を守る，自分の行動から患者の安全を守るという一人称の立場で考えることにある。これは，自分の思考や行動そのものを対象化して認識することにより，自分自身の認知行動を把握することができる能力をつけること（メタ認知力）そのものである。

　「危険に気づく」ということについては，漠然と危険とは何かと問いかけてもわかりづらいため，危険をまずは次の3つの柱で捉えることを強調している。
①医療者の不安全行動
　すなわちうっかりとヒューマンエラーを犯してしまう危険性についてである。人間の特性やソフトウエアの問題に気づくことである。
②不安全な医療環境や設備の状態
　ハードの問題で，これは5Sの感覚と類似している。

③患者の不安定な状態や危険行動
　患者状態のアセスメントにより危険の把握に通じる。代表的なものが，患者の転倒・転落事故である。こうしたリスク（危険）に対する感受性を高め，物事への集中力，問題解決能力，実践への意欲を高める訓練手法がKYTである。

　KYTは事故の未然防止活動であり，未来に発生するリスクを予測し，それが現実のものとならないように発生を予防していくことにある。すなわち，まだ起きていないエラーや事故の可能性を察知し，事前に防止する手立てを講じる能力を身につけることであり，いつもと変わらない見慣れた風景の中に潜むリスクに気づくことである。潜在リスクは，今自分の目には見えていない。見えてないから見えないというのではなく，未だ見えないものを見ようとする感性こそが必要となる。何かの変化，何かの作用，何かの行為によって発生する未来のリスクに気づくことである。これらの気づきを具体的に表現する文型として，悪いことが発生する「要因」とその結果である「事故の事象や型」（例えば，薬を間違える，転倒するなど）を組み合わせて表現することとしている。「○○すると△△して（事故の要因）××になる（事故の結果）」という具合である。こうした文章を「危険ストーリー」と称している。

　KYTを「見える化」した具体的なトレーニング方法が「基礎4ラウンド法」であり，グループで行うことが多い。問題解決法としての第1から第4ラウンドについてブレーンストーミングで論議し進めていく。論議するにはグループメンバーが共通の状況のもとに立つ必要があり，そのための教材あるいは素材としてイラストや写真が用いられる。映像を使うこともある。ここで重要なのは，素材の中の間違い探しをすることではない。

　第1ラウンドは現状把握，ここでは「危険ストーリー」に自由にたくさん気づいて表現する。第2ラウンドは多くの第1ラウンドの「危険ストーリー」例の中から，重要と考えられるストーリーを合意で1つ選ぶ「本質追及」である。これは重点思考をしているところである。第3ラウンドは「対策樹立」で，第2ラウンドで選んだ危険ストーリーが現実のものとなって発生しないように予防の手段を考えて

たくさん出していくところである。第4ラウンドは「目標設定」で，第3ラウンドから全員でやっていこうという対策を1つ選んで指さし呼称で「ヨシ！」と確認する。ミーティングによるトレーニングとしてはここまでであるが，現場では決めたことの実践を第5ラウンド，実践の評価を第6ラウンドとしていきたい。第1ラウンドから第6ラウンドをPDCAサイクルとして回すわけである。

医療安全が医療を実践していく上でインシデントやアクシデントの失敗を教訓として進んできたのと同様に，KYTも結果として良くない出来事を大切にして，医療や看護の幅広い知識や豊かな経験，そして想像力を働かせて「気づき」を深めてきた。KYTは医療の場で働くすべての人が持ち続けていかねばならない重要な要素である。

2.7.3 「慣れ」の心理

慣れること自体は，仕事が早く上手にできるようになることであり，いけないことではない。しかし，慣れることで油断が生ずると困る。このちょっとしたことでの油断，気の緩みがヒューマンエラーとなって事故を引き起こすからである。次のように，脳波のパターンからエラーをする潜在的可能性を0から4までの5段階に分類した。

フェーズ0：睡眠状態や失神している状態で意識がない。
フェーズ1：酒に酔っているときのようなぼんやりしている状態や，居眠りをしているときのように弱い意識状態で，疲れ切って思考能力がほとんど停止している状態であり，居眠り運転やぼんやりエラーを犯しやすい。
フェーズ2：単純な作業を行っているときのような，心がリラックスしている状態で，先を予測し事態を分析する能力が発揮されず，うっかりエラーを起こしやすい。
フェーズ3：大脳が積極的に活動しているときのような，適度な緊張感と注意力が働いており，思考が明快な状態で，事態の分析や予測能力が最も良く発揮されるので，ほとんどエラーをしない。
フェーズ4：極度に緊張し興奮している状態で，注意力が一点に集中していて思考狭窄に陥ってしまって，冷静な分析や判断による臨機応変の対応ができず，逆にエラーを犯しやすくなる。その極点がパニック状態である。

エラーを防ぐためには，フェーズ3の状態で作業をすることが望ましいが，誰でもフェーズ3の状態を長く続けることはできず，通常はフェーズ2の状態で仕事をしている。座って単純な仕事をしている場合は，フェーズ1の状態になっていることも多い。医療現場で患者の急変など予測していなかったトラブルが発生した時には，フェーズ4の状態になりやすい。

このような心的状態からヒューマンエラーが発生し事故になっていくわけであるが，ヒューマンエラーを防止するためにはフェーズ1や2を3の意識レベルにする，またはフェーズ4を3の意識レベルにチェンジしていく必要がある。こうした心的状態，思考回路を切り替える際の作業行動として取り上げられ，効果を生んでいるのが指差呼称等の確認行動である。しかし，その指差呼称にも「慣れ」が生じてしまうことは否めない。

結局のところ，人間の特性としての「慣れ」から生じる油断，ヒューマンエラーについて理解し受け止めながら，ヒューマンエラーを起こしにくくするような作業環境を実現していくシステム改善を継続していくことが重要である。「慣れ」は必ず発生することを念頭に，作業プロセスの中に相互確認行為を組み入れることである。作業プロセスの一行為としての相互確認行為を全員で守り，ライン管理者は実施状況を監督しながら安全行為が「慣れ」になっていて，いいかげんになってはいないかを点検し，適切な指導を行うことが対応策として必要なことである。

[杉山良子]

2.8 ノンテクニカルスキル

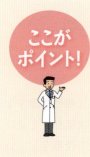

ここがポイント

医療者には，専門的技術（テクニカルスキル）のみならず非専門的技術（ノンテクニカルスキル）が求められている。臨床検査技師も例外ではない。ノンテクニカルスキルが低いと，せっかく学校で学び，現場で研鑽してきた高いテクニカルスキルを患者のために活かせないことになる。テクニカルスキルとノンテクニカルスキルは両輪である。いずれのスキルも高い臨床検査技師は，チーム医療にとって不可欠なメンバーであり，患者への安全な医療提供に必要不可欠な存在となる。逆に，テクニカルスキルが高くても，ノンテクニカルスキルが低いと，チーム医療の担い手として不十分であるばかりか，本人も「自分の能力（テクニカルスキル）が正当に評価されていない」と感じるなどストレスを抱えることになる。これまで意識していなかったノンテクニカルスキルについて知り，その重要性を理解していただきたい。

キーワード
ノンテクニカルスキル，テクニカルスキル，状況判断，コミュニケーション，チーム医療

1. はじめに

臨床検査技師は，臨床検査技師等に関する法律の定める種々の検査を行うことを業とする者である（表2.8.1）。国家試験ではこれらの検査に必要な知識が問われ，卒業後は検査の技術を磨くことが求められる。臨床の場においては，多くの検査の中から自身が従事することになった検査に関する専門的な技術を高めていく。臨床検査技師は，検査に必要な知識や技術を学び，研鑽し続けることが要求される専門性の高い職種といえる。

臨床検査技師は，日常の検査の現場では，心電図検査などの生理学的検査を除いては主として検体を取り扱うことになるので，患者とその安全性を意識する機会は少ない。しかし，臨床検査技師のミスは，検査結果の誤りとなり，患者の安全をただちに損ねる可能性が高く，ハイリスクな職種でもあることを意識する必要がある。

航空業界は，1977年に起きた「テネリフェの惨事」という航空機同士の衝突事故をきっかけに，医療界に先駆けて「安全性」というものに目を向けてきた。この事故は，霧の中，管制官の指示を聞き間違えたジャンボジェット機の操縦士が，副操縦士の忠告（懸念）を無視して離陸を開始し，前方に走っていた別の航空機に衝突し583名が亡くなるというものであった。この惨事以降，航空機の事故を分析し，事故は専門的技術（テクニカルスキル）のミスが原因である場合よりも，コックピット内でのリーダーシップの欠如，コミュニケーションの崩壊などが原因であるこ

表2.8.1 臨床検査技師が行う検査

> この法律で「臨床検査技師」とは，厚生労働大臣の免許を受けて，臨床検査技師の名称を用いて，医師又は歯科医師の指示の下に，微生物学的検査，血清学的検査，血液学的検査，病理学的検査，寄生虫学的検査，生化学的検査及び厚生労働省令で定める生理学的検査を行うことを業とする者をいう。
>
> （臨床検査技師に関する法律第2条）

とが多いことが明らかになった。これらの専門的技術では「ない」ものこそ，非専門的技術（ノンテクニカルスキル）と言われるものである。

今日，航空業界，原子力業界，医療業界といったハイリスクな現場においては，テクニカルスキルのみでは安全性は確保できず，ノンテクニカルスキルの重要性が認識されるようになってきている。臨床検査技師も，自身の専門的技術の研鑽のみを考えていればよい時代ではなく，ノンテクニカルスキルについて知り，それを向上させる必要に迫られている。

2. ノンテクニカルスキルとは

代表的な研究者であるフィリンらによると，ノンテクニカルスキルは，「テクニカルスキルを補って完全なものとする認知的，社会的，そして個人的なリソースとしてのス

キルであり，安全かつ効率的なタスクの遂行に寄与するもの」と定義される[1]。

ここで重要なことは，①テクニカルスキル（専門的技術）を補完するものであること，②ノンテクニカルスキルもあくまで技術（非専門的技術）であり，個人の人格やキャラクターの話ではないことである。①は，「テクニカルスキルを補完するもの」であるということであるから，高めたテクニカルスキルも，ノンテクニカルスキルがなければ完全なものとならないことを意味する。②は，「安全性をおろそかにする」ということを，「キャラクター」の問題だと捉えると，人のキャラクターは簡単には変えることはできずその人はいつまでも厄介者とみなされることになるが，ノンテクニカルスキルは「技術」であるから，検体の取り扱いやエコーの技術と同じように高めることができることを意味する。高められるはずのノンテクニカルスキルについて知らず，または知っても無視することは，せっかく持っている自分の臨床検査技師としてのテクニカルスキルを活かせないことになってしまう。

本項を読むことで，少しでもノンテクニカルスキルを意識していただけるようになれば幸いである。

● 3. ノンテクニカルスキルの内容

以下では，ノンテクニカルスキルについて詳しくみていく。ノンテクニカルスキルには7個のカテゴリーあり，それぞれに3〜4つの要素が含まれる（表2.8.2）。それぞれのカテゴリーについて，概要，現れる場面，向上させるための方法を述べる。

表2.8.2　ノンテクニカルスキルのカテゴリーと要素[2]

カテゴリー	要素
状況認知	・情報の収集 ・情報の解釈 ・将来状態の予測
意思決定	・問題の明示 ・代替案の比較検討 ・代替案の選択と実行 ・結果の評価
コミュニケーション	・明瞭簡潔な情報の送出 ・情報交換中に背景と意図を含める ・情報の受領，特に傾聴 ・コミュニケーションを阻害する要因の特定
チーム作業	・他者の支援 ・コンフリクトの解消 ・情報交換 ・協調行動
リーダーシップ	・権威の利用 ・標準の維持 ・計画と優先順位づけ ・ワークロードとリソースの管理
ストレスマネジメント	・ストレス兆候の発見 ・ストレス影響の認識 ・対処方略の実行
疲労への対処	・疲労兆候の発見 ・疲労影響の認識 ・対処方略の実行

なお，「ノンテクニカルスキル」について初めて学ぶ者もいると考えたため，各カテゴリーの解説は最低限としている。より詳しく学びたい者は，後述のノンテクニカルスキルに関するフィリン氏や，相馬氏の著書をご一読いただきたい。

(1) 状況認識

「自分の周りで起こっていることをわかっていること」である。状況認識に誤りがあると，その後の行動は誤った情報の下で行われることになる。状況認識の誤りは，検体の取り違えなどで現れる。「気づかなかった」とか，「Aさんの検体だと思い込んでいた」という事態である。状況認識は，注意力を維持することで高まるが，これには限界がある。チェックリストや，集中しなければならない作業を邪魔されない環境作りが有用である。また，普段から「危なそうなこと」に対して敏感になっておく必要もある。

(2) 意思決定

「所与の状況において取りうる選択肢の中から行動を選ぶこと」である。例えば，血中TSH値などがパニック値を示した場合，それを指示医へ伝えるだけではなく，再検してみることを伝えることにした，などという場合には，良好な意思決定がなされたといえるかもしれない。意思決定を高めるには，情報を集めて問題を特定すること，決定を再検討することを心がける必要がある。

(3) コミュニケーション

「人間の間で行われる情報伝達」である。技師同士，技師—医師間，技師—患者間などがある。医師がパニック値を伝える電話で聞く耳を持たないという場合，もしかしたら，「明瞭な情報送出」ができていないのかもしれない。発信のみではなく，情報の受領も重要な要素である。例えば血中プロラクチン値が高いことを指示医へ報告する際，単に「再検査をします」だけではなく，下垂体・視床下部疾患や，甲状腺機能異常などを念頭にした検査の実施を勧めることができたとしたら，それは良いコミュニケーションといえる。あるいは，HIVスクリーニング検査における偽陽性の存在を踏まえて，陽性患者について，主治医に対してPCR法での検査を勧めるなども良いコミュニケーションの一例だろう。このような良いコミュニケーションを行うためには，相手の言うことを聞きながら，はっきりと，良いタイミングで，主張する必要がある。

(4) チーム作業

チームとは，「互いが，ある共通の価値ある目標・目的・使命に向かって，動的に相互に依存しながら適応的に相互作用し，それぞれが，実行すべき特定の役割と機能を担い，

時限的なメンバーとして活動する2人以上の明白な集団」と定義されている[3]。検査部門の一員であるとの意識は持ちやすいが，ある患者を治療するチームの一員でもあるということを常に頭に入れておく必要がある。特に，検査結果は，臨床医の判断の基礎として必要不可欠な情報であるので，チームメンバーとしての影響は大きい。チーム作業の不具合は，コミュニケーションの不足でも起きる。チーム作業を良好にする方法の一つとして，臨床現場のスタッフと顔を合わせ，話をすることが必要である。「WHO手術安全チェックリスト」では，たとえ普段顔を合わせていたとしても，手術メンバーは，手術開始前に自己紹介を行うことが求められている。

(5) リーダーシップ

「集団内で，他の人々の仕事を指揮，調整する者」がリーダーである。日本では，リーダーシップはリーダーのみが発揮すると考えられることが多く，医療現場では医師に求められることが多い。しかし，本来リーダーシップは，リーダーのみが使うスキルではなく，メンバーも使うことがある。リーダーシップの訓練は，ロールプレイング，事例研究，シミュレーションなどで高めることができるとされている。しかし，実際にはこの項目を発揮したり，訓練したりする必要性は低いかもしれない。

(6) ストレスマネジメント

ストレスとは「人々に負わされた過大なプレッシャーまたは他の種類の過大な要求に対してその人々が持つ否定的反応」とされる。技師の数は増えないにもかかわらず，検査数，検体数は増える一方，高圧的な医師や話を聞かない上司もいて，技師は常にストレスにさらされているといえる。人員の増強や，勤務時間の短縮などは個人の力では解消することは困難であるが，個人でもできるストレスマネジメントはある。例えば，ストレスを早期に検出し，対応することである。ストレスに自分で気づき，リーダー等に適切な行動をとるよう求めることで対応可能な場合もある。自分のストレスの診断方法としては，HALTというものがある[4]。これは，H：空腹，A：怒り，L：遅れ，T：疲労の4項目を自身でチェックする方法である。

(7) 疲労への対処

若手医師への調査結果によれば，41%の医師が，疲労が原因で深刻な判断ミスを経験しており，その31%は患者の死亡につながったとされている[5]。健康管理，家での睡眠，休憩，仮眠，飲食物（アルコール）などは，自分で気をつけることができる可能性のある事柄である。

● 4. おわりに

これまで見てきたように，ノンテクニカルスキルは，7つのカテゴリーに分けられる。これらのいくつか，例えば，コミュニケーションなどは，意識したことはなくても，経験としてその重要性や意味を知っているものがあるかもしれない。これを機に整理していただきたい。技師仲間から，「あの技師は，腕は良いけど，いつも医者と揉めているな」とか，「ちょっと確認すればよいことなのに，何でそのまま検査してしまうのかな」などと思われていてはもったいない。ノンテクニカルスキルを向上させることで，自分が学び，磨いてきたテクニカルスキルを100%活かすことができる。これからは，ノンテクニカルスキルを明確に意識し，テクニカルスキルの研鑽と同じように，その向上に努めていただきたい。

[浦松雅史]

📖 参考文献

1) ローナ・フィリン/ポール・オコンナー/マーガレット・クリチトゥン 著，小松原明哲/十亀洋/中西美和 訳：現場安全の技術ノンテクニカルスキル・ガイドブック，p.1，海文堂出版，2012
2) 同p.17表1.2
3) 相馬孝博：患者安全のためのノンテクニカルスキル超入門，p.70，メディカ出版，2014
4) 同p.36
5) Wu, A.W., Folkman, S. McPhee, S.J. and Lo, B. Do house officers learn from their mistakes? JAMA. 1991; 26: 2089

3章 医療安全推進への取り組み

章目次

3.1：組織全体での取り組み …………… 58

  3.1.1　医療安全管理部門

  3.1.2　医療安全管理委員会

  3.1.3　医療安全対策カンファレンス

3.2：各部門で取り入れたい
　　　管理指針 ……………………… 61

3.3：医療チームでの取り組み ………… 62

  3.3.1　チーム医療と医療安全

  3.3.2　チームステップス

3.4：医療事故情報収集等事業における
　　　取り組み ……………………… 66

3.5：患者参加による取り組み ………… 74

  3.5.1　患者参加の意義

3.6：ネットワークによる取り組み …… 77

  3.6.1　全国規模のネットワーク

  3.6.2　団体・地域でのネットワーク

  3.6.3　医療安全支援センター，PMDA について

SUMMARY

　本章は組織全体，各部門において取り組むべき医療安全実践編となる。各組織に設置されている「医療安全管理部門」の主たる業務内容から，「医療安全管理委員会」の決定機関，「医療安全対策カンファレンス」の事例分析等の実働機関，それぞれの機能的役割を記述した。これらの機能が円滑に稼動するためには専門的技術，知識を持った多職種の医療従事者が互いに連携しあい，各々が責任と権限を持ったチーム医療での実践が必須となる。

　チーム医療の実践には良好なコミュニケーションが結ばれる必要がある。ノンテクニカルスキルを用いた医療安全フレームワークのチームステップスを紹介し，2章で紹介した分析ツール，教育ツールと併せ学ぶことによって，より強固な医療安全フレームワークを身につけることができる。また，医療機能評価機構における医療事故情報収集等事業，医療安全全国共同行動といった全国規模のネットワークも紹介させていただく。情報収集等に有効活用していただきたい。

3.1 組織全体での取り組み

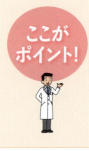

ここがポイント！
- 医療安全の担保はその施設の質を保証するものである。
- インシデント報告によって，同様の事故を未然に防ぐことができること，お互いが助け合い同じ方向へと向かっていくことへの理解と教育が必要である。
- 医療安全管理部門とは，職員・組織全体に様々な教育や指導を施す部門である。

3.1.1 医療安全管理部門

2.1項で述べたように，平成19年に病院組織全体として医療安全に取り組むために，すべての医療機関に医療安全管理体制の設置が義務づけられた。多くの病院が「医療安全管理部門」として独立した部門を設置している。主な業務は以下のとおりである。

① 医療安全管理部門の業務に関する企画立案を行う。
② 定期的に院内を巡回して各部署の状況を把握し改善を図る。
③ 各部署の医療安全委員（医療安全担当者）への支援を行う。
④ 医療安全のために各部署との調整を行う。
⑤ 医療安全に関する職員研修会を企画する。
⑥ 相談窓口等の担当者と連携を図り，医療安全に関する相談に応じる。

● 1. 医療安全管理部門の業務内容

医療安全管理部門としての主たる業務は，全職員からのインシデント・アクシデントレポートの提出の促進と収集・分析・原因究明からの対策案の提案である。インシデントレポートは，部署・個人によって提出する意識が大きく異なる。「これくらいで」と思う人と，少しでもヒヤッとした，ハッとしたことでも報告しなければと思う人との温度差はかなり大きく，医療安全管理者の苦悩するところでもある。

予定通りに順調に物事が終結しなければ，すべてインシデントである。最も重要なことは，報告書が「個人の始末書」ではなく，次に同様の事例を起こさないための情報であることを職員に認識してもらうことである。

昨今は，院内のインフラ整備でWEBによる入力を行っているところが大半だと思われるが，忙しい業務の合間に入力することの手間を考えて，報告書の体裁は記入しやすく，管理者側も，後の分析のための情報が得られるように考慮したものを使用しなければならない。特にハインリッヒの法則（図2.2.1, p.24）の300件の「ヒヤリ・ハット」をいかに収集できるかがポイントである。ハインリッヒの法則とは，誰もが起こしかねないヒヤリ・ハットが300件積み重なるうちに29件の軽微な事故が起こり，1件の重大事故が起こるという法則である。300件のヒヤリ・ハットを減らしていき，29件や最悪の事態である1件に進まないようにしていくためのレポート提出であることを職員に十分に理解してもらい浸透させていくことから情報収集ができ，改善案へとつながっていく。

著者は，インシデントが発生したことが耳に入っていたがレポートを提出しない職員に対してアンケートを行ったことがある。その回答結果の上位は以下のとおりである。

・事態は収拾したのでもうこの件は終わったと思った。
・報告するほどのことではないと思った。
・自分の失敗を知られたくなかった。

自分だけの事例と思い，すでに対処したので報告すべきと思っていなかった，という意見が一番多かった。「他の人も起こすかもしれない，同じ間違いを他の人が起こさないようにレポートを出さなくてはならない」というレポート提出の意義が浸透していなかったことを反省した次第で

ある。報告する意義を職員一人一人に説き，いかに納得してもらうことが重要であるかを認識しなければならない。予定通りに終了しなかったら，すべてインシデントであることを報告する文化を根づかせることが重要である。

収集したレポートはすべて目を通し内容を確認する。各部署別に件数と内容の分類・レベルの把握を行う。一定期間で統計を取り，年度分を累積していく。レポートはインシデントによる影響度をチェックする必要がある。影響度0はヒヤリ・ハットであり未然に防ぐことができた事例で，レベル5（死亡）に至るまで詳細に分類される（表2.2.1，p.24）。緊急性の高いもの，多部署が関わり緊急に対処すべき問題は，医療安全管理部で事例分析を行い，早急に対策を考案する。医療安全管理委員会または部署に提案し承認後実施となる。実施が決まれば「改善策実施進捗チェック」を行う。期限を限定して実施，中間判定，継続，終了判定をして終結するようPDCAサイクルを回す（p.140参照）。その経過を記録しておくことも必要である。

レポートを提出することで，迅速な対応と改善策のフィードバックを行い，職員が職場の改善に役立っていることに実感を持てることが，レポート提出が継続していくために最も重要である。

● 2. 定期的に院内を巡回して各部署の状況を把握し改善を図る

定期的に院内を巡回して患者から直接話を聞くことは新たな情報収集となり，患者目線からの疑問・不安など，職員が思いもよらないような事実がわかることがある。職員は業務上の知識から当然患者のために良かれと思って行っていることも，患者にとって望んでいることとは違うことである場合がある。

退室するときには次の言葉をかけるようにしている。看護職員にもこの言葉をかけるように促している。

「他に私にできることはありませんか？」

「診察室のワルツ『魔法の言葉』」
（岡本佐和子氏）より

何か頼みたくても遠慮から言えないことでも，この魔法の言葉で些細なことでも声をかけやすくなり，「じゃあ，ティッシュを取ってくれる？」などのように，そこからコミュニケーションが始まることも多々ある。

同様に，職員の不安や悩みも聞き取る必要がある。現場に立ち入ることで，その部署の雰囲気を察知し問題点を把握することができる。職員が業務に対して意欲がなく，満足感なしでは患者に心からの対応ができない。業務に対しての不安や不満を聞き出し相談に乗ることも業務の一つで

ある。

医療安全は顧客満足だけではなく職員満足にも気を配らなくてはならない。職員からの信頼を得られなければ医療安全管理者としての業務は成り立たない。

● 3. 各部署の医療安全委員（医療安全担当者）への支援を行う

医療安全管理部は各部署の医療安全担当者と密接に情報交換しなければならない。部署担当者は，情報を収集して管理部に上げることによって情報共有し，問題点の解決策を導き，現場でPDCAサイクルを回さなくてはならない。管理部と医療安全担当者はその後の成果やさらなる問題の把握を行い問題解決まで責任を持って指導助言する。特に他部署が絡んだ問題等は，医療安全管理者が中立な立場で調整役となり問題解決に導かなくてはならない。医療安全管理部を中心に多部署間の情報共有・調整を行う。

● 4. 医療に係る安全管理のために研修会を開催する

診療報酬管理加算の規定では，年2回の全職員対象の医療安全に係る研修会を開催しなければならないと定められている。交代勤務もあるため一堂に職員が研修を終えることは不可能である。

病院の規模や環境によるが，小規模病院では同じ研修会を複数回開催し，どこかで必ず参加するような半強制的なシステムをとっている場合がある。昨今，オンデマンドやWEBによる研修会も開催されているが，各個人に任せてのオンデマンド研修は規定の回数には含むことはできない。食堂等で無制限に上映しているものも同様の扱いとなる。大規模病院では，医療安全研修会を毎月開催し，各自が選択して年間2回は必ず参加するシステムで研修会の実施が可能である。他の研修会との兼ね合いもあるため，教育委員会などで年間研修会スケジュールを組み実施していく。そして，そのつど，受講者を把握して未受講者の確認・再受講の方法などの手順を決めておく必要がある。研修会を実施するだけではなく，その研修会のアンケートを取り，理解度などもチェックしなければならない。

研修会の内容としては，以下が挙げられる。研修会に積極的に参加して，何かを見つけることが望ましい。

・医療安全に係ることすべての専門的な知識・技能に関する研修（薬品や医療機器等）
・個人情報保護について，ITの情報保護
・TQMの研修
・QC活動の研修
・暴言暴力対応の研修

■3章　医療安全推進への取り組み

- ・医療安全マニュアルの読み合わせ
- ・医療事故被害者家族の体験談
- ・一般企業の安全に対しての考え方
- ・医療事故調査制度について
- ・診療記録の重要性と効果的な記録の取り方について
- ・病院職員としての倫理について

3.1.2　医療安全管理委員会

医療安全管理委員会は，月に1回開催されることが定められている。そしてそのメンバーは，全職種の各部署から選出されなければならない。委員長は概ね院長・副院長であることが多いが，必ず委員会に出席できること，発言権と決定権がある医師を委員長とすることが望ましい。

委員会では，直近1カ月のインシデントレポートの事例数やその内容分析の報告，医療安全部内で事例検討・分析した事例についての報告をして情報共有の場とする。また，病院全体でのルールを決める際の最終決定機関ともなる。

各委員は，議事録等を部署に持ち帰り決定したルールを部署内の一人一人に周知徹底させなくてはならない。

3.1.3　医療安全対策カンファレンス

医療安全管理部が主体となって，医療安全対策委員会と合同で週に1回のカンファレンスの開催が義務づけられている。勤務開始直後の早朝や昼食の前後など，時間帯は委員が集まりやすい時間帯を選択すればよい。このカンファレンスは，主に直近の問題を検討する場となる。また，医療安全管理部だけの考えではなく，現場の声，他職種の意見も聞くことで，広く深く現状把握ができる場となる。早急に対応しなければならない事例などはその場で審議決定されることがある。委員会からの報告を受けて，決まったことは必ず遵守すること。マニュアルは患者を守るだけではなく，職員も守ってくれる。

［岡本由美］

3.2 各部門で取り入れたい管理指針

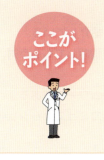

ここが
ポイント！

- 臨床検査プロセスには各部門・各工程においてPDCAを回し，持続的に管理と改善が実施される体制を構築することが必要である。そのためには各部門のプロセスの可視化と標準化が必須となる。
- プロセスの可視化には目的に沿った指針が取り入れられた業務工程（フロー）図，標準作業マニュアルの作成が望ましい。
- 「何時」「誰が」「何を」「どのように」するのか明確に可視化されることが重要である。
- 目的に沿った指針には政府，各専門学会が指導方針として作成したガイドラインがある。

　患者が安全に医療の提供を受けることができる診療プロセスを構築し，管理すること，すなわち医療の質を向上させるための管理が必要であることは前項でも述べられてきた。PDCAサイクルを回して診療プロセスを管理し，診療プロセスを改善させることである。臨床検査プロセスも同様に各部門・各工程においてPDCAを回し，持続的に管理と改善が実施される体制を構築することが必要である。そのためには各部門のプロセスの可視化と標準化が必須となる。プロセスの可視化には業務工程（フロー）図，標準作業マニュアルを作成することが必要だが，ただ作業の要約を羅列するのではなく目的に沿った指針を取り入れるとよい。

　目的に沿った指針とは政府，各専門学会が指導方針として作成したガイドラインをいい，判断と実施する内容について「何時」「誰が」「何を」「どのように」するのか明確に可視化されることが重要である。以下，各部門において推奨されているガイドラインを紹介する。業務工程（フロー）図，標準作業マニュアル作成の参考にされたい。

[根本誠一]

3.2.1　採血

1) 日本臨床検査標準協議会（JCCLS）編：標準採血法ガイドライン（GP4-A2），2011
2) 一般社団法人 日本臨床衛生検査技師会監修：検体採取者のためのハンドブック，じほう，2016

3.2.2　検体検査

1) 一般社団法人 日本臨床衛生検査技師会編：医療安全管理指針，2007
2) 一般社団法人 日本臨床検査医学会ガイドライン作成委員会編集：臨床検査のガイドライン JSLM2015 検査値アプローチ／症候／疾患，2015

3.2.3　輸血検査

厚生労働省医薬食品局血液対策課編：
　1) 輸血療法の実施に関する指針（改訂版）
　2) 血液製剤の使用指針

3.2.4　生理機能検査

1) 公益社団法人 日本超音波医学会機器及び安全に関する委員会編：超音波検査者が安全・快適で健康的に働くための提言—作業関連筋骨格系障害と眼の障害を予防するための機器と作業環境—（第2版），2014
2) 一般社団法人 日本超音波検査学会編：超音波ビデオライブラリ；安全に関する教育動画（一般社団法人日本超音波医学会ホームページより閲覧可能；会員限定メニューあり）
3) 一般社団法人 日本循環器学会編：臨床心臓電気生理検査に関するガイドライン（2011年改訂版）
4) 一般社団法人 日本臨床神経生理学会編：改定臨床脳波検査基準，Vol.31, No2, 2002
5) 一般社団法人 日本臨床神経生理学会編：臨床脳磁図検査解析指針，Vol.33, No2, 2005
6) 一般社団法人 日本臨床神経生理学会編：誘発電位測定指針案，Vol.25, No3, 1997改訂

3.2.5　病理・細胞診検査

一般社団法人 日本病理学会編：病理検体取扱いマニュアル—病理検体取り違えを防ぐために—（初版），2016

3.3 医療チームでの取り組み

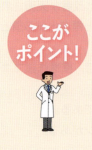

ここがポイント！

- 医療安全を効果的に進めるには，医療チームでの取り組みが不可欠である。
- WHOや厚生労働省では患者安全のために，チーム医療の考え方や実践方法を紹介している。
- アサーティブコミュニケーションとは，相手の立場を尊重しつつ自分の主張を理解してもらう対話術である。
- チームステップスは，ノンテクニカルスキルを用いた医療安全のためのフレームワークである。
- チームワーク4スキルとは，リーダーシップ，状況モニタリング，相互支援，コミュニケーションである。
- チームステップスにより安全で有益な知識，行動，態度が生み出される。
- 良好なチームワークに根づく医療環境は，医療者も患者もチームに巻き込んだ医療安全文化を醸成する。

3.3.1 チーム医療と医療安全

近年，医療の質や安全性の向上及び高度化・複雑化に伴う医療業務の増大に対応するため，専門的技術や知識を持った医療従事者同士が，互いに連携し合い患者の治療や療養にあたるチーム医療の考え方が普及しつつあり，日常診療で大きな成果を上げている。チーム医療では，多職種が業務を単に分担するのではなく，お互いが連携して支援することが大切であり，それぞれの専門性が連携することでさらに活かされることも多い（図3.3.1）。

医療安全を，効果的に進めるにはチームでの取り組みが不可欠である。WHO患者安全カリキュラムガイドには，医療チームに関する序論を設け，医療分野での様々なチームについて，多職種間でのよりよいチームワークの作り方や評価指標，チームプレーの方法などが述べられている。

また，2011年に厚生労働省が出した「チーム医療推進のための基本的な考え方と実践的事例集」でも，チームによって得られる効果として，全職種の医療従事者が医療安全管理チームに参画することにより，インシデント事例を客観的に評価し，総合的に検討し，病院全体としてのシステム的改善が図られるとして，関係する職種とチームにおける役割・業務について述べられている。

多職種で構成される医療チームでは，メンバー間及び患者との間で，どれだけ良好なコミュニケーションを取れるかによって，治療の有効性やケアの質だけでなく，メンバーの仕事に対する感じ方やモチベーションが変わってくる。脳梗塞や心筋梗塞の患者のケアの結果は，主治医の技能よりもチームワークで決まるという報告にもあるように，従

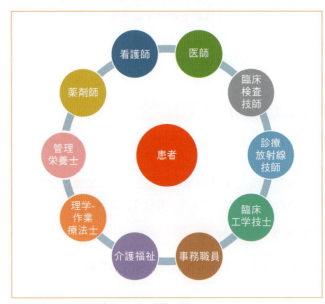

図3.3.1　チーム医療における連携の輪

来のような権威主義に基づくコミュニケーションではなくアサーティブなコミュニケーションのスキルを身につけることが必要となる。

アサーティブなコミュニケーションとは，「自分も相手も大切にしようとする自己表現方法で，自分の意見，考え，気持ち，欲求などを，正直に率直にその場にふさわしい方法で述べることであり，また同時に，相手も同じように表現することを待つ態度を伴う対話の方法」をいい，「相手の立場を尊重しながら自分の主張を理解してもらうための対話法」（図3.3.2）ということになる。

攻撃的表現（アグレッシブ）	非主張的表現（ノン・アサーティブ）	アサーティブ
自分のことだけ考えて，他者の意見は聞かない 強がり，尊大，無頓着，他者否定的，操作的，自分本位，相手に指示，自己優越，支配的，一方的な主張，責任転嫁，「私はOK，あなたはOKでない」	他者の意見を優先して，自分のことを後回しにする 消極的，引っ込み思案，卑屈，自己否定的，依存的，他人本位，人任せ，無責任，承認を期待，服従的，黙る，弁解がましい，「私はOKでない，あなたはOK」	自分のことをまず考えるが，他者の意見も尊重する 積極的，自発的，率直，正直，協調性，協力的，自他尊重，自己選択，有意義な譲歩，柔軟な思考，自分の責任で行動，「私もOK，あなたもOK」

あなたと同僚の技師が入院患者の検査をしようとしています。
あなたは，入院患者のAさん，Bさん両方の病状を知った上でBさんを優先するべきだと思っていますが，同僚の技師は順番どおりAさんからにしようと言っています。

あなたは自分の意見を通すために，大きな声で怒鳴って「Bさんを優先させるべきだ」と訴えます。同僚の技師は，あなたの勢いに押されて本心から納得できたわけではないですが「じゃあ，Bさんを優先させよう」とあなたの意見を通してくれました。	「Bさんを優先した方がいいのに…」と思いながらも相手には何も言わず，相手の意見に従います。	同僚の技師に，「Bさんを優先させるべきだと思っている」という自分の考えを，ていねいにはっきりと伝えます。同僚の技師はあなたの考え方を理解した上で，自分がどうして順番通りにすべきと考えているかを話してくれたので，双方納得する回答を導くことができました。
自分の意見が通ったので，あなたは満足しますが，怒鳴ったことでその場の雰囲気が悪くなり，周りにいたスタッフにもバツが悪くなってしまいます。	あなたは内心では納得できず，意見を飲み込んでしまったことを後悔し，自分への自信も失いました。また，同僚の技師は，あなたがそんな思いをしていることは全く気づいていません。	あなたは，同僚の技師と意見交換をした上で納得できる行動を決定できたことに満足し，自分への自信を高めます。同僚の技師は，あなたのことを，共に意見を交換し合うことができる同僚として信頼を深めます。
後味の悪さを感じる 後悔する 孤立する 周りも従属的態度になる	欲求不満が溜まる 無気力になる 陰口で愚痴る ストレスからの八つ当たり	話し合うことができる 歩み寄ることができる 納得した結論を得られる チームワークが形成される

図3.3.2　自己表現方法の3つのタイプ

3.3.2　チームステップス

チームステップス（Team STEPPS）は米国AHRQ（米国医療研究品質局）が開発したアサーティブ・コミュニケーションなどノンテクニカルスキルを用いた医療安全のためのフレームワークである。

Team Strategies and Tools to Enhance Performance and Patient Safety（患者の安全を高める戦略とツール）の略で，日本での普及は，2007年頃に米国DoDのHeidi King氏とAHRQのJim Battles氏の協力を得て，国立保健医療科学院の種田憲一郎氏らが紹介した。2012年には東京慈恵会医科大学附属病院 医療安全管理部が自らの取り組みをまとめた「チームステップス日本版医療安全―チームで取り組むヒューマンエラー対策」が刊行された。

チームステップスのツールにはシンボルマークとして，ペンギンが使われている。これは組織変革をわかりやすく解説した寓話，ジョン・コッターの「カモメになったペンギン」（John.P.Kotter"Our iceberg is melting"；藤原和博訳，ダイアモンド社）に由来している。この本の中で「新たな文化を根づかせるためには8つのステップが必要である」と述べている（図3.3.3）。

この8つのステップをまさに一つ一つ階段を登るように進めていけば組織変革は成功に導かれ，「時間がない」「面倒くさい」「こんなの必要ないだろう？」という理由でどこかのステップを飛び越したり省略したりしてしまうと，一時的にはうまく行ったように見えても，最終的には組織文化として根づくことは難しい。

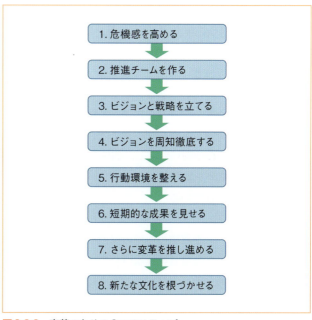

図3.3.3　変革のための8つのステップ

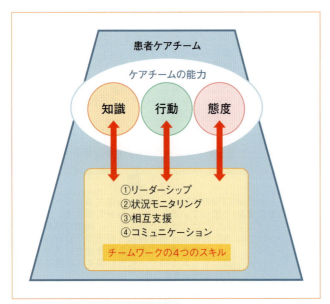

図3.3.4　チームステップスの概要図

Status of the patient	（患者の状況）
Team members	（自分を含めたチームメンバーの状況）
Environment	（環境の評価）
Progress toward goal	（進捗状況の評価）

患者の状況	患者既往歴、バイタルサイン、服薬状況、身体所見、治療方針、精神状態など
チームメンバーの状況	疲労度、体調、ストレス、業務量、労働負荷、作業時間
自己の状況	疲労度、体調、ストレス、業務量
環境の評価	施設、設備、人的資源、ストック、準備状況
進捗状況の評価	患者状況、チーム目標、目的達成度、援助の必要性を把握、計画の適切さの把握

図3.3.5　状況モニタリングの4つのステップ

チームステップスの基本コンセプトは、患者ケアチームの能力を支える3つの要素（知識、行動、態度）を、チームワークを生み出す4つのスキル（リーダーシップ、状況モニタリング、相互支援、コミュニケーション）が支えていることである。この中心にあるスキルを体得・実践することによって、より安全で有益な知識、行動、態度が生み出されることを三角形シンボルマークで表されるが、その概要を図示する(図3.3.4)。

この4つのスキルを実践するために、いくつかの特徴的なツールが用意されている。

①リーダーシップ

リーダーはチームや組織の中での役割を示す名称であるが、リーダーシップとは目標達成のためにチームの方向性や活動方法を決め、チームワークの向上に向けて積極的に行動することである。

リーダーを中心にメンバー全員が、アサーティブなコミュニケーションを取りながら、問題解決に向けたチームを組織する。リーダーは業務を分担（デレゲーション）し、ブリーフィングなどによってメンタルモデルの共有を図る。必要な資源を有効活用しながらチームメンバーの作業量を調整して、適切な労務管理を行うとともに、業務終了後はデブリーフィングによる振り返りで成果を共有させる。

②状況モニタリング

チームとして協働するために、患者だけでなく周囲や自己の状況も積極的に解析・評価し、共有することで、エラーの発生を防止する。状況モニタリングの着目点を4つの文字S・T・E・Pにまとめ、状況評価に関する個人差をなくすため、評価項目を定めて継続して評価することを推奨している(図3.3.5)。

また、自分自身の体調や能力の評価も事故防止のための必須項目であるため、I'm SAFE チェックリストで自己評価を実施する(表3.3.1)。

③相互支援

能力を超えた過重な業務や労働負荷はリスクを高めることを理解し、相互で他のチームメンバーの要求や状況を把握し、労働や知識を支援することで事故を予防する。また、相手が情報や状況の不認識により誤った判断をしたり、安全義務違反があったりした場合には、躊躇せずに不安なことは不安であると必ず繰り返してそれらを指摘する「ツーチャレンジルール」(図3.3.6)や「CUS（カス）」(表3.3.2)がある。患者の立場になり安全第一に考えることを擁護（アドボカシー）という。職種や経験年数に関係なく相手の立場を尊重しながら主張（アサーション）できる、何でも言える環境作りが重要となる。

④コミュニケーション

医療事故の2/3以上がコミュニケーションエラーに関係したものだと言われており、医療チーム内での効果的なコミュニケーションは医療事故予防の面でも必須となる。

チームステップスでは効果的なコミュニケーションの条件として「完全」「明瞭」「簡潔」「タイムリー」の4つを挙げている。患者の状況変化に関して緊急の情報を確実に情報伝達できるツールとしてSBAR（状況、背景、評価、

表3.3.1　I'm SAFE チェックリスト

1	Illness （病気） 発熱や下痢などの症状はありませんか？	☐
2	Medication （服薬） 眠くなる薬や副作用はありませんか？	☐
3	Stress （ストレス） ストレスはありませんか？	☐
4	Alcohol & Drugs （酒や薬物） 酒や薬物を飲んでいませんか？	☐
5	Fatigue （疲労） 休息や睡眠で疲れをとりましたか？	☐
6	Eating & Elimination （食事と排泄） 食事と排泄は大丈夫ですか？	☐

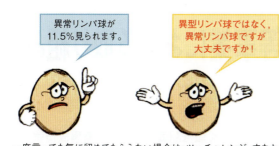

図3.3.6 ツーチャレンジルール

表3.3.2 CUS（カス）

1	I am Concerned.（わたしは心配だ）
2	I am Uncomfortable.（わたしは不安だ）
3	This is a Safety Issue.（これは安全上問題がある）

表3.3.3 SBAR（エスバー）

状況 Situation	患者に何が起こっているのか
背景 Background	患者の臨床的な背景は何か
考察 Assessment	問題に対する自分の考えは何か
提案 Recommendation	問題に対する自分の提案は何か

*緊急の注意喚起や対応が必要な状況では、情報を的確に、効果的に伝達するため、状況・背景・考察・提案の4つに分けて伝達する。

表3.3.4 ハンドオフ（I PASS the BATON）

Introduction	自己紹介（氏名と役割）
Patient	患者氏名，年齢，性別，診療科
Assessment	主訴，バイタルサイン，問題徴候，診断
Situation	現在の状況，変化，治療後の様子など
Safty	危険な検査結果の有無，危険なサイン
the	
Background	患者背景，既往歴服薬状況，家族の病歴
Actions	どのようなことが行われ，何が必要とされているのか
Timing	緊急度合い
Ownership	責任者は誰か 家族に連絡するのは誰か
Next	次に予想される変化は何か

*引継ぎに必要な10個の項目の頭文字をとって，「わたしにバトンを渡して」と表現している。

提案）（表3.3.3），申し送り項目を共通化することでエラーの発生を防止する「ハンドオフ」（手渡し：I PASS the BATON）（表3.3.4），正確な情報伝達のため情報の発信，受領，再確認を決まりとして行うチェックバック（再確認），重大事態に際してより緊急性の伝わる状況の伝え方であるコールアウト（大声で叫ぶ），等がある。

チームステップスという医療安全のためのフレームワークで使われる略号は英語をベースに作られたため，日本人にはわかりにくい部分がたくさんある。また，「沈黙や無口が美徳とされる文化」の日本の医療現場では，誰もが自由に発言できる環境は，多少受け入れ難いものがある。しかし，職種や年代の垣根を越えた良好なチームワークに根づく医療環境実現のためにチームステップスを導入するな

らば，日本の医療安全文化は飛躍的に改善される。医療者だけでなく患者もチームの一員に巻き込み，皆で安全で安心な医療安全文化を醸成することが望まれる。

さらにチームステップスを深く学ぶために，AHRQホームページの閲覧を推奨する。

【AHRQホームページ】

https://www.ahrq.gov/teamstepps/index.html

［加藤正彦］

【CRM（Crew Resource Management）について】

チームステップスと同様にチームスキルを向上させるフレームワークにCRMがある。

CRMとは，「航空機の安全運航を達成するために，操縦室内で得られる利用可能なすべてのリソース（人，機器，情報など）を有効かつ効果的に活用し，チームメンバーの力を結集して，チームの業務遂行能力を向上させる」訓練方法のことで，医療事故を削減するための有効な手段として，2000年頃より米国で始まった。日本でも麻酔・手術分野やICUなどチームスキルが業務遂行に大きな影響を及ぼす分野を中心に活用されている。

また，最近ではこれをアレンジした「医療領域における職種横断的なチームトレーニング法（Medical Interdisciplinary Team Training；MITT）」が看護師を中心に実践されている。

📖 参考文献

1) 東京慈恵会医科大学附属病院医療安全管理部編：チームステップス日本語版，メジカルビュー社，2012
2) Robert M.Wachter：医療事故を減らす技術，日経メディカル編，日経BP社，2015
3) 杉山良子 他：セーフティ・マネージメント入門，ライフサポート社，2013
4) 東京医科大学医学教育学・医療安全管理学訳：WHO患者安全カリキュラムガイド多職種版2011

3章 医療安全推進への取り組み

3.4 医療事故情報収集等事業における取り組み

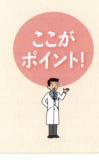

ここがポイント！

- 医療事故情報収集等事業（本事業）は法令に根拠をおく報告制度であり、医療事故情報やヒヤリ・ハット事例を収集している。
- 本項では、本事業の概要と報告書や医療安全情報の中から臨床検査技師に関連した内容について紹介する。また、本事業ホームページにおいて医療事故情報やヒヤリ・ハット事例が検索できる事例データベースの具体的検索方法について紹介する。
- 全国的に収集されている本事業の報告書や年報、公開データなどを活用して他施設で発生した事例を共有し、自施設の問題点を洗い出して改善を考える上での参考にしていただきたい。

公益財団法人 日本医療機能評価機構（以下、本財団）では、2004年度より医療法施行規則に根拠をおく医療事故の報告制度である医療事故情報収集等事業（以下、本事業）を行っている。

本事業は、医療事故の発生予防・再発防止を目的に、報告義務のある医療機関及び任意で参加している医療機関から報告された医療事故情報及びヒヤリ・ハット事例を分析し、報告書、年報、医療安全情報、公開データなどにより情報の還元を行っている。本事業には、中立的第三者の立場で偏りのない分析をし、わが国で発生している医療事故の現状を広く社会に公表することが求められている。

1. 医療事故情報収集等事業の経緯

(1) 事業開始の経緯

2002年、厚生労働省が設置した医療安全対策検討会議により取りまとめられた医療安全推進総合対策において、医療事故の報告に伴う法的な問題を検討する必要が示唆された。同省は2004年9月21日付で医療法施行規則の一部を改正する省令（厚生労働省令第133号）を公布し、特定機能病院や大学病院などに対して医療事故の報告を義務づけた。本財団は、同年10月1日に厚生労働大臣の登録を受け、当該省令に定める事故等分析事業を行う登録分析機関として本事業を開始し、2014年には3期目の登録更新を行った。

(2) ヒヤリ・ハット事例収集の経緯

2001年10月、厚生労働省はヒヤリ・ハット事例を収集・分析し、その改善方策など医療安全に資する情報を提供する医療安全対策ネットワーク整備事業（ヒヤリ・ハット事例収集事業）を開始した。当初は、医薬品副作用被害救済・研究振興調査機構（現・独立行政法人 医薬品医療機器総合機構）が参加医療機関からヒヤリ・ハット事例を収集し、厚生労働省へ報告した後、厚生労働省の研究班が集計・分析を行う枠組みとなっていた。2004年度から本財団が、医療事故情報収集等事業の開始に伴い、この事業を引き継いだ。

2. 医療事故情報収集等事業の内容

(1) 医療事故情報の報告の範囲

医療事故情報の報告の範囲は、医療法施行規則第9条の23に規定されており、行った医療行為などの問題に関する「原因など」と患者の死亡、障害残存といった「患者重症度」で医療機関により判断される（表3.4.1）。本事業への報告は、医療行為の過失の有無や誤った医療行為と患者の重症度の因果関係の有無を問うものではない。また、ヒヤリ・ハット事例に相当するが患者に影響がなかった事例や未然に防止できた事例でも、医療機関が「他の医療機関と共有できる有用な事例」と判断した場合には、報告することができる仕組みになっている。

(2) ヒヤリ・ハット事例の報告の範囲

ヒヤリ・ハット事例の報告には、「発生件数情報」と「事例情報」の2種類がある。ヒヤリ・ハット事例情報として報告する範囲を次に紹介する。

①医療に誤りがあったが、患者に実施される前に発見された事例。
②誤った医療が実施されたが、患者への影響が認められなかった事例または軽微な処置・治療を要した事例。ただし、軽微な処置・治療とは、消毒、湿布、鎮痛剤投与等とする。
③誤った医療が実施されたが、患者への影響が不明な事例。

3.4｜医療事故情報収集等事業における取り組み

表3.4.1　医療事故情報の報告範囲の考え方（医療事故情報収集等事業 第1回報告書p38より）

原因等 \ 患者重症度	A.死亡	B.障害残存	C.予期しなかった，もしくは予期していたものを上回る処置その他の治療を要した事例	軽微な処置・治療を要した事例または影響の認められなかった事例
1. 明らかに誤った医療行為又は管理(注1)に起因	事故(注3)として報告			注2 医療安全対策ネットワーク整備事業（ヒヤリ・ハット事例収集事業）へ報告
2. 明らかに誤った医療行為又は管理は認められないが，医療行為または管理上の問題(注1)に起因（医療行為又は管理上の問題に起因すると疑われるものを含み，当該事例の発生を予期しなかったものに限る。）	事故(注3)として報告			
3. 上記1, 2のほか，医療に係る事故の発生の予防及び再発の防止に資すると認める事例 ※ヒヤリ・ハット事例に該当する事例も含まれる	事故(注3)として報告			

- 注1) ここにいう「管理（管理上の問題）」では，療養環境の問題の他に医療行為を行わなかったことに起因するもの等も含まれる。
- 注2)　　　部分は軽微な処置・治療を要した事例を示しており，従来のヒヤリ・ハット事例収集事業では報告対象外であった項目。
- 注3) 事故とは，過誤及び過誤をともなわない事故の両方が含まれる。

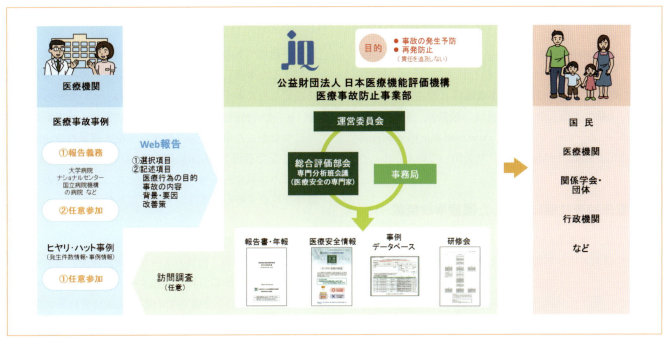

図3.4.1　報告された情報の流れ

(3) 報告された情報の流れ

本事業では，報告された事例を分析して報告書（4回/年）や年報（1回/年），医療安全情報（1回/月）を作成し，報告された事例（公開データ）と共に本事業ホームページ（http://www.med-safe.jp/）で公表している（図3.4.1）。

(4) 事業の意義

本事業には，多くの医療機関から医療事故情報やヒヤリ・ハット事例の報告があるため，それぞれの施設では経験したことのない，もしくは数年に一度しか起こらない事例であっても，報告された事例を共有することができる。また，同様の医療事故が発生することのないよう，あらかじめ防止対策を講ずることや，自施設で起きた医療事故の類似事例を閲覧し，他施設ではどのような改善策を立てているのか参考にすることができる。

さらに，医療機関のみならず製薬企業が本事業の公開データの事例を基に，注意喚起を行うなど広く情報は活用されている。本事業の情報が適切に活用されて医療提供の仕組みやシステム，モノの改善が進み，医療機関に安全の文化が醸成され，さらに本事業への報告の質が上がっていくという，医療安全の好循環が生じていくことを目指している。

(5) 事業の現況

医療事故情報収集等事業に参加している医療機関の参加状況は本事業ホームページの「参加登録医療機関一覧」（http://www.med-safe.jp/contents/register/index.html）において，随時更新している（図3.4.2）。

報告件数は，本事業開始から報告件数は年々増加している（図3.4.3）。これは医療事故を報告することが着実に定着してきたことによるものと考えている。医療機関が本事業に参加し質の高い報告を継続的に行うことで，事実を把握する能力や報告する能力が高まることや，組織として医療安全を重視した方針を決定するための有用な資料にできることなど，多くのことが期待できる。報告件数のほか，

■ 3章　医療安全推進への取り組み

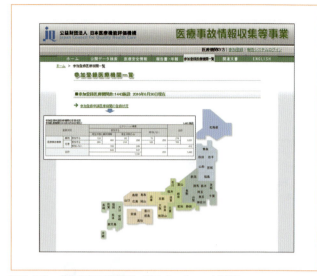

図3.4.2　参加登録医療機関一覧のホームページ画面(2016年6月30日現在)

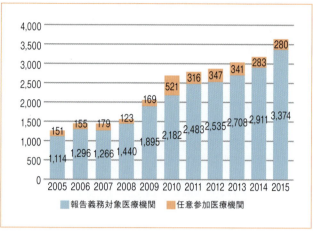

図3.4.3　医療事故情報の報告件数

「事故の概要」「事故の程度」「当事者職種」「関連診療科」「発生場所」「発生要因」などの図表は，報告書，年報及び本事業ホームページ(http://www.med-safe.jp/contents/report/html/StatisticsMenu.html)で公開している。

● 3. 臨床検査技師に関連した医療事故情報

　本項では，本事業が2016年7月までに提供した報告書や医療安全情報の中から臨床検査技師に関連したものを紹介する。

(1) 報告書の分析テーマで取り上げた内容

　報告書の「分析テーマ」では，医療事故の発生予防・再発防止に資する情報提供を行うために，収集された情報を基に分析対象とするテーマを設定し，そのテーマに関連する事例をまとめた分析を行っている。テーマは①一般性・普遍性，②発生頻度，③患者への影響度，④防止可能性，⑤教訓性といった観点から，専門家の意見を踏まえ選定している。

　臨床検査技師に関連した分析テーマは表3.4.2のとおりである。具体的には，医療機関で設定したパニック値について通常の検査値の結果報告システムと異なる緊急連絡の体制が活用できなかった事例から「パニック値の緊急連絡に関連した事例」(第42回報告書)や，メーカーが補正定数を設定したことが検査技師に十分伝わっていなかったことや「g」と「mg」の設定の誤りなどにより，検査結果の誤りにつながった事例から「臨床化学検査機器の設定間違いに関連した事例」(第29回報告書)などがある。表3.4.2を参考に本事業ホームページにアクセスし，自施設の日常の業務を見直す際の参考にしていただきたい。

(2)「医療安全情報」で取り上げた内容

　さらに報告書の「個別のテーマの検討状況」として取り上げた事例の中から，特に周知すべき情報を提供するため「医療安全情報」を公表している。臨床検査技師に関連した分析テーマは表3.4.3のとおりである。医療安全情報No.111「パニック値の緊急連絡の遅れ」及び医療安全情報No.53「病理診断時の検体取り違え」を例として図3.4.4，図3.4.5に示す。

　医療安全情報は，多忙な医療職でも短時間でわかりやすいように情報量を絞り込み，イラストや表で視認性にも配慮した情報媒体である。医療機関においては，医療安全情報をそのまま周知するほかに，イラストを抜粋して自施設の事例やルールを掲載するなど，より身近な情報ツールとして活用されている。

表3.4.2　臨床検査技師に関連した分析テーマ一覧

分析テーマ	掲載報告書	URL
検査に関連した医療事故	第7回	http://www.med-safe.jp/pdf/report_2006_3_T005.pdf
検査に関連した医療事故	第8回	http://www.med-safe.jp/pdf/report_2006_4_T004.pdf
検査に関連した医療事故	第9回	http://www.med-safe.jp/pdf/report_2007_1_T004.pdf
病理に関連した医療事故 ①概要	第21回	http://www.med-safe.jp/pdf/report_2010_1_T001.pdf
病理に関連した医療事故 ②「検体取り違え」の事例	第22回	http://www.med-safe.jp/pdf/report_2010_2_T001.pdf
病理に関連した医療事故 ③「検体紛失」の事例	第23回	http://www.med-safe.jp/pdf/report_2010_3_T001.pdf
病理に関連した医療事故 ④「検体混入，判定間違い，検査結果見忘れ／見落とし」の事例	第24回	http://www.med-safe.jp/pdf/report_2010_4_T001.pdf
臨床化学検査機器の設定間違いに関連した事例	第29回	http://www.med-safe.jp/pdf/report_2012_1_T004.pdf
採血時，他の患者の採血管を使用した事例	第31回	http://www.med-safe.jp/pdf/report_2012_3_T004.pdf
パニック値の緊急連絡に関連した事例	第42回	http://www.med-safe.jp/pdf/report_2015_2_T003.pdf

(3) 報告書の分析テーマで取り上げた内容

報告書では，過去に取り上げた「分析テーマ」や「医療安全情報」の再発・類似事例の発生状況について取りまとめている。注意喚起がなされた後の類似事例の発生の推移を掲載し，2つ程度の内容については新たな情報や分析を加え，事例の詳細を紹介している。表3.4.4は，再発・類似事例の発生状況で取り上げた臨床検査技師に関連したテーマである。

表3.4.3　臨床検査技師に関連した医療安全情報の一覧

No.	タイトル	公表年月	URL
No.53	病理診断時の検体取り違え	2011年4月	http://www.med-safe.jp/pdf/med-safe_53.pdf
No.71	病理診断報告書の確認忘れ	2012年10月	http://www.med-safe.jp/pdf/med-safe_71.pdf
No.109	採血時の検体容器間違い	2015年12月	http://www.med-safe.jp/pdf/med-safe_109.pdf
No.111	パニック値の緊急連絡の遅れ	2016年2月	http://www.med-safe.jp/pdf/med-safe_111.pdf

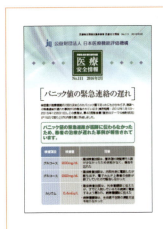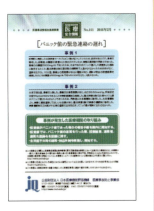

図3.4.4　医療安全情報No.111「パニック値の緊急連絡の遅れ」

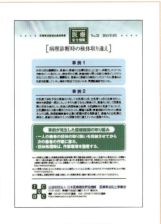

図3.4.5　医療安全情報No.53「病理診断時の検体取り違え」

表3.4.4　再発・類似事例の発生状況で取り上げた内容

内容	掲載情報	URL
「病理診断時の検体取り違え」（医療安全情報No.53）について	医療安全情報No.53	http://www.med-safe.jp/pdf/report_2016_1_R001.pdf

● 4. ホームページの紹介

ここまで述べてきたとおり，本事業ホームページから様々な情報を閲覧，ダウンロードができる。図3.4.6に本事業のホームページの全体像を示す。「報告書・年報」「医療安全情報」「分析テーマ」「再発・類似時発生状況」などのPDFや，公開データ検索のCSVやXMLのデータが誰でも入手できるようになっている。

［坂井浩美］

3章 医療安全推進への取り組み

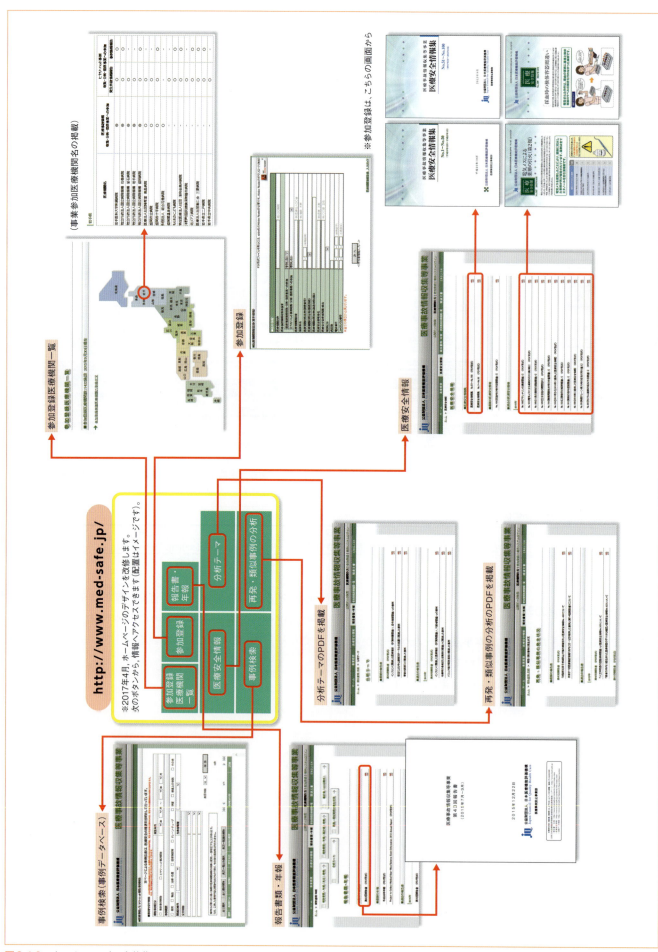

図3.4.6　ホームページの全体像

3.4 医療事故情報収集等事業における取り組み

【公開データの検索方法】
　本事業では，システムの再構築を行った2010年以降に報告された医療事故情報及びヒヤリ・ハット事例の一部について，公開データベースで事例を公開している。医療機関においては，自施設の事故発生時に類似事例を検索し公開データを参考資料にするなどの活用がなされている。例えば「病理」でキーワード検索すると，404事例が抽出される。ここでは，事例のCSV出力までの手順の一例を紹介する（図3.4.7～図3.4.12）。

①検索する
　検索語「病理」で検索する。

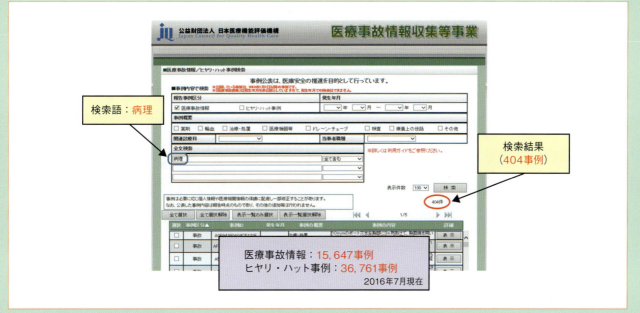

図3.4.7　病理に関する事例の検索

②事例を絞り込む
　さらに「臨床検査」とキーワードを入力し，事例を絞り込むこともできる。

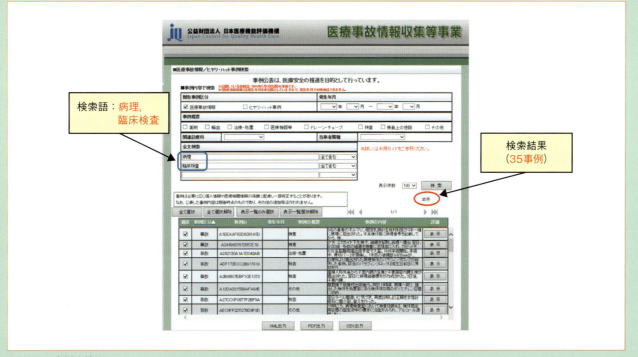

図3.4.8　事例の絞込み

71

■3章　医療安全推進への取り組み

③事例の出力

詳細を確認したい事例を選択して，出力する。

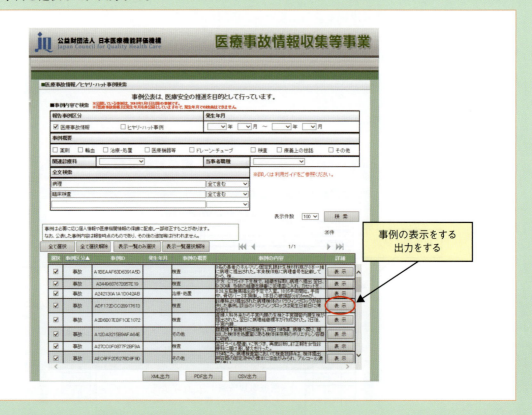

図3.4.9　事例の出力

④事例の詳細表示（見え方）

事例の詳細が表示される。関連診療科や発生時間帯，当事者などの詳細がわかる。

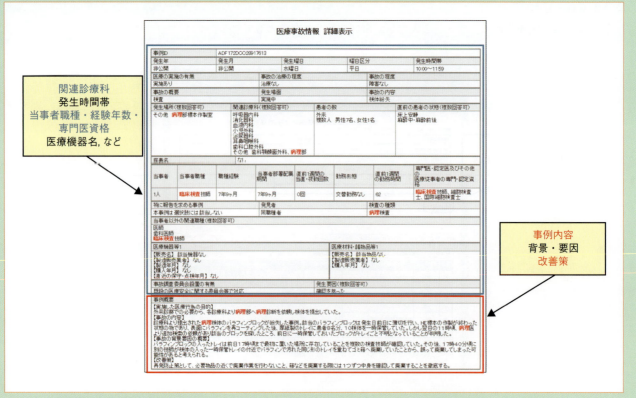

図3.4.10　事例の詳細の表示

3.4 | 医療事故情報収集等事業における取り組み

⑤CSV出力

CSVで出力すると，事例がエクセルで表示される。

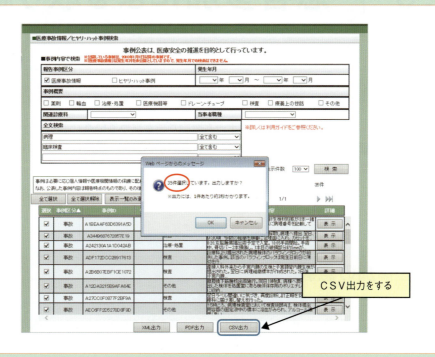

図3.4.11　CSV出力の方法

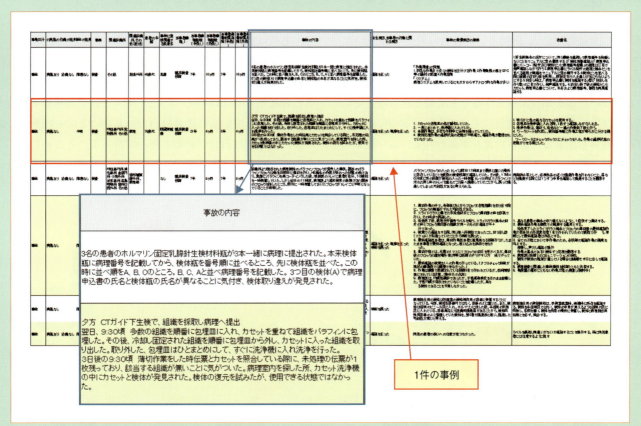

図3.4.12　エクセルで表示された事例

　ホームページに掲載している情報の閲覧方法については，利用ガイドに詳しく掲載されているのでご覧いただきたい。
（http://www.med-safe.jp/contents/guide/index.html）

■ 3章　医療安全推進への取り組み

3.5　患者参加による取り組み

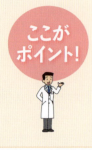

ここがポイント！
- 現在は，患者を巻き込んでのチーム医療が主となっている。
- 医療者だけが患者を守るのではなく，患者にも参加・協力してもらい，最終目標に向かって同じ方向を進んでいく時代である。

3.5.1　患者参加の意義

　医療安全文化の醸成のために，患者の医療安全に関しての理解と協力は欠かせない。

　医療職関係者・病院の取り組みだけではなく，患者・家族の方々の医療安全に対する理解と協力を得なくてはならない。一般の人から見た病院への信頼度は非常に高いものである。公益財団法人 新聞通信調査会の調べ（2011年）によると約75％の人が病院を信頼しているとの結果が出ている。しかし，怖がらせる必要はないが，病院が完全なものではないことを知ってもらうことも必要と考える。そこで，昨今は病院の医師・職員にすべてを任せるのではなく，患者も自ら参加する「患者参加」が謳われている。従来の患者を囲んでのチーム医療ももちろん重要ではあるが，患者も輪に取り込んで1つの輪としたチーム医療を推進している（図3.5.1）。

　それにはまず，患者には権利があることを掲示して知ってもらうことから始まる（表3.5.1）。

　具体的な対策は，以下のとおりである。

①名前は自分の口で名乗ってもらう

　一番重要な「患者参加」である。「○○さん」と呼ぶと「はい」と返事があって入室してきたが，「○○さんですか？」と再度聞くと「いいえ，□□です」と答える場面を何度となく経験している。患者は自分一人のことで一所懸命であり，常に次は自分の順番と思って待っているために「○○さん」であろうが「◇◇さん」であろうが，すべて自分の

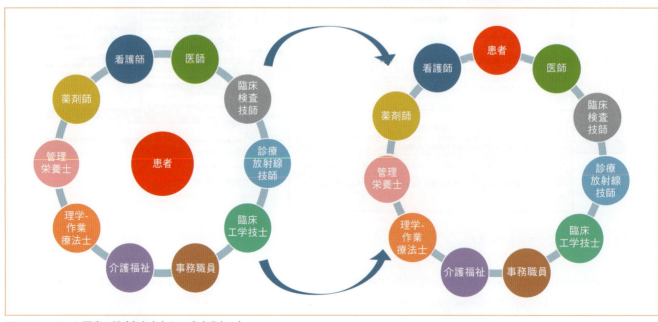

図3.5.1　チーム医療の輪（患者中心から患者参加へ）

表3.5.1 患者の権利

> 私たちの病院は，患者様と信頼に基づいた医療が行なわれるよう，患者様の権利を尊重します。
> 1. 患者様は，人権を守られ公正な医療を受ける権利があります。
> 2. 患者様は，医師を自由に選ぶ権利があります。
> 3. 患者様は，病気の診断・治療方針・今後の見込みについて説明を受ける権利があります。
> 4. 患者様は，自身の選択に基づく医療を受ける権利があります。
> 5. 患者様は，診療上の秘密を守られる権利があります。
> 6. 患者様の権利には，義務と責任が伴います。

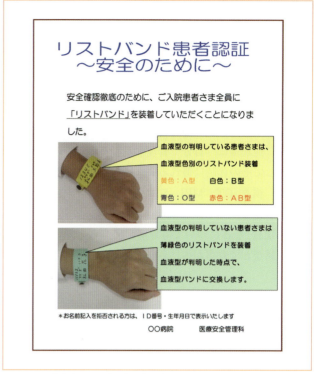

図3.5.3 患者向けのポスター（例2）

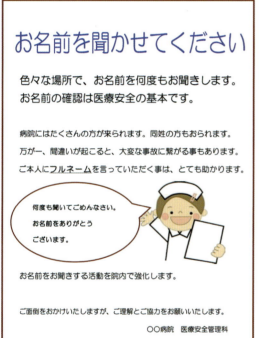

図3.5.2 患者向けのポスター（例1）

名前と思い込み返事をする。これは人間の特性である。それらの失敗例や人間特性を踏まえて，自分の口で名前を名乗ってもらうことが定着した。

必ず，本人の口から名前をフルネームで名乗ってもらう。その際，フルネームともう1つ紐づけるものが必要になってくる。生年月日やIDなどをフルネームと一緒に紐づけて名乗ってもらうようにマニュアルを整備しなくてはならない。

臨床検査の現場でも採血時や生理検査などで患者と接するときには，名前確認の手順に沿って，どんなに忙しいときでも逸脱しないように遵守しなければならない。そして，「患者参加」で名前を自分から名乗ることがいかに医療安全に自ら協力して自分を守ることになるかをわかってもらうために，ポスター（図3.5.2）を掲示してアピールするとよい。

病院内のどこでも，何度も名前を聞かれること，それは患者を守ることにつながり，答えなくてはならないことを理解してもらうことが大切である。職員は，わかっているから，面倒だからと逸脱しないように必ず名前を聞くようにする。採血室や生理検査室での名前の確認は，必ず自分の口でフルネームを名乗ってもらうことで定着させなければならない。

名前の確認作業が風化しないようにするために，状況確認として患者からアンケートを取ることをお勧めしたい。時々，患者に「お名前を聞かれましたか？」といったアンケートを取り，実態調査をして自覚と改善を図ることが習慣として定着するまで繰り返す。

ただし，昨今は個人情報保護の観点から名前の呼び出しや記載を拒否される場合は，個人の意思を尊重する。

② リストバンドをつけてもらう

患者の中には自分の名前が言えない，就寝中のために確認ができない場合などがある。そのような場合はリストバンドの装着が効果的であり，全国の医療施設で普及している。リストバンドも多種類あるが，赤―AB型，黄色―A型，白色―B型，青色―O型のように，輸血用の血液パックのラベルと同色になっているものが多く用いられている（図3.5.3）。

ただし看護師は業務中，処方箋・注射箋をもとに，患者の名前，リストバンドの色など，2つ以上のものを紐づけて患者の確認を行わなくてはならない。

■3章　医療安全推進への取り組み

③薬・検査の説明

　病院によって管理体制は異なるが，入院したら，薬の管理を病院管理（1回配り・1日配りなど）にするか，患者の個人管理にするかを選択することになる。当然，薬剤師の介入も必要ではあるが，ここでも患者に医療安全への協力の一環として，自分の病状説明から薬の効能を理解して，薬をできるだけ自分でも管理できるような体制を取るようにする。退院後は，自分で管理することになるので，職員が協力してその体制に慣れるようにしていく必要がある。

　また，検査（CT，MRI，GIF，CFなど）の内容は，患者が理解するまでしっかり説明する。食事のこと（絶食・絶飲食・延食）などについても理解してもらえていると，もし誤配膳などで食事が提供されたときに未然に防ぐことができる。

④転倒転落防止

　医療安全管理において「転倒転落防止」は永遠のテーマである。家庭においても転倒は起こりうるが，入院中に転倒してさらなる治療を施すことになると，患者にとって大変残念なことであり，病院としての信頼度は失墜することとなる。

　院内では様々な転倒転落事例が報告される。患者本人に健康状態と歩行の限界などを説明しても，概ねできると思って歩行し転倒する，というケースが後を絶たない。

　本人や家族への転倒の危険性の説明はもとより，手術後のせん妄が想定されるときには，できる限り家族に付き添いを頼むなど，安全を担保するために協力をお願いして転倒の予防をすることがある。昨今は，身体抑制のためのガイドラインにより，転倒転落防止のために抑制を推奨するようなことはない。その狭間で悩めるところではある。

　患者の歩行状況をよく見極めて，患者自身でできる範囲をあらかじめ調べておかなくてはならない。

3.6 ネットワークによる取り組み

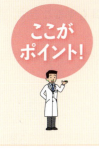

- 国・地域・病院設立団体など，多くの団体で情報収集事業が行われている。医療安全に関する団体も数多くある。それらの団体と情報共有・情報交換をして新しい情報が入手できるように努める。
- 常にアンテナを張り，新しい情報を取り入れて自己の研鑽を積む。
- 行政にも患者・医療者を支援する機構などがある。適時情報提供し，利用しながら医療安全・医療の質の向上に努める。

医療機関で発生した医療事故情報は，再発防止や他施設での同様の事故の未然防止など，医療安全を推進していく上で大変重要である。そのために，全国的または地域・団体によるネットワークシステムが形成されている。多くの全国規模の医療職種団体が医療事故・インシデント報告を収集して各医療施設にフィードバックしている。

3.6.1 全国規模のネットワーク

(1) 医療安全全国共同行動

一般社団法人 医療安全全国共同行動の概要は以下のとおりである。

> **医療安全全国共同行動 "いのちをまもるパートナーズ" とは**
>
> 患者さんの安全を守り。患者さんと医療者がともに安心して治療やケアに専念できる医療環境づくりを促進するために，日本の医療を支える全国の医療機関・医療従事者・医療団体が，施設や職種，専門の壁を越えて，力を合わせて，安全目標の実現をめざす，医療界初の共同事業です。医療安全全国共同行動は2008年に発足し，その活動をさらに推進し，継続発展させるため，2013年に「一般社団法人 医療安全全国共同行動」が設立されました。
>
> （医療安全全国共同行動リーフレットより）

医療安全全国共同行動は，様々な団体や学会が個別に進めていた医療安全への取り組みを10の行動目標に掲げて，全国の医療機関に広めることを目的とするキャンペーン事業である。全国の医療機関からの目的別の情報収集・分析を共有することを目標としており，職種や専門を超えたチームアプローチを簡単にしてシナジー効果を発揮することを目指している。日本医師会や日本歯科医師会，日本看護協会などが設立団体で，その他多くの医療団体が会員となっている。日本臨床衛生検査技師会も正会員である。

この活動に参加する場合は，各施設は参加登録を行い当該施設の目標を設定する。毎年11月に全国フォーラムを開催し，医療事故情報を収集して共有するだけではなく，明確な目標のもとに医療職・患者と共に医療安全推進に取り組んでいる。

(2) 系列病院などの独自の活動

多くの医療団体や母体を同じくする全国系列病院などでも，医療事故情報やヒヤリ・ハット情報を収集して，共有することで次の事故を未然に防ぐ活動を行っている。

日本医師会・日本病院協会などからの情報をFAXやメールにて医療機関に配信するシステムが整っている。

(3) 行政の活動

行政としては，公益財団法人 日本医療機能評価機構が中立的第三者として全国の病院からのインシデントレポートを収集している（3.4項を参照）。分析を行い評価して医療安全情報として取りまとめ，医療関係団体・行政機関等に定期的に公表している。

また，随時，ホームページにて各カテゴリー別に閲覧もできるようになっている。

3.6.2 団体・地域でのネットワーク

　医療安全管理者の研修会や研究会を通じて，主催した団体などを中心に地域の医療安全管理者の情報交換のためのネットワークが形成されている。メーリングリストやネットワーク掲示板などを利用して情報交換を行っている。

　ネットワークは，医療安全管理者同士のスキルアップ・新しい情報の取得はもとより，日常業務での問題の相談などに役立っている。メーリングリストなどで相談を投げかけると，多数の施設の医療安全管理者から同様の追加事例や助言・提案のメールが返信されてくる。

　自院だけではなく，どこでも同様の事例が起こっていることを改めて発見することがある。事例数が多いほど，考える人数が多いほど良い対策が立てられる。孤立しがちな医療安全管理の部門において，目的と環境を同じくする仲間で共に医療安全推進に向かう姿勢を共有することで，各医療機関での活動に活かすことができる。

　各医療職種団体によるネットワークシステムも地域により構築されている。

3.6.3 医療安全支援センター，PMDA について

(1) 医療安全支援センターとは

　医療安全支援センターは，都道府県・保健所を設置する市などに日本全国で380カ所以上設置されている。医療安全支援センターは，地域住民の身近な所で医療に関する苦情・心配や相談に対応し，助言並びに情報提供する行政機関である（図3.6.1）。

　医療安全支援センターには，患者から病院に直接聞けないことなどの橋渡しをする役割もあり，クレームなども寄せられる。地域の支援センターは，患者の声をしっかり聴き，相談内容によっては医療機関と情報共有を行うなどして，患者と医療機関の信頼関係の構築に努めている。

　医療安全支援センターの具体的な業務は以下のとおりである。

①患者・住民からの苦情や相談への対応（相談窓口の設置）
②地域の実情に応じた医療安全推進協議会の開催
③患者・住民からの相談等に適切に対応するために行う，関係する機関，団体等との連絡調整
④医療安全の確保に関する必要な情報の収集及び提供

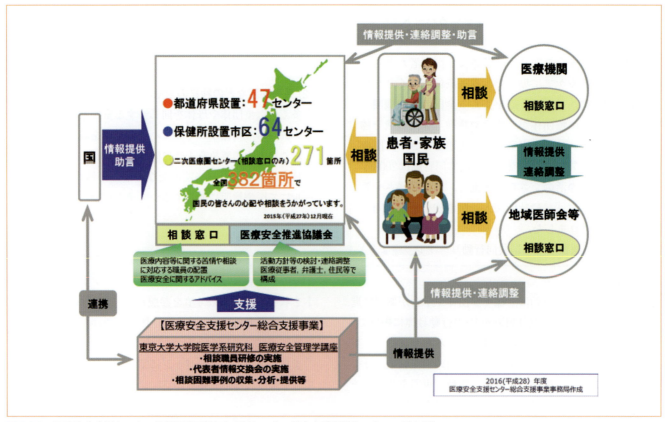

図3.6.1　医療安全支援センター体制図（医療安全支援センター総合支援事業ホームページより）

⑤研修会の受講等によるセンターの職員の資質の向上
⑥医療安全の確保に関する必要な相談事例の収集，分析及び情報提供
⑦医療安全施策の普及・啓発

(医療安全支援センター総合支援事業ホームページより)

(2) 医薬品医療機器総合機構

独立行政法人 医薬品医療機器総合機構 (PMDA) は，医薬品・医療機器の審査・安全対策・健康被害共済などを行う厚生労働省所轄の独立行政法人である。国民健康の向上に資する業務を行う。主な事業としては以下が挙げられる。

①健康被害救済業務

医薬品の副作用や生物由来製品を介した感染等による健康被害に対して，製造販売業者が納付する拠出金を原資として救済給付等を行う。

②審査関連業務

開発段階の医薬品や医療機器に対する指導・助言を行い，薬事法に基づき医薬品や医療機器などの承認審査をする。また，市販後にも再審査，再評価を行う。

③安全対策業務

医薬品や医療機器の品質や有効性及び安全性などについて情報を収集・解析し，情報提供を行う。消費者からの相談にも応じる。

［岡本由美］

用語 独立行政法人 医薬品医療機器総合機構 (Pharmaceutical and Medical Devices Agency；PMDA)

4章 医療事故への対応

章目次

4.1：重大事故発生への整備 ……………… 82

    4.1.1　事故対応マニュアル

    4.1.2　事故調査体制

    4.1.3　賠償責任制度

4.2：初期対応 ………………………… 90

    4.2.1　事故被害の細小化

    4.2.2　事故発生直後の対応

    4.2.3　事故発生時の記録

    4.2.4　関係機関への報告と連絡

    4.2.5　患者，家族へのサポート

    4.2.6　当事者，当該部門への対応

    4.2.7　患者，家族とのコミュニケーション

4.3：中長期的対応 …………………… 100

    4.3.1　原因の調査，分析，公表

    4.3.2　再発防止策の検討と導入

    4.3.3　中長期的な患者・家族への支援

    4.3.4　中長期的な当事者への支援

4.4：法的責任 ………………………… 107

    4.4.1　はじめに

    4.4.2　過失責任の原則

    4.4.3　民事責任について

    4.4.4　刑事責任について

    4.4.5　行政責任について

4.5：医療メディエーション …………… 116

    4.5.1　コンフリクトマネジメント

    4.5.2　医療対話推進者（院内医療メディエーター）

SUMMARY

　医療安全に万全の体制で臨んでも事故は必ず起こる。

　本章では，医療事故への対応を，整備，初期対応，中長期対応，法的責任，そして医療メディエーションから学ぶ。

　事故対応マニュアルは患者安全確保の視点から作成し，無用の訴訟や紛争回避のために事故調査体制，賠償責任体制を整備する。事故発生の初期対応は重要である。患者被害を最小限に留め，信頼関係を構築しながら「なすべき正しいことは，何か？」を考えながら対応すべきである。中長期的対応では原因の調査分析を踏まえて多面的，立体的な視点から再発防止策を考える。患者目線に立ち，病院としての説明責任と謝罪を行う。患者・家族だけでなく当事者の支援も重要である。

　法的責任は民事責任，刑事責任，行政責任に分けられる。民事責任では損害賠償が課せられ，刑事責任では犯罪者として罰金が課せられたり懲役に服したりすることもある。行政責任では免許取り消しや停止が命ぜられる。臨床検査技師の判例は少ないが，業務拡大とともに責任範囲も広がりつつある。

　医療メディエーションとは，患者と医療者の円滑な対話を推進することである。医療メディエーターは，コンフリクトマネジメントを通じて重大な医療訴訟の回避に努めている。

4.1 重大事故発生への整備

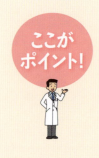

ここがポイント！
- 誰もが迅速に適切に行動できるように事故対応マニュアルを職員に周知する。
- マニュアル作成のポイントは，患者の安全確保と報告・連絡・相談体制の確立である。
- 患者・家族への真実説明と謝罪は無用の医療訴訟や紛争の防止策となる。
- 医療事故調査は医療法に則り，患者・家族の心情に配慮して調査報告書にまとめる。
- 医療に起因し死亡又は死産を予期しなかった場合は，医療事故調査制度で対応する。
- 事故責任は道義的責任と法律上の責任があり，損害賠償責任は法律上の責任のうち民事上の責任を指す。
- 不法行為責任は故意や過失など不特定の相手に，債務不履行責任は契約者など特定の相手に生じる。

4.1.1 事故対応マニュアル

医療事故はいつどこで起きるかわからない。もし医療事故が発生したことを知ったのであれば，病院職員なら誰もが迅速にかつ適切に行動しなければならない。そのためには，病院として行動すべき手順をルール化して職員に周知しておく必要がある。医療事故発生時は，何よりもまず患者の救急救命と安全確保が第一であり，原因の排除により事故の被害を最小限にとどめる努力が重要である。その後の報告，連絡，相談により体制を整えながら，事故現場の保全を図り，事故の調査，分析，対策が適切に行われるようにしなければならない。また，患者や家族とのコミュニケーションも重要であり，配慮が必要である。

医療事故後の対応で重要なポイントを (表4.1.1) にまとめた。そして，多くの病院では「事故対応マニュアル」が整備されている。一例を示す (表4.1.2)。

なお，初期対応，中長期的対応については次項以降で詳細を述べる。

医療事故が起きた際に，「謝罪することは訴訟で不利になる」と考え，ミスがわかっても頑として非を認めない医療機関が以前は多かった。しかし，社会保険病院グループは2008年に，社団法人 全国社会保険協会連合会 社会保険病院患者安全推進委員会がハーバード大学病院医療事故対応指針 "When Things Go Wrong Responding To Adverse Event" をベースに策定した，「医療有害事象・対応指針～真実説明に基づく安全文化のために～」を導入した。

指針は次の7つを柱とした内容で，これを社会保険病院グループ全体に周知することにより，事故発生件数も患者・家族に支払われた補償金額（保険金額）も大きく減少した (図4.1.1)。

表4.1.1 事故後の対応ポイント

① 患者の治療と安全確保，原因の排除
② 報告，連絡，相談（ほうれんそう）
③ 事故現場の保全
④ 患者や家族への説明，家族へのケア
⑤ 当事者の保護
⑥ 事故の調査，分析，再発防止策
⑦ 継続的な患者や家族への支援，対応

① 初期行動：有害事象（医療事故）が発生した直後の対応について明記
② 真実説明：「隠さない。逃げない。ごまかさない」の基本に立った説明
③ 謝罪　　：過誤が明らかな場合には謝罪を行う。必要に応じ「共感表明謝罪」と「責任承認謝罪」を行う。
　共感表明謝罪：悪しきことが起こったことに対する共感からの謝罪。患者の期待に添えなかったことへの申し訳なさからくる謝罪。
　責任承認謝罪：過誤があり，過誤が悪しき結果を引き起こす原因となったことを認め，その責任をも認めることを伴う謝罪。
④ 調停　　：患者と医療者の間に立ち，双方が未来に向かって行けるよう話し合い紛争解決の手助けを行う調停・メディエーションを重視。医療メディエーター養成講座の開催，参加。
⑤ 原因分析：RCA分析など。

4.1 | 重大事故発生への整備

表4.1.2 事故対応マニュアル（例）

	第1段階 事故直後	第2段階 救命処置終了後	第3段階 事故当日中	第4段階 事故数日中	第5段階 事故数週後～数カ月
事故対応の原則		①患者に発生した障害を最小限にとどめる ②必要な治療を，全力をあげて行う ③第一報を素早く上司(上級医師，看護科長など)へ報告する		④管理者への迅速な報告 ⑤組織としての対応(事故の報告・公表に関する判断基準をもつこと) ⑥庶務課等への報告(全社連本部及び関係各機関への報告)	
発見者(当事者)の対応	●応援を要請する リーダー看護師や医師の指示に従って救命処置を実施する				
現場スタッフの対応	★患者の安全確保・救命 ★輸液が原因と考えられる場合輸液を止める→新たな輸液ライン確保 ★バイタルチェック ★処置行為を記録する ★上司に口頭報告 ★夜間・休日時の管理者へ口頭報告(夜間・休日の場合,庶務課院外携帯電話へ連絡)	●客観的記録を残す 関係者が集まり事実確認を行う ●物品の保全 事故原因究明のために必要			
所属長・担当医師(病棟医長)の対応〔第4段階以降＋医師〕	所属長の対応 ①状況の把握と判断 ②スタッフへの指示と監督 ③家族への連絡 ④副院長,看護局長への口頭報告 ●状況把握と判断—現場に出向く ★人員や必要物品のチェック ★経時的な記録をとる ★事故当事者の状態をみる ★家族や責任者への連絡をとる ●動員した職員の指揮をとる—患者さんの救命優先 ●処置行為を記録する ●事故対応の指揮がとれる医師を要請する ●家族へ連絡 ★家族などへの状況説明・連絡などは素早く行う ★最低限必要な情報のみ伝える ●患者へ説明—事故原因の説明は不要 ●副院長,看護局長へ口頭報告 ●リスクマネジャーへ口頭報告	●患者や家族への状況説明 できるだけ早く的確に,現在の病状や処置の経過を誠意を持って説明 ●すべての医療スタッフに有害事象を十分認識させる ●速やかに,患者や家族に有害事象についてコミュニケーションを行う第一責任者を決定する ●情報の収集と整理 ●管理者に報告 ●有害事象の死亡例で原因が不明な場合は,必ず解剖を勧める。もし,解剖できない場合は,MRIやCTによるAI(Autopsy Imaging)を推奨すべきである	●新しい情報,病状の情報共有 ●家族への説明 ◆現段階でわかり得たことだけを説明する ◆担当医師・看護科長などが立ち会う ●家族への説明内容をカルテに記載 事故の説明はカルテなどに記載 ●過失が明確であれば謝罪 複数のメンバーで確認した事実のみを伝える ●当事者へのサポート ★誰かの目の届くところに待機させる→当該業務から一時外し別室へ ★現場から隔離せず介添者をつけて作業に臨ませる ・当事者の混乱による二次的事故の防止 ・できるだけ早い職場復帰のため ●アクシデントレポートの記載 ★有害事象報告届記載(レベル3b以上) ★『誰が・いつ・どこで・何を・なぜ・どのようにしたか』—5W1H	●家族へ説明 ★病状の変化を家族に逐一説明する ★家族との窓口を一本化する (原則,医療安全管理責任者が対応) ●当事者へのサポート ★当事者に対して休暇や夜勤免除などの勤務調整を検討する ★当事者が一人暮らしの場合,電話連絡や訪問など,積極的なコミュニケーションを実施 ★当事者の事故発生後のストレスに対処できるよう,また職場復帰に向けたメンタルヘルス支援を検討するため,メンタルケアサポートチーム(以下「MST」という)に報告する	●患者や家族へのサポート 連絡方法など必要事項を伝えておく ●当事者へのサポート ◆事故の再発防止に向けて看護基準や手順の見直しの責任者としての役割を持たせる ◆本人の希望があれば,臨床心理士によるカウンセリングなども心理的サポートとして行う
医療安全対策室	医療安全対策室は医療事故防止対策を行う組織 ●早い時期に客観的事実の把握に努める(リスクマネジャー)	●病院の責任者に報告 看護局長及び医療安全管理責任者に報告	●病院の責任者に報告 その後のわかり得た事故の事実説明や,現在の患者の容態,予後などを報告する	●当事者へのサポート 心理的サポート 医療安全チームに報告	●再発防止に取り組む ●医療安全管理対策委員会(小委員会)で事例分析,対策の検討(セーフティーナース委員会)
管理者		●看護局長は状況を正確に判断し事故の範囲と事態を予測し把握し得た情報(客観的事実)を医療安全管理責任者に報告 ●医療安全管理責任者は病院長に報告	●病院長は緊急の管理者会議を開く ●異状死の場合は警察署に届け出る	●医療安全管理対策委員会の緊急招集 組織としての対応を検討—家族の意思の確認後,社会への公表の是非の検討 ●文書の保管 報告された内容と会議の経過や結果を保管する ●全社連本部及び院外関係各方面への報告 役所に対しての報告の際,客観的事実のみを伝える ●マスコミへの対応 ポジションペーパー(事故の背景,病院の事故に対する見解を表す文書)に沿って対応	●組織で再発防止に取り組む ●家族へ報告 調査結果を偽りなく包み隠さず誠意を持った態度で報告する ●倫理・医療事故審議委員会 必要ならば,外部の視点を導入した委員会を設置する

⑥補償　：有害事象への責任が明確である場合やその可能性がある場合の医療費請求は患者の心情を考慮して保留するなどの方針を明記。

⑦事項報告：病院内報告及び全社連本部への報告。

このように，ミスがあればすぐに謝罪し，患者や家族に隠さず事実を伝え，真実を説明することにより，事故によって破綻しかけていた患者側との信頼関係を回復させ，医療訴訟や紛争防止につながる。医療事故に対しては真摯な態度で臨むことが重要である。

医療メディエーターは，医療事故が発生した場合や，患者と医療者間での意見の食い違いなどが起こった場合，双方の意見を聞いて話し合いの場を設定するなどして問題解決に導く仲介役のことである。2012年に社会保険病院グループなどで養成・配置されていた医療メディエーターの成果及び組織体制の資料(図4.1.2)に基づいて，厚生労働省は，患者サポート体制の充実と対象となる医療対話推進者の養成研修に着手し，診療報酬上で患者サポート体制充実加算としてインセンティブを設けた。医療メディエーターについては，4.5項で詳細を述べる。

4章 医療事故への対応

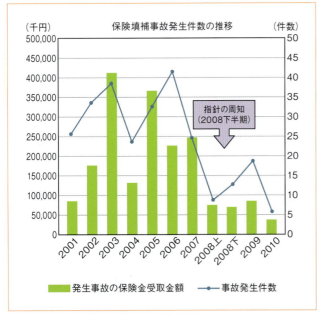

図4.1.1 全国社会保険病院の過去10年間の保険填補事故発生件数の推移[7]

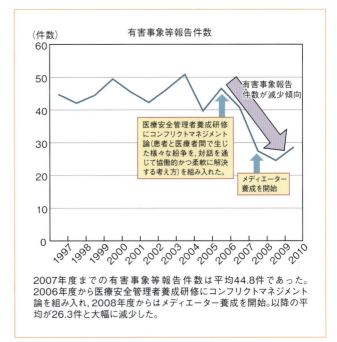

2007年度までの有害事象等報告件数は平均44.8件であった。2006年度から医療安全管理者養成研修にコンフリクトマネジメント論を組み入れ、2008年度からはメディエーター養成を開始。以降の平均が26.3件と大幅に減少した。

図4.1.2 有害事象等報告件数の推移[9]

4.1.2 事故調査体制

● 1. 院内医療事故調査委員会

医療とは、患者・家族と医療者が協力して行う病との闘いである。したがって、医療が安全・安心で良質なものであるとともに納得のいくものであることは、医療に関わるすべての人の共通の願いである。医療者には、その願いに応えるよう、最大限の努力を講ずることが求められている。一方、診療行為には、一定の危険性が伴うものであり、場合によっては、死亡等の不幸な帰結につながる場合がある。

医療法では、医療機関の管理者は、「医療事故が発生した場合には、厚生労働省令で定めるところにより、速やかにその原因を明らかにするために必要な調査を行わなければならない」とされている(第6条の11)。

院内医療事故調査委員会は、概ね次の委員によって構成される。

①院外の医療専門家(外部委員)
②院外の有識者(外部委員)
③院内の対象事例に関与する診療科を除く関連領域の専門家
④医療安全管理者
⑤医療安全部門長
⑥その他必要と認められた者

委員長は互選で選ばれ、当該事例に関わった医療スタッフ、患者家族に対して必要な聞き取りを行うことができるが、聞き取りにあたっては、患者、家族の心情に十分に配慮し、その方法も十分吟味して行う。院内医療事故調査委員会は、調査の議事を取りまとめ、医療事故調査報告書を作成する。

医療機関が行う院内事故調査の具体的な手法については、医療法施行規則第1条の10の4第1項に規定されたとおり、以下の事項について必要な範囲で情報の収集・整理を行う。また、調査の過程においては可能な限り匿名性の確保に配慮することとしている。

①診療録その他の診療に関する記録の確認

カルテ、画像、検査結果等の診療に関する記録は、客観的な指標であり、極めて重要であるため、保全も含め確認しておく必要がある。

②当該医療者のヒアリング

当該医療者のヒアリング結果は内部資料として取り扱い、法的強制力がある場合を除き開示しないこと。その旨をヒアリング対象者に伝える。

③その他の関係者からのヒアリング

その他の関係者からのヒアリング、特に遺族からのヒアリングが必要な場合は充分に考慮する。

④医薬品、医療機器、設備等の確認

医薬品、医療機器、設備等はダイアルやボタンなどもそのままにして、できるだけ現状のまま保全することが望ましい。

⑤解剖又は死亡時画像診断(Ai)

解剖又は死亡時画像診断(Ai)については実施前にどの

程度死亡の原因を医学的に判断できているか，遺族の同意の有無，解剖又は死亡時画像診断（Ai）の実施により得られると見込まれる情報の重要性などを考慮して実施の有無を判断する。

⑥血液，尿等の検体の分析・保存の必要性を考慮

血液や尿等の検体については，必要に応じて追加の分析や測定が行えるよう適切な条件で保存管理する必要がある。

● 2. 医療事故調査制度

不幸にも診療行為に関連した予期しない死亡（診療関連死）が発生した場合に，遺族の願いは，反省・謝罪，責任の追及，再発防止である。そして，これらのすべての基礎になるのは原因究明であり，遺族にはまず真相を明らかにしてほしいとの願いがある。

しかし，死因の調査や臨床経過の評価・分析等については，これまで行政における対応が必ずしも十分ではなく，結果として民事手続や刑事手続にその解決が期待されている現状にあり，死因の調査等について，これを専門的に行う機関を設け，分析・評価を行う体制を整える必要があった。2015年10月1日に改正医療法により医療事故調査制度が施行され，安心で安全な医療の確保を目的として，事故再発防止を図り，医療の質の向上につなげていく仕組みが構築された。

医療事故調査制度の対象となる事案が発生した場合には，法令の規定，通知等に則り，以下のように対応する。詳細については，第5章で述べる（制度の概要は1.1項の図1.1.1を参照）。

①事故の判断は，管理者である院長が，当該医療事故に関わった医療者等から十分に事情を聴取した上で，組織的に判断する。

②届出対象は「医療に起因」「死亡又は死産を予期しなかったもの」の2つの状況を満たす場合である。「提供した医療に起因し，又は起因すると疑われる死亡であって，死亡又は死産を予期しなかった」ものが発生した場合，医療法第6条の10第1項により，法律で定められた医療事故調査・支援センターに，医療事故として遅滞なく報告しなければならない。

③上記①の報告をするにあたり，あらかじめ，医療事故で死亡した患者の遺族に，医療事故の状況や制度の概要，解剖等が必要な場合の同意取得に必要な事項を説明しなければならない（医療法第6条の10第2項）。

④医療事故調査・支援センターへの報告は，法令等で定められた事項について書面またはWeb上のシステムで行う。

⑤届出しなかったことによる罰則規定はないが，医師法21条に該当する事案については警察への報告を優先する。

［加藤正彦］

📖 参考文献

1) 社団法人全国社会保険協会連合会・有害事象対応指針見直しWG委員会：医療有害事象・対応指針〜真実説明に基づく安全文化のために〜（見直版），2012

2) 加藤正彦：四日市社会保険病院医療安全管理マニュアル（改訂版），2013

3) 内野直樹：医療事故への対応―職員保護の立場から―，日本予防医学リスクマネージメント学会学術集会講演集，2011

4) 増田伊佐世：医療安全軽視による病院経営危機とその回避の方法についての一考察，商大ビジネスレビュー，2(1)，247-265，2012

5) A Consensus Statement of the Harvard Hospitals：When Things Go Wrong -Responding To Adverse Event-，March 2006

6) 東京大学 医療政策人材養成講座「真実説明・謝罪普及プロジェクト」翻訳：ハーバード大学病院：医療事故・真実説明・謝罪マニュアル「本当のことを話して，謝りましょう」，2006

7) 伊藤雅治他：医療有害事象発生時の病院の対応の在り方について,東京大学公共政策大学院医療政策実践コミュニティー・医療有害事象発生時の病院の対応の在り方研究班報告書，2012

8) 遠田光子他：医療有害事象発生時の真実説明と謝罪の普及について，東京大学公共政策大学院医療政策実践コミュニティー・医療安全研究班報告書，2014

9) 中西淑美：患者相談・苦情の対応の整理，厚生労働省患者サポート充実加算算定準備資料，2012

4.1.3 賠償責任制度

● 1. 法律上の損害賠償責任

(1)「損害賠償責任」とは

私たちが社会生活を営むにあたって、時により自らの行為によって他人に損害を与えたり、反対に他人の行為によって損害を被ったりすることがある。こうした損害が発生した場合に、損害が発生していなかったのと同じ状態に戻すことが「損害賠償」という考え方である。

加害事故を起こして他人に損害を与えた場合、加害者は被害者に対して「道義的責任」と「法律上の責任」[※1]を負うことになる。この「法律上の責任」として考えられるものには、「民事上の責任」「刑事上の責任」「行政上の責任（処分）」があるが、「損害賠償責任」はこのうちの「民事上の責任」を指す。

(2)「法律上の損害賠償責任」とは

例えば、Aさん親子が野球をして遊んでいたところ、打ったボールが誤って隣家の窓に当たってガラスが割れてしまった場合、Aさんは割れたガラスの損害を弁償しなければならない。また、BさんがCさんから借りていた本を不本意でなくしてしまった場合も、BさんはCさんの本を弁償しなければならない。

このように、他人の権利を侵害する行為によって損害を与えた場合には、加害者は被害者に対してその損害を賠償し、損害がなかったときと同じ状態にしなければならない法律上の義務を負う。これを「法律上の損害賠償責任」という。

[※1]「道義的責任」とは、例えば加害者が被害者のお見舞いに行くというように誠意を尽くすことである。これは、いわば社会人としての良識のもとに果たすべき責任であり、必ずしも法律によって強制されるものではない。これに対して「法律上の責任」とは、責任の範囲が法律によって明確にされており、その責任を果たすことが法律上義務づけられているものである。

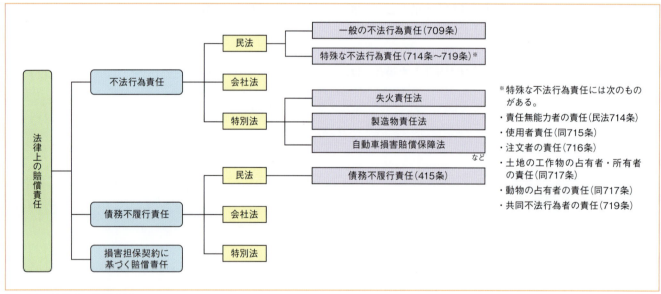

図4.1.3　法律上の賠償責任について

● 2. 不法行為責任と債務不履行責任

(1) 法律上の損害賠償責任の根拠となる法律

法律上の損害賠償責任の根拠となる法律は、図4.1.3のように整理することができる。この中で、「不法行為責任」と「債務不履行責任」が法律上の損害賠償責任を定める上で根拠となる考え方である。

(2) 不法行為責任と債務不履行責任

前項の例に照らし合わせると、Aさんがガラスを割ってしまった行為による責任が不法行為に基づく賠償責任（不法行為責任）にあたり、Bさんの本の紛失による責任が債務不履行に基づく賠償責任（債務不履行責任）にあたる。この2つの責任は、違法行為により他人の利益を侵害することから生じる責任という点で共通しており、「法律上の賠償責任」を定める上での根拠となる考え方である。

Aさんの行為のように、「不法行為責任」が広く誰との間にも生じうる責任であるのに対して、「債務不履行責任」は債権・債務（Cさんが本を貸したこととBさんが借りたこと）という個別の契約関係で結ばれている当事者間だけ

に要求される責任であるというように，2つの責任には違いがある。

(3) 損害担保契約に基づく賠償責任

「損害担保契約」とは，当事者間であらかじめ損害賠償に関する契約を結んだものをいい，これに基づいて損害賠償責任が発生する場合がある。この場合も，民法の規定により法律上の有効な契約とされている[*2]。

[*2] 過失がなくても賠償する，不可抗力であっても賠償する，法律上課せられるべき責任の額以上の賠償責任を負う等の約定をあらかじめ行う場合などがあげられる。

● 3. 民法による不法行為責任

(1) 一般の不法行為責任（民法第709条）

民法第709条では，次のように不法行為責任の一般原則が定められており，これを「一般の不法行為責任」という。

> 　故意又は過失によって他人の権利又は法律上保護される利益を害した者は，これによって生じた損害を賠償する責任を負う。

民法第709条に規定される「一般の不法行為責任」が成立するためには，次の5つの成立要件が必要とされる。

成立要件①：加害者に故意または過失があること

「故意」とは，自分の行為により一定の結果（他人の権利・利益を侵害すること）が発生することを知りながら，それでもよいと容認して，その行為をあえて行うという心理状態をいう。

「過失」とは，自分の行為が一定の結果を発生させることを認識または予見することが可能であったのに，不注意のためにわからないで，その行為を行うことをいう。

成立要件②：加害行為に違法性があること

権利侵害は，必ずしも法律上「○○権」と明記されているものに対する違法な侵害に限られるものではなく，法律上の保護すべき利益が違法な行為によって侵害された場合（日照権の侵害，プライバシーの侵害など）も損害賠償責任が認められると解されている[*3]。

成立要件③：他人に損害が発生したこと

加害行為によって現実に損害が発生したことが必要で，たとえ故意の行為があっても損害が発生しなければ不法行為責任は発生しない。

成立要件④：加害行為と損害との間に因果関係があること

損害が加害行為によって発生したものであること，すなわち加害行為と損害との間に因果関係があることが必要で

ある。

ただし，因果関係は無限に連鎖する可能性があるため，判例では「相当因果関係説[*4]」という考え方がとられている。

成立要件⑤：行為者に責任能力があること（民法第712条・第713条）

「責任能力」とは，違法行為による民事責任（不法行為責任），または刑事責任を負う能力をいう。

民法上は「行為の責任を弁識するに足りる知能，すなわち事故の行為が不法な行為として法律上の責任を生じることを解する精神能力（責任弁識能力）」とされており，これを欠く未成年者（民法第712条）または心神喪失者（民法第713条）は不法行為による損害賠償責任を負わない。責任能力の有無は具体的な事案ごとに判断されるが，未成年者ではほぼ12歳前後から責任能力があるとされている。

(2) 特殊な不法行為責任（民法第714条～民法第719条）

前述の一般の不法行為責任の規定では，被害者救済が十分でない場合が想定されるため，次のような「特殊な不法行為責任」を定め不法行為の成立要件を緩和している。

(a) 責任無能力者の監督者の責任（民法第714条）

自己の行為の良し悪しを判断することのできない未成年者や，精神上の障害により責任弁識能力を欠く者が他人に損害を与えた場合，監督すべき法律上の義務のある者（法定の監督義務者[*5]や代理監督者[*6]）がその損害賠償責任を負わなくてはならない旨を規定している。

(b) 使用者責任（民法第715条）

使用者は被用者[*7]が事業の執行について第三者に与えた損害を賠償する責任を負う旨を規定している。ただし，使用者が被用者の選任及び事業の監督に相当の注意を払った場合や，相当の注意を払っても損害が生じるであろうときには責任を負わない。

なお，被用者自身も一般の不法行為責任を負うので，使用者・監督者が被用者に対して求償権を行使できる場合もある[*8]。

(c) 注文者の責任（民法第716条）

仕事の注文者は，注文または指図につき過失があるときは請負人が第三者に与えた損害を賠償する責任を負う。

(d) 工作物責任（民法第717条）

土地の工作物の設置または保存に瑕疵[*9]（欠陥）があり，これによって他人に損害が生じたときは，「占有者」は被害者に対して損害賠償責任を負い，「占有者」が注意義務を果たしている場合には「所有者」が責任を負う。

(e) 動物の占有者の責任（民法第718条）

動物の加害行為（犬がかみつくような場合）についてはその占有者または管理者が責任を負う。占有者や管理者は管理上の過失がなかったことを立証できたときだけ責任を免れる。

■ 4章　医療事故への対応

(f) 共同不法行為（民法第719条）

　交差点で出会い頭に衝突した複数の自動車により歩行者が死傷するなど，複数人が共同して不法行為を行って他人（第三者）に損害を与えたときは，加害者全員が連帯して責任を負い，その損害を賠償しなければならない。

※3　通常ならば違法性のある行為であっても，正当防衛や緊急避難など，特別の事情（「違法性阻却自由」という。）のある場合には違法性がないとされ，不法行為が成立しない場合がある。）
※4　「相当因果関係説」とは，ある加害行為があれば通常そのような結果が生じるであろうと一般に予見（あらかじめ認識）できる場合に因果関係を認める考え方をいい，民法第416条（債務不履行にかかわる賠償責任の範囲）に想定されている。民法第709条では因果関係について特段の規定を置いていないのでこのような考え方がとられている。
※5　「法定の監督義務者」とは親権者，親権代行者及び未成年後見人をいう。
※6　「代理監督者」とは，幼稚園の園長，教諭，小学校の校長，教員，精神病院の院長，医師などのように親や後見人に代わって監督する義務のある者をいう。
※7　「被用者」とは，会社の社員など雇用契約に基づき雇われている者をいう。
※8　ただし，求償権の行使は制限すべきであるというのが一般的であり，判例もその立場をとっている。
※9　「瑕疵」とは，その工作物が本来備えていなければならない安全な性質または設備を欠いていることをいう。

● 4. 特別法による不法行為

　特別な不法行為責任について，次のように特別法を定めているものがある。

(1) 失火責任法

　失火責任法（失火の責任に関する法律）では「民法第709条の規定は失火※10の場合にはこれを適用せず。但し失火者に重大なる過失※11ありたるときは此の限りに在らず」と規定している。この法律によって，重大な過失によらない失火においては不法行為責任を免れることになる。

(2) 製造物責任法（PL法）
(a) 製造物責任法の目的

　製造物責任法は，被害者が製品に欠陥があった（製造物が通常有すべき安全性を欠いている）ことを立証すれば，加害者の過失を立証せずとも責任を認めることとし※12，被害者の保護を図ることを目的としている。
(b) 製造物の範囲

　「製造物」とは，製造または加工された動産をいう。
(c) 責任主体となる者

　製造業者・輸入業者※13及び表示製造業者※14で，販売業者は製造物責任法上の責任を負わない。
(d) 賠償されるべき損害の範囲

　引き渡された製造物の欠陥によって購入者など他人の生命・身体または財物に生じた損害が対象となる。

(3) 自動車損害賠償保障法（自賠法）

　自賠法は自動車による人身事故の場合に，加害者の賠償支払能力を確保することにより被害者の保護を図り，併せて自動車運送の健全な発達に寄与することを目的として制定された法律で，次の3つの特徴がある。
(a) 加害者側に無過失責任に近い賠償責任を負わせたこと

　自賠法では，運行供用者（自分のために自動車を運転する人）が人身事故を起こした場合には，加害者が「過失がないこと」を証明しない限り原則的に運行供用者責任を負うといった，実質的な無過失責任により被害者救済を図っている。
(b) 自賠責保険の強制締結により基本補償を確保したこと

　自賠法では，原則としてすべての自動車が自賠責保険（自賠責共済を含む）を締結しなければ走行してはいけないと規定し，被害者保護のための基本補償を確保している。
(c) 政府の保障事業を実施したこと

　ひき逃げにあったり，自賠責保険を付帯していない自動車にひかれたような場合に被害者を救済するため，政府が自動車損害賠償保障事業を実施し，被害者が自賠責保険とほぼ同様の補償を受けられるようになっている。

※10　「失火」とは，過失による「火災」であり，単なる「火」ではない。したがって，タバコの火で畳を焦がしてしまったような「火災」に至らないような場合は「失火」にあたらない。なお，「爆発」については判例・学説が一致して「失火」には含めず，失火責任法の適用はないものとしている。
※11　「重大なる過失」とは，判例によると一般人としての注意を著しく欠いた場合をいう。
　　　例：油の入った鍋をコンロにかけたままその場を離れるなど。
※12　ただし，当該製造物が引き渡された時点の科学または技術に関する知見では，その欠陥を認識することができなかった場合には，製造業者などは責任を負わない。
※13　「製造業者・輸入業者」とは，製造物を業として製造，加工または輸入した者をいう。
※14　「表示製造業者」とは，製造業者もしくは輸入業者として表示をした者，または製造物の製造・流通の実態などにより，消費者からみて製造業者とみられるような表示をした者をいう。

● 5. 民法による債務不履行責任

(1) 債務不履行責任（民法第415条）とは

　民法第415条には，債務不履行責任について次のように定められている。

> 　債務者がその債務の本旨に従った履行をしないときは，債務者は，これによって生じた損害の賠償を請求することができる。債務者に責めに帰すべき事由によって履行をすることができなくなったときも，同様とする。

　「債務不履行」とは，債務者が取引などにおいて契約の

本旨（約束）を果たせないことをいう。この場合に債権者は，債務不履行によって生じた損害について，債務不履行に基づく損害賠償責任請求ができる。

不法行為責任が特定の契約関係の有無にかかわらず，広く誰との間にも生じうるのに対して，債務不履行責任は特定の契約（契約書面の有無を問わない）によって結ばれた者の間に限って生じるところに特徴がある。

(2) 債務不履行責任の種類

一般的に債務不履行責任には次の3種類がある。

(a) 履行遅滞

債務者が債務を履行できるにもかかわらず，履行期になっても履行しないことをいう。

(b) 履行不能

契約締結時には履行可能であった債務が，債務者の責めに帰すべき事由により履行が不可能になったことをいう。

(c) 不完全履行

一応の履行はなされたが，その内容が債務の本旨に適さ

ない不完全なものであることをいう。

(3) 不法行為責任との損害賠償請求権の競合

例えば，レンタルCDを借りていたAさんが，そのCDを誤って割ってしまった場合，これをレンタル店の所有権への侵害行為をみれば「不法行為責任」となり，これを賃貸契約上の目的物返還義務違反とみれば「債務不履行責任」となる。このように1つの行為が2つの責任をもたらし，損害賠償請求権が競合することがあるが，この場合はどちらの請求権を行使してもよいとされている。

この場合，「不法行為責任」は被害者側（レンタル店）がAさんの過失により被害を受けた事実を立証しなければ成立しないのに対して，「債務不履行責任」は債務者である加害者側（Aさん）が自己に過失がないことなど，債務不履行責任がなかったことを立証しない限り成立するという違いがある。

［鈴木祐介］

4.2 初期対応

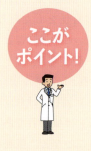

ここがポイント！

医療事故に直面した際の医療者が念頭におくべき姿勢について，"医療事故：真実説明・謝罪マニュアル"には，「自分に対する治療で自分が被害を受けたら，どうしてほしいか？」「なすべき正しいことは，何か？」という視点を持って対応することが記されている[1]。

初期対応において最初に考慮しなければならないことは，事故に伴う患者被害を可能な限り最小限に留めることである。そして，患者やその家族への対応の要は，医療者との信頼関係が事故発生前はどのような状態にあったのかを確認することである。信頼関係の程度によっては，同じ対応をしても結果は全く相違することになる。特に，事故の調整役となる医療安全管理に関わる者，いわゆるリスクマネジャーはこの点を留意する必要がある。

また，医療事故では種々の職種が何らかの形で関わっていることが通常である。臨床検査に携わる皆さんも，時には傍観者として，時には上司・同僚として，そして当事者として，「なすべき正しいことは，何か？」を考えなければならない。傍観者だから「我，関せず」の態度は良くない。何か支援できることはないかと自問しながら関わること。おそらく，臨床検査部門が患者の「死」につながる重大事案の当事者になることは少ないと思われるが，決してゼロではない。例えば，患者に負荷をかけるような生理機能検査を行っていた際，突然の心肺停止に遭遇した場合，"患者の急変を検査中に察知できたのではないのか？"と問われる可能性がある。

Q 医療事故が発生した場合，患者やその家族が望むことは何でしょうか？

A 一般に，患者やその家族は医療者側に次のことを望んでいる。
- ミスについて正直に伝えてもらいたい。
- 何が起きたのかを知りたい。
- なぜそのミスが発生したのかを知りたい。
- ミスの結果生じた傷害が，どのように軽減されるのか教えてほしい。
- ミスの再発防止に取り組むことを保証してほしい。
- 謝罪を含めた感情面の支援をしてほしい。

▶参考情報

(1) 臨床検査に関係する医療事故情報
① 「日本医療機能評価機構 医療安全情報」[2]
　日本医療機能評価機構から報告されている臨床検査に関係する「医療安全情報」には以下のものがある。
　　No.21「血糖測定器の使用上の注意」
　　No.26「血糖測定器への指定外の試薬の取り付け」
　　No.53「病理診断時の検体取り違え」
　　No.71「病理診断報告書の確認忘れ」
　　No.109「採血時の検体容器間違い」
　　No.111「パニック値の緊急連絡の遅れ」
② 病理診断時の検体取り違え（医療安全情報 No.53）について（医療事故情報収集等事業第45回報告書[2]）
　病理診断時の検体取り違えについて，再発・類似事例8件を記載。医師等への報告前の発見4件及び報告後不要な手術・処置の実施4件について，取り違えの場面・発見の契機・改善策などに言及している。なお8件のうち6件が病理検査室内における検体処理の段階での取り違えであった。

(2) 臨床検査部門に関連する有害事象の報告（日本医療機能評価機構平成26年度報告書[2]）
　平成26年度に日本医療機能評価機構に報告された臨床検査部門に関連する医療事故は3件であった。その内訳は、実施した行為が誤っていた事例で、検体検査2件・機能検査1件。
　一方、ヒヤリ・ハット報告は、実施した行為が誤っていた事例が22件、実施すべき行為をしなかった事例が31件の合計53件であった。その内訳は、業務工程別では管理2件、準備9件、実施42件。検査内容別では検体検査34件、生理機能1件、画像検査5件、内視鏡検査1件、機能検査12件。

MEMO

「医療事故：真実説明・謝罪マニュアル」とは？
　アメリカのハーバード関連大学病院の医療事故に対応する組織の具体的な行動や基本方針の基礎を文書化したもので、2006年に東京大学医療政策人材養成講座で翻訳して公表された。
　原本：When Things Go Wrong Responding To Adverse Event. A Consensus Statement of the Harvard Hospitals[1]

4.2.1　事故被害の細小化

　医療事故が発生したとき、現場に遭遇した医療者が最初にしなければならないことは、患者を守るために適切な医療行為を行い、継続して起こる可能性のある傷害を防止または軽減することである。

　次は、事故被害を小さくするための一般的な対応である。これらの点に注意して、事故の細小化を図る。

①患者さんを安定させ、傷害を和らげ、さらなる害を回避するために、必要なすべての行動をとる。
②事故に対応する心的余裕がない医療者、欠陥ある医療機器など、患者さんの安全を脅かすものを緊急に排除する。
③最初に関わった医療者が適切な対応ができない場合は、速やかに代わりの医療者を担当させる。
④医療チームのメンバーに事故の概要を知らせ、事故を十分に認識し情報を共有して、その後の患者や家族とのコミュニケーションを一貫性のあるものにする。

　臨床検査に係る事故において、例えば「病理診断時の検体取り違え」の場合には、複数の患者に影響することが想定される。最初に発覚した対象患者に対する被害の細小化のみではなく、他方の検体誤認された患者への被害が発生しているかどうか、未然に防ぐ行動はできるのかなどを検討して被害を食い止めなければならない。

　また、患者への直接の被害を細小に留めることに加えて、患者の家族への適切な対応や医療者側の当事者への対処などにより、患者周囲で生じているかもしれない被害を少なくすることも重要である。

Q　臨床検査技師が医療事故の当事者だった場合はどうすればよいのでしょうか？

A　事故の影響の細小化のために、間接的なことであっても参加する。
　臨床検査部門で発生した医療事故の影響を細小化するために、直接的に行える作業は少ないかもしれないが、間接的なことであっても提案して参加する。そして、当事者となった臨床検査技師には、まずは最も信頼されている存在の上司などが事情を聴取し、当事者と一緒になって対応して事故の影響を最小限に留める。

4章 医療事故への対応

> **Q** 医療事故が臨床検査業務に関係する場合はどうすればよいのでしょうか？
>
> **A** 事故の細小化・原因究明に協力する。
>
> 「乳がんが疑われた2人の患者の診療過程で病理組織検体が入れ替わってしまった」千葉県がんセンター事案（4.2.2参考情報を参照）のように，事故発生直後は病理組織検査体の取り扱いのどの時点で過誤が生じたか不明なことが多々ある。臨床検査部門が関係する事故の際は，過誤の責任が不明な場合はもちろん，過誤はないと確信している場合においても事故の細小化・原因究明に協力することが大切である。

▶参考情報

(1) 臨床検査患者安全対策　PSAマニュアル（一般社団法人 日本臨床衛生検査技師会）[3]

医療事故を細小に留めるには，事故発生後の対応も重要だが，発生前から事故が発生したとしても重大な結果に至らないよう，平素の自覚が大切である。日本臨床衛生検査技師会では，以下のような「安全な医療を提供するための10の要点」を掲げている。

①根づかせよう安全文化　みんなの努力と活かすシステム
②安全高める患者の参加　対話が深める互いの理解
③共有しよう　私の経験　活用しよう　あなたの教訓
④規則と手順　決めて　守って　見直して
⑤部門の壁を乗り越えて　意見かわせる　職場をつくろう
⑥先の危険を考えて　要点おさえて　しっかり確認
⑦自分自身の健康管理　医療人の第一歩
⑧事故予防　技術と工夫も取り入れて
⑨患者と薬を再確認　用法・用量　気をつけて
⑩整えよう療養環境　つくりあげよう作業環境

MEMO

臨床検査業務に関して事故が発生すると考えられる要因
・検査手技上の過誤によって患者に損害を与えた場合
・検査機器不良等が医師の診断を誤らせ，間違った処置をさせて損害を与えた場合
・検査に用いた薬剤の副作用で患者に損害を与えた場合
・検査の必要性，危険性について説明しないまま，悪い結果が発生した場合
・患者に対する接遇にて，患者が不快と感じた場合

4.2.2　事故発生直後の対応

事故対応とは，「有害事象の発生後に提供される一連のサポートのプロセスのことで，良いコミュニケーションや適切な文書の作成を行うこと，そして患者や家族が継続して情報を受け取ることを保証するためのサポート」と言われている[4]。患者や家族との信頼関係を可能な限り維持し，正確な情報を遅滞なく提供するためには，事故発生直後に必要な事柄を漏らさないようにしなければならない。

発生した事故の原因について，知るべきすべての情報を得るよう努めなければならない。4.2.1で「事故被害の細小化」については述べたが，他に発生直後に留意しなければならないことは，以下の項目である。

①事故につながったと見られる薬剤，装置を保全する。事故に関連した物品等（医療機器，薬剤，計測データなど）を確実に保管することも忘れてはならない。
②患者とご家族とのコミュニケーションに関して，誰が第一責任者になるかを決める。
③事故に関与したスタッフの記憶が鮮明なうちに，関与した周辺状況や要因を，できる限り速やかに確定する。患者にとって緊急の治療計画を立てる上でもとても重要になる。
④適切な病院の管理者に事故について報告する。

事故被害の細小化に努めた後は，所属する医療施設の医

4.2 | 初期対応

療事故対応マニュアルに沿って，関係部署に速やかに報告するとともに，現場の情報収集・適切な処置・対応の指示を仰ぐことが重要である。

発生した事故の内容によっては，院外の関係機関への報告が義務づけられている事案もある。4.2.4の関係機関への報告と連絡を参照すること。

> **Q** 事故が発生した直後の患者及び家族への説明はどの程度すべきなのでしょうか？
>
> **A** 遅滞なく事実について説明する。
>
> 事故発生時の患者やその家族には，緊急処置を実施した後に，遅滞なく事故の事実について説明することが大切である。事故の事実関係をわかりやすく，言い訳や憶測を避けて正確に説明する。もし，医療過誤が明白な場合は，誠実に謝罪するとともに，患者の原状復帰に全力を尽くすことを合わせて伝えることが重要である。

▶参考情報

(1) 千葉県がんセンター事案「乳がんが疑われた2人の患者の診療過程で病理組織検体が入れ替わってしまった」[5]における対応
　「初診から57日目の夕方に病理医が患者A様の手術標本の病理診断時に，患者A様に初診日に実施した針生検（浸潤性乳管癌）と組織型が異なる癌であることに気づき乳腺外科部長に報告した。その翌日に乳腺外科部長から医療安全管理室に報告し，病院長に報告した。生検を同日に行った2人の患者の検体の遺伝子検査を行った。さらに翌日，患者A様と患者B様の検体の遺伝子検査の結果，検査結果の取り違いがあったことが明らかとなった。その翌日に，臨時医療安全管理委員会を開催し，患者様ご家族への説明，院内事故調査委員会の立ち上げを決定，今後の対応方針等を協議した。直ちに，患者A様及び患者B様ご本人ご家族に，経過を説明し謝罪するとともに，今後の心身のフォローや事故調査の実施等について説明を行った。」

MEMO

臨床検査部門における事故の背景[6]
(1) 医師から臨床検査の指示が伝票で出されると，それに従って試料採取が行われる。容器には患者識別のためのラベルが貼られ，検体を入れて臨床検査室へ搬送される。検査室では検体の受付・仕分けと前処理が行われ，測定や標本作製がなされ，測定結果報告書や判定・診断報告書が作成され病棟や外来へ報告される。このようにいくつもの段階を経ているので，事故もその段階ごとに起こりうる。臨床検査室で起こる事故の95％は人為的なエラーによるものと言われている。
(2) 病理細胞診検査で誤診をする原因としては，以下のようなことが考えられる。
　①境界病変で悪性と良性の区別が難しい場合
　②標本が乾燥している，観察に十分な細胞が取れていない
　③病変部のサンプリングが不十分
　④臨床情報が不十分
　⑤検体作製時のコンタミネーション
　⑥思いこみ，単純な見落とし

4.2.3　事故発生時の記録

　医療事故が発生した後，医療者はその事故に関する診療情報を，完全に・正確に・事実に基づいて診療記録に記入しなければならない。患者に対して行ったケアや継続中の治療計画についても記入すべきである。臨床検査技師にも診療録に記載する権限と義務がある。記録に残すべきことは必ず記載する。
　診療録に記録する内容は，観察した事実や実際に行った行為に基づいて正確に記載する。自身の憶測による判断は記載せず，自分のメモに残しておき，調査の際（リスクマネジャーによるインタビューなどの際），自身の意見として整理して報告するという方法がある。
　診療記録に記載する場合は，「時刻」に注意する。観察や実施した時刻は関係した医療者の間でズレが生じないように配慮することが大切である。そのためには，掲示されている時計や院内ピッチ，電子カルテ，医療機器など，可能な限り時刻を調整する習慣が役に立つ。なお，診療録に記載する際は，メモに残した時刻（自分が標準とした時計による時刻）を基に，関係者間で基準とする時計を定めて，

時刻の修正を行い，行為が実施された正確な時刻を記載する。

> **Q** 自分の時計で確認した時刻と他の人の時刻が相違するときは，どのように診療録に記載したらよいのでしょうか？
>
> **A** 標準時計の時刻を基準として記録する。
>
> 診療録に記載する場合は，病院内の標準時計の時刻などを基準として，関係した職員すべてが時刻の調整を行って記録する。また，事故発生後にすでに診療録に記載された時刻に標準時計の時刻との相違がある場合には，その旨も記載しておく。

正確な時刻で日常の業務を行うために，定期的にしておくとよいこと
- 就業開始の前にスタッフ全員で時刻合わせをする習慣をつける。
- 時刻の基準となる院内の標準時計を決めておく。
- 医療機器の時刻も同様に合わせておく。

4.2.4　関係機関への報告と連絡

事故対応マニュアルに従って，上司や医療安全管理者など，連絡が必要な関係者に報告することが大切である。なお，マニュアルには，発生した事案の重大性により，報告のプロセスが違えて決められている。特に，患者が死亡した場合，重篤な合併症が生じる恐れのある場合，そして被害の拡大が予測される場合には，「緊急報告対象事案」として，ただちに医療安全管理担当者に連絡する手続きになっている。4.1項重大事故発生への整備を参照すること。

報告する際に必要な内容は，「何が起きたのか？」「有害事象発生前に患者と何が話し合われたのか？」「診療録にどのようなことが書かれているのか？」などで，患者やその家族に対応する際に必要な情報になる。

医療事故の分析目的は，事故に関わる背景を十分に理解して事故に至った要因を特定し，再発防止を促すシステム改善のための実践的な勧告を作成することである。したがって，その診療に関連したすべての関係者が事故の分析に参加し，正確で詳細な情報を迅速に提供することが重要である。

5章医療事故調査で詳しく述べられているが，発生した事故の内容によっては，医療事故調査制度に基づいて医療事故調査・支援センターへの報告をしなければならない。また，医師法第21条「異状死体の届出」に係る場合は，異状を発見した時点から24時間以内に所轄の警察署に報告することが法律で定められている[7]。

> **Q** 報告しなければならないような出来事とはどのようなものですか？
>
> **A** 医療上の管理に関連する障害（有害事象）など。
>
> 組織内の医療安全部門に報告しなければならない事案には，合併症と異なり医療上の管理に関連する障害（有害事象），意図したことを実施するための行動の失敗，有害事象を引き起こす可能性はあったがそうならなかった事象，今後起こりうるかもしれないと考えられる事象などが対象となる。なお，有害事象やエラーは迅速な報告が必要である[8]。

▶参考情報

(1) 医療安全管理体制[9]
　医療事故調査とは，医療事故に関する原因究明を目的とした情報収集，原因分析をいう。調査を進めるにあたっては，院内に医療事故調査委員会を設置して検討を行い，医療安全管理者や担当者（リスクマネジャー）を配置して実務に対応できる体制を整備する。所属する組織のマニュアルを確認してみること。参考資料としては，独立行政法人国立病院機構「リスクマネジメントマニュアル作成指針」(http://www1.mhlw.go.jp/topics/sisin/tpl102.1_12.html) などがある。

(2) 公益財団法人 日本医療機能評価機構
　国民の医療に対する信頼の確保および医療の質の向上を図るため，医療機関の第三者評価を行い，医療機関が質の高い医療サービスを提供していくための支援を行うことを目的として，設立された第三者機関。詳しくは，3.4項医療事故情報収集等事業における取り組みを参照すること。

MEMO

(1) 医師法第21条「異状死体の届出」
　医師法第21条に，「医師は，死体又は妊娠4月以上の死産児を検案して異状があると認めたときは，24時間以内に所轄警察署に届け出なければならない。」と定めている。

(2) 日本法医学会の異状死ガイドライン（日法医誌 1994 第48巻，第5号）[7]
　日本法医学会は異状死を，「基本的には，病気になり診療をうけつつ，診断されているその病気で死亡することが『ふつうの死』であり，これ以外は異状死と考えられる」と定義して，実務的側面を重視して具体的なガイドラインを提示している。

4.2.5　患者，家族へのサポート

　医療事故に直面した患者やその家族は，自分の健康を委ねた医療者が突然に加害者となった状態に直面する。そして，その事実を否が応にも受け止めなければならない。したがって，事故が発生するまでの患者と医療者の関係性が，事故後の対応結果に大きく左右する。つまり，患者と上手にコミュニケーションを図り，患者中心の医療に秀でた医療者は，訴訟を起こされる可能性が少ない。言い換えれば，「満足した患者は訴訟を起こすことが少ない」ということである[4]。

　遺憾の意や謝罪は，予定した医療計画と相違した状態になったことについて，事実についてのみ明確に表現すること。過失を認める謝罪ではなく，間違いがなくても予定しなかった悪い状態に対する共感の態度で伝える。

　医療者と患者やその家族とでは医療事故の受け止め方が相違することが多々ある。例えば，「病理検体の誤認」が発生したが幸いにも発見が早く患者に被害が生じなかった場合，医療者側は過誤があったが有害事象は生じなかったので軽視する傾向に陥いる。しかし，患者側にとっては被害の程度にかかわらず，「間違えられた」という過誤が発生したこと自体が重大であり，「許せない！」と考えることもある。患者とその家族への対応の際は，医療者の立場ではなく患者側の立場に自身を置いて，適切な対応を考える。

　事故発生後は，患者の病態の推移について，患者そしてその家族に毎日必ず伝える。問われる前に報告すると，なおよい。

　患者や家族との面談内容はすべて文書化して保存する。面談をした場所，日時，会話をした人，会話の内容，患者の反応そして患者が示した理解度，並びに患者や医療提供者・医療機関のスタッフが次に行うべき措置も文書化する[1]。

4章 医療事故への対応

> **Q** 患者やその家族から，真相解明を迫られたら，どのように対応すればよいですか？
>
> **A** 毅然として誠実に情報を開示して説明する。
>
> 　真相解明が「事故隠し」を懸念した患者や家族の糾弾に及ぶ場合が時にあるが，その際には毅然として誠実に情報を開示して説明することが大切である[10]。

▶ **参考情報**

(1) 医療メディエーション
　医療の現場では，患者側と医療者側の間で理解・認識の仕方に「ずれ」が往々にして生じる。メディエーションとは，双方の対話を支援する立場でかかわり，互いの認知・理解のずれを克服する手続きである。一般に，人が怒りの中から真意を伝えることは難しく，本来の方向に向かい難いものである。その際，「受け止めてから質問を返す」を繰り返すことにより，「怒り」を「語り」変えて落ち着きを取り戻させ，やがて「気づかせる」ことを目標に対話を進めることができる。4.5項医療メディエーションを参照すること。

MEMO

患者やその家族と医療者の理解の相違
　患者やその家族は「病院には治すという義務がある」と考えてしまいがちで，期待していた結果と相違すると，「治すように頼んだのであって，治せないなんて聞いていない！」などと訴えてくることがある。このような患者やその家族に有害事象が発生した場合は，さらに問題が大きくなる。患者・家族にサポートを開始する際は，患者・家族の立場になってどのような心情かを把握して取りかかることが大切である[10]。

4.2.6　当事者，当該部門への対応

　有害事象の発生後は，当事者もまた，精神面や業務面において非常に大きな影響を受ける。当事者がこうした事故の"第二の被害者"であることを認識しなければならない。当事者に対して，彼らが立ち直り，患者へのコミュニケーションと謝罪を効果的に行い，そして速やかに専門業務に復帰できるように，制度化された支援が提供されるべきである[1]。

　事実関係を確認するための話し合いの場面では，まずは有害事象に関係した医療者は，行った医療行為をその時点の事実に基づいて客観的な方法で検証し，報告する。そして，責任を押しつけ合うのではなく，お互いを尊重して応対し，当事者の二次被害が生じないように配慮する。さらに，当事者を周囲から支援している同僚やチームメンバーの役割についても評価することが大切である。

　医療者と患者やその家族の間の情報や協議内容に関する秘密は守られなければならないのは言うまでもないが，医療者間・医療者と弁護士間の調査過程やコミュニケーションに関する事項も守秘の対象となる。その結果，正確な情報の収集が可能となり，根本の原因が明確になる。さらに，情報も適切にコントロールできる[4]。

　当事者が患者やその家族に直接謝罪することは，本人の希望や事案の内容・患者やその家族の心情などを総合的に考慮して，事案ごとに慎重に判断することが重要である。

　医療事故の内容によっては，警察への届け出が必要になるが，その際は一層当事者への配慮が求められる。当事者が警察の捜査に冷静に正確に事実関係を説明できるよう支援することが大切である。

4.2 | 初期対応

Q 管理者は当事者にどのように接すればよいのでしょうか？

A 当事者の立場・心理を理解して適切に対応すること。

管理者は，当事者の立場・心理を理解して適切に対応することが求められる。そして，具体的には以下のようなことを心がけること。

- 当事者に，自身が抱える悩みを話させる。
- 当事者に，十分な時間を設けて，受容的な態度で接する。
- 勤務時間外のサポートも考慮する。
- 周囲の同僚・チームメイトにも，サポーターとしての役割を認識させる。
- 当事者の業務に対する配慮を行う。
- メンタルサポートを活用することも念頭に置いておく。

▶参考情報

(1)「人は誰でも間違える」
「To Err Is Human」[11]では，"間違いをおかすのは人間の本質である。しかし，問題解決の方法を編み出し，よりよい方法を見つけて，前進するのもまた人間の本質なのである。"と述べられている。医療事故は人のかかわりの中で生じるが，決して個人に責任が集中するものではない。間違いを犯すことを前提にして，何がそれを助長してしまったのか，どうすれば予防できるのかなどを考えるのが大切である。2.4項ヒューマンエラーについてを参照すること。

(2) 医療事故経験者のメンタルサポートの現状[12]
「看護職の医療事故の経験による安全学習とサポートの関連についての検討」におけるアンケート結果（複数回答）
- サポート内容は，原因追究を一緒にしてくれた (48.5%) が最も多く，問題点を指摘してくれた (45.5%)，励ましの言葉をかけてくれた (41.8%)，話を静かに聞いてくれた (37.9%) と続いた。
- サポート期間は，事故直後のみ (46.1%) が最も多く，事故後2～3日まで (20.6%)，事故翌日まで (12.0%) と続いた。
- サポート提供者は，職場の先輩・同僚 (64.4%) や直接の上司（師長，主任など）(63.8%) など職場の同僚が多かった。

MEMO

(1) 医療者への支援[1]
- 事故に巻き込まれた医療者への支援を提供するプログラムをつくる。
- いろいろな要望に沿う多様な支援サービスを提供する。
- 必要に応じて，医療者の職務遂行能力に見合った適切な職場の提供や休暇の取得を促す。
- 系統立てられた事故の報告や記録手順を整備する。
- 患者や家族とコミュニケーションをとることを，医療者に促す。
- ピア・レビュー（同業者相互評価），医療品質保証改善活動，根本原因分析の手順を医療者に教育する。

(2) エラーマネジメントの基本原則[13]
- どんなに優秀な人間でも，時には最悪のエラーを起こすことがある。
- 先入観，注意散漫，忘れっぽさ，不注意といった一瞬の精神的状態は最終段階で発生し，ほとんど管理できない分野である。
- 我々は人間の状態を変えることはできない。人間はどんな時でもエラーを犯し，規則違反を犯しうる。しかし，人間の働く条件を変え，不安全行動を少なくすることは可能である。
- エラーをした人間を非難しても，感情的には満足するであろうが，その人の将来の間違いやすさには何の効果もない。
- エラーは，情報的な問題から生じる。エラー対策の最も良い用法は，人の頭の中，あるいは作業現場のどちらかにある情報を有効に活用することである。
- 規則違反は社会的，動機づけに関する問題である。規則違反に対する対策として最も上手い方法は，人の規範，信念，態度，文化を変えることであり，手順書の信憑性，適用性，有効性，正確性を向上させることである。
- 規則違反には二つの働きがある。一つは違反者が続けてエラーを起こしやすくすること。二つ目は，そのエラーによる被害を大きくする可能性を高めることである。

4.2.7 患者，家族とのコミュニケーション

本項の冒頭で，初期対応において「自分に対する治療で自分が被害を受けたら，どうしてほしいか？」をまず念頭に置くことが大切と述べたが，患者やその家族とコミュニケーションを図る場合にも改めて心しておかなくてはならない。すなわち，患者やその家族がどのような心情にあり，何を求めているかを推し量り，そのことを医療者側が理解していることを伝える「共感的態度」がコミュニケーションのカギになる。

医療事故が発生すると，これまで培ってきた医療者と患者やその家族との信頼関係は崩壊していく。事故の弊害を最小限に抑えるためには，その崩壊をどの程度で留めることができるか，再構築する機会を確保できるかが重要である。したがって，発生直後から適切な患者・家族とのコミュニケーションを図り，解決に向けた環境を整える必要がある[1]。

患者やその家族と良好なコミュニケーションを行い，信頼関係を再構築するための具体的な方法は，以下のとおりである。その際，情報提供がどのように行われたかの過程は，患者とその家族の反応に大きく影響する。

①医療事故発生後には，患者やその家族に対する迅速かつ心情に配慮した正直なコミュニケーションを図る。
②信頼を維持するために，患者やその家族への報告を事故発生後少なくとも24時間以内に行う。

③最初の説明は，何が起こったのかと，すぐに現れる影響や予後などについて重点を置く。
④生じた傷害の影響を軽減するために何が行われつつあるのかについての説明もする。
⑤関係をこじらせるような何らかの事態が発生した際にも，関係を保つという姿勢で忍耐強く関わる。

コミュニケーションを図る場合，医療者は以下のことを忘れてはならない[4]。

①患者や家族と面談する際は，誰が最もふさわしいかを考えて行動する。
②関係者が持っている情報や必要な情報を検証して，「どのような情報を，どのように患者や家族に伝えるか？」について整理して，患者や家族と面談する。
③発生した問題に対して患者や家族に質問する機会を保証する。
④患者や家族との会話は，了承を得て，その事実をすべて客観的に記録する。
⑤面談の最後には，医療者側の窓口となる者を告げ，常に連絡が取れることや，次回の面談の計画をあらかじめ決めておくことを忘れないようにする。
⑥一定の決着がついた後も，患者や家族への適切なフォローアップの連絡を取る。

[田中信一郎]

Q 事故発生の後に，患者やその家族に「すみません」と言ってもいいのでしょうか？

A 「すみません」は，責任の表明（謝罪）ではない。

「すみません」は，患者やその家族への同情に基づく，共感の表明と理解される。共感の意を表すことは，責任の表明（謝罪）ではない。

Q 「合併症」と医療者が判断した場合は，どのような態度で患者やその家族に臨めばいいのでしょうか？

A 合併症には，共感の態度で応じる。

合併症と判断した場合は，「共感」の態度で応じ，医療行為に過誤があることが確実な場合は，「謝罪」の態度で接することが大切である。つまり，謝罪とは共感に加えて，責任・過誤を認めることである[4]。

▶参考情報

(1)「共感」とは[14]

　共感について，「共感的理解の程度は，他者をどれだけ身近なものとして認識しているかの程度」とされ，具体的には，「共感は患者を中心に考え，患者の世界とともに，患者の世界の中で感じるものである。共感は，援助者による患者の世界の正確な認識と，その理解の患者への伝達，そしてその理解に対する患者の認識とから成り立っている」と理解されている。

MEMO

インシデント発生直後の患者やその家族への情報公開についての一般原則
- インシデント発生についての事実だけを伝える。すなわち，何が起きたかということを伝え，どのようにしてなぜその結果が起きたのかあなたが信じていることは伝えないようにする。
- 信頼できる情報が手に入ったときには，適切なタイミングで情報提供する。
- さらなる診断や治療について，あなたが推奨することを説明する。
- 今後の予想される経過の見通しについて説明する。

📖 参考文献

1) 東京大学医療政策人材養成講座 有志 翻訳：医療事故：真実説明・謝罪マニュアル「本当のことを話して，謝りましょう」，2006年 http://www.macoalition.org/documents/respondingToAdverseEvents.pdf
2) 公益財団法人 日本医療機能評価機構　医療事故情報収集等事業(http://www.med-safe.jp/)：平成26年度報告書(http://www.med-safe.jp/pdf/year_report_2014.pdf)，第45回報告書(http://www.med-safe.jp/pdf/report_45.pdf)，176-186，2016年
3) 一般社団法人 日本臨床衛生検査技師会：臨床検査患者安全対策　PSAマニュアル，2004年
4) D・ボイチェサック，J・W・サクストン，M・M・フィンケルスティーン，前田正一監訳／児玉聡，髙島響子 訳：ソーリーワークス，医学書院，2011年
5) 千葉県がんセンター　院内事故調査委員会：病理検体の取り違え事故に関する報告書，2016年2月17日
6) 帝京大学医学部附属溝口病院臨床病理部 水口 國雄：検査部のマネージメント改革－理論と実際の取組み－ 4.リスクマネージメント 2)臨床検査と医療過誤，Lab.Clin.Pract. 2004：22(2)：130-133
7) 日本法医学会　異状死ガイドライン　http://www.jslm.jp/public/guidelines.html
8) 一般社団法人 日本救急医学会，中島和江 監訳：有害事象の報告・学習システムのためのWHOドラフトガイドライン，へるす出版，2011年
9) 飯田修平 編著，「医療事故発生後の院内調査の在り方と方法に関する研究」グループ：院内医療事故調査の指針，メディカ出版，2013年
10) 井上清成：病院法務セミナー よくわかる病院のトラブル 法的対応のコツ，毎日コミュニケーションズ，2008年
11) L・コーン，J・コリガン，M・ドナルドソン 編　米国医療の質委員会／医学研究所 著　医学ジャーナリスト協会 訳：To Err Is Human人は誰でも間違える，日本評論社，2001年
12) 林千加子，鈴木千絵子，横手芳惠，森本寛訓：看護職の医療事故の経験による安全学習とサポートの関連についての検討，岡山県立大学保健福祉学部紀要，第19巻，1号，9-18，2012年
13) 日科技連：組織事故，1999年
14) R・C・マッケイ，J・Rヒューズ，E・L・カーバー 編　川野雅資，長田久雄 監訳：共感的理解と看護，医学書院，1991年

4.3 中長期的対応

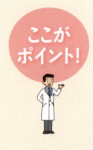

ここがポイント！

・事実の経過を正確に把握する。
・それまでの事故防止対策の弱点を改善する対策を立てる。
・医療事故の公表は医療安全管理の向上につながる。
・公表にあたっては，個人情報の保護と心情への配慮をする。
・報告をする文化・学習をする文化を育てる。
・再発防止策は，一次的なものから多面的・立体的な防止策を考える。
・再発防止策は見直しを行う（PDCAサイクルを回す）。
・病院として責任を持って対応することを伝える。
・患者目線に立った説明と，適切な謝罪を行う。
・患者・家族との関係性を切らさない。
・当事者の体調に合わせた支援を行う。
・当事者の思いに合わせた支援を行う。
・当事者とその職場に対する支援を行う。

4.3.1 原因の調査，分析，公表

● 1. 医療事故調査委員会の設置と検討事項について

　医療事故が発生し，初期対応が終了すると，次いで院内における医療事故調査委員会を速やかに開催して，事実経過の把握，事故の原因究明や再発防止策の検討，過失の有無などを組織として判断することが始まる。この委員会には必要に応じて外部の専門家を加える場合がある。そして，検討会で明らかになった事故の原因や再発防止策の説明を患者及び家族に対して行う。また，院内では業務手順の変更や医療事故防止マニュアルの変更などの事故防止対策への反映と実施，必要な情報を職員へ周知し再発防止に向けた教育研修などが行われる。

①事実経過の把握

　発生した事故について，時系列で事故発生までの過程と事故発生後の対応を明らかにする。事故はたまたま起こってしまったということはないので，事故発生に関わった人，手順，モノ，環境などの詳細を明らかにする。それによって，後に行う原因分析において直接・間接の原因を特定し，その精度を向上させることができる。

　事故調査委員会への当事者の関与については，当事者には事実を理解してほしいという思いがあり，当事者から事実を聞くことが原因究明や再発防止に非常に重要となるので，当事者の状態を勘案してヒアリングや会議に出席してもらう。

②実施した医療の妥当性の評価

　診療録等の記録，当事者からのヒアリング，関係者からのヒアリング，モニター類の記録，使用薬剤，検査結果，剖検や死亡時画像診断（Ai）の結果などを用いて，実施した医療行為を明らかにしてその妥当性を評価する。妥当性の評価には外部の専門家を参加させることも検討する。

③医療事故の原因分析

　医療事故の分析にはRCA分析・SHELL分析・4M4E分析などの分析ツールを用いて事故原因の分析を実施し，起こった医療事故の根本原因を明らかにする（詳細は2.5項を参照）。その際に，起こった医療事故の原因を職員個人の責任に帰すことではなく，施設全体の問題やシステムの問題として捉えて対応することが大切である。

④講じてきた医療事故防止対策の効果の検証と再発防止策の立案

　医療事故の中には，マニュアルから逸脱した行為を行った結果事故に至るケースが見られる。この場合にはなぜマニュアルから逸脱した手順で実施したのかについて検討を行う。また，手順に沿って実施していたにもかかわらず事故が発生してしまった場合は，今まで講じてきた事故対策の効果について検証を行う。そうすることで，医療事故の

原因分析から新たな事実や原因が判明する。さらに，事実経過の把握の過程で事故に至る前にミスを発見する機会があったことが判明することがある。この場合はなぜ，小さなミスや事故に至る前段階を取り逃がしてしまったのかを検討する必要がある。以上のことを踏まえて手順・基準等のシステムの観点から，今まで講じてきた医療事故防止策の効果の有効性の評価を行い，それに対して弱点を補うような再発防止策を立案する（再発防止策の検討は，4.3.2を参照）。

⑤発生した事故について組織としての責任の判断

医療事故の過失の有無について検討し，組織としての責任の判断を行う。

⑥再発防止策の職員への周知と職員教育

事故の程度にもよるが，事故の概要を伝えることで職員の動揺や不安を抑えることができる。次いで，再発防止策を職員に周知することで，事故が無駄にならなかったとの思いや，再発防止策が講じられたことで職員は安心して働くことできるという気持ちになり，負の連鎖やマイナス思考を止めることができる。さらに中長期的には，再発防止策を徹底するために事故の振り返りを行い，事故後に実施することとなった再発防止策の研修を行うことで，医療安全に対する意識はより高まるものと考える。

● 2. 発生した医療事故の公表について

医療事故等が発生した場合に，発生した医療事故の事実や改善策等を公表することは，当該医療施設における医療安全管理の徹底化になることはもとより，他施設でも公表された医療事故を教訓として学ぶことにより再発防止につながる。また，公表を行うことで医療の透明性を高め，その結果として患者からの信頼性の向上につながることになるので，各々の施設において基準・手順を定めて公表を行う。

①公表する医療上の事故等の範囲

公表する医療上の事故等の範囲及び方法について，「国立大学附属病院における医療上の事故等の公表に関する指針（改訂版）」では，下記ア〜ウのものとするとされている[1]。

ア 「明らかに誤った医療行為又は管理」に起因して，患者が死亡し，若しくは患者に障害が残った事例又は濃厚な処置若しくは治療を要した事例。

イ 「明らかに誤った医療行為又は管理」は認められないが，医療行為又は管理上の問題に起因して，患者が死亡し，若しくは患者に障害が残った事例又は濃厚な処置若しくは治療を要した事例（医療行為又は管理上の問題に起因すると疑われるものを含み，当該事例の発生を予期しなかったものに限る）。

ウ 上記のア，イのほか，医療に係る事故の発生の予防及び再発の防止に資すると考えられる警鐘的な事例（ヒヤリ・ハット事例に該当する事例も含まれる）。

②公表をする判断ついて

公表を行おうとする医療事故や警鐘的な事例については，各施設の医療安全管理委員会等において「公表事例に該当するか否かの判断」「公表の時期」「公表の内容」「公表の方法」を検討した上で公表を行う[1]。また，その手順についてはマニュアル化をしておく。

公表の方法には日本医療機能評価機構への報告，学会等での事例発表や医療安全の取り組みの発表，自院のホームページへの掲載など，様々な方法がある。

③公表にあたっての留意点

公表にあたっては，患者・家族のプライバシーの保護，心情への十分な配慮をし，公表内容から患者・家族が特定されないようにする。患者・家族からは下記の事項に留意して原則として同意を得なくてはならない[1]。加えて，医療従事者の情報にも十分配慮しなければならない。

ア 原則として，患者本人及び家族等から同意を得る。

イ 患者が死亡した場合には，遺族等から同意を得る。

ウ 患者が意識不明の場合や判断能力がない場合は家族等から同意を得る。

エ 同意を得るにあたり，公表する内容についても十分に説明を行う。

オ 同意の有無，説明の内容は，診療記録へ記録する。

カ その他の留意事項は，各施設で行っている「説明と同意」に準ずる。

4.3.2 再発防止策の検討と導入

● 1. 再発防止策の検討と組織的な導入

人間はミスを犯す存在であることは明らかであるが，同じ過ちを繰り返すことは避けなくてはならない。そのためには発生したインシデントやアクシデントを振り返り，なぜ事故が発生したのかについて，その発生の原因やメカニズムについて検証し，再発防止策を立てなくてはならない。

まずは，発生した事故の態様を明らかにし，その業務の手順がそれぞれの施設で決められている作業手順と比べて異なっていないか検討を行う。もし，実施した手順がマニュアルに沿ったものであったならば，それは定められた作業手順（手順書）に不備や弱点があったことを意味するので，作業手順の改定が必要となる。また，作業手順を逸脱して作業実施して事故に至った場合は，なぜ手順を逸脱し

4章　医療事故への対応

たのかを，実施者個人の問題としてではなく，作業環境や手順の複雑性の問題などのシステムの問題として捉えて改善策を立案する。

検討の結果，作業手順を変更したり再発防止策が立てられたりしたならば，次はその手順で作業を実施することとなる。そして，実施して事故やミスが発生しないようであれば，その対策は効果がある対策であるといえる。しかし，再び事故やミス，もしくは業務のやりにくさなどがあれば，改善を重ねる必要がある。一度立てられた改善策も，見直しを行いよりよいものにするための，改善のサイクルを回し続けることが大切である（PDCAサイクルの実施）。

● 2. 再発防止策の組織的取組について

再発防止策として「組織としての取り組み」について光藤によれば，下記の4つの局面で改善を行うこととされている[2]。

点の改善：個々のトラブルに対し個別に対応
線の改善：個々の職場ごとに関連するトラブルをまとめて対応
面の改善：組織内で発生するトラブルのパターンを整理して対応
立体の改善：組織全体で発生するトラブルを体系的に整理して対応

トラブルが発生したときに，第一に取り組むのは起こった個々のトラブルに対し事象を明らかにして，その原因を究明しそれに対応した対策を取ることが「点の改善」である。ここで大切なことは，一度立てた対策は先に述べたように，見直しを行いPDCAサイクルを回して改善を継続することである。このことにより多くのインシデント・アクシデントを減らすことが可能となる。

しかし，個々のトラブルに対応するだけでは，発生件数の減少が底打ちをしてしまうときがくる。特に発生した事例に対してそのつど対策を立てていても同様な事例が再発することがある。それは対策がトラブル発生の根本原因にまで届いていないからである。そこで，類似した事例を集めて共通する原因を検索して，それに対して対策を立てるのが「線の改善」である。

ただし，線の改善を進めても再び発生件数の減少に底打ちをしてしまうときがくる。事例を分析すると，各々の職場や職域だけでは解決や改善が望めない事柄が出てくる。そこで，改善の範囲を職場間の課題として捉え，関連する組織が共同して問題解決に取り組む体制が「面の改善」である。例えば採血に関連する問題を解決するのに，検査部と看護部が連携することや，配薬間違えを防止するのに薬剤部と看護部が対策チームを作り検討を行うなどである。

この改善にあたっては，医師，看護師，技師，事務部門など複数の組織が協働する必要があり，まさにチーム医療実践の一つの例である。

さらに進むとトラブル発生の原因が個々の職場や関連する複数の職場間だけでなく，組織全体に関わる課題，問題や組織風土に由来することがある。この問題に対しては，全組織を挙げて改善に取り組む必要がある。これが「立体の改善」である。

図4.3.1に示すように点から線，線から面，面から立体へとフェーズに応じた対策が検討されて導入が図られることで，効果的な再発防止策となると考える。

● 3. 再発防止策の検討と導入を今後の医療安全の活動に活かす

医療事故やインシデント報告に基づき再発防止策を立て，組織としての対応を行い，日々の医療安全活動を行っていても，医療安全の活動を今後に活かすには，江原は次の5つをコアにすべきであると述べている[3]。

そして，検討された再発防止策や組織としての対応を下記の5つの要素の視点で点検することが，今後の医療安全活動の定着と発展につながると考える。

①安全を最優先する組織文化の醸成
安全を最優先することは当たり前のことであると思っていても，現実には当たり前ではなかったために事故が発生している事実を見つめて，安全を最優先する組織文化を醸成して行かなければならないことを認識する。そのためには，先に挙げた「立体の改善」が必要になる。

②報告する文化・学習する文化の醸成
医療安全活動を行う上で拠り所となるのは，その組織でどのようなインシデント・アクシデントが起こっているのかを把握することである。そのためにはインシデント・アクシデントの報告をして，事例の分析を行い改善策を策定して安全性を高めて行くことが基礎となる。そこで，事故があった場合はもとより，ヒヤリ・ハットを経験した場合も躊躇なく報告をする文化の醸成と，報告された事例を次

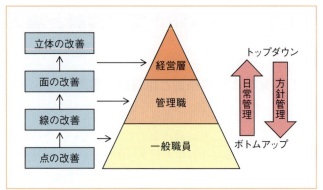

図4.3.1　改善レベルと組織階層の関係[2]

に活かすための学習をする文化の醸成が大切である。

③ノンテクニカルスキルとチーム医療に関する取り組みの
　実践

　ノンテクニカルスキルとは，「テクニカルスキルを補っ
て完全なものとする認知的，社会的，そして個人的なリ
ソースとしてのスキルであり，安全かつ効率的なタスクの遂
行に寄与するもの」と定義されている[3]。フィリンによれ
ばノンテクニカルスキルは7つの要素から構成されており
[4]（**表4.3.1**），医療安全の取り組みにおいて，チーム医療の
推進においても不可欠である。

④医療の質の評価と向上に向けた取り組み

　医療の質の評価は様々な臨床指標の収集と分析が必要で
ある。医療安全に関しては，インシデント・アクシデント
報告を基に立てられた対策に対しPDCAサイクルを回す
ことで，医療の質の向上につながる。また，日常業務に
5S活動を導入することも医療安全の質の向上につながる。

⑤患者と医療者の良好な関係の構築と患者参加の医療の
　実践

　医療事故発生後に患者と医療者との関係は，どうしても
ギクシャクしたものになることが見受けられる。しかし，
患者の思いと医療者の思いとは乖離したものではない。医
療事故は何が原因でなぜ起きたのか，今後の対策をどのよ
うにするのかなどについて丁寧な説明を行い，過誤があれ
ば謝罪をする。また，患者と医療者は病気に立ち向かうパ

表4.3.1　ノンテクニカルスキルの7つのカテゴリー

| 1. 状況認知 |
| 2. 意志決定 |
| 3. コミュニケーション |
| 4. チーム作業 |
| 5. リーダーシップ |
| 6. ストレスマネジメント |
| 7. 疲労への対処 |

ートナーであることを患者側・医療者側の双方が認識し，
患者にも医療に参加してもらい，安全性の向上を図ってい
くことが望ましい姿である。例えば日常業務の採血業務で
もこのことを実践できる。採血後に止血が不十分で，後か
ら出血をして再度止血をやり直す場面が時々ある。この場
合は，採血時に抗凝固剤の使用の有無を聞いて，止血操作
を十分に行う。患者には，採血部位を長めに押さえて十分
に止血することに協力をしてもらい，患者自身にも「血液
が止まりにくいこと」を認識してもらう。これは採血後の
再出血という事例から，止血について患者にも参加をして
もらうことで，両者に良好な関係が構築されていく一つの
事例と考える。そして，このような関係を一つ一つ積み上
げて行くことが医療安全の向上に対して望ましい姿と考え
る。

4.3.3　中長期的な患者・家族への支援

　医療事故発生後の中長期的な対応については，初期対応
としての事故発生後直後の状況が一段落した早い時期に，
現在の患者状態や今後の見通しなどと併せて発生した医療
事故について説明を行う。しかし，この時点では医療事故
の原因や過失の有無などが明らかでない場合がある。よっ
て，患者・家族に対しては時間経過・病状の経過とともに
適切に説明を行う。そして新たな事実が明らかになった場
合などでも患者・家族に対する説明を行うなどの中長期的
な対応が必要である。さらに，医療者側の過失が明らかな
場合は補償が必要となり，その場合はより時間をかけた丁
寧な対応が必要である。

　そこで，最も大切なことは，患者やその家族との関係性
を切らさないことである。そして，関係性を維持するため
には，医療者側が患者・家族に寄り添う，受容・共感とい
った姿勢とともに，患者・家族の思いや考えを丁寧に聴き
取る傾聴が大切である。

　また，長い経過をたどる事例においては，時として連絡
が疎かになってしまう恐れがあるので，定期的に連絡を取
るなどして関係性の維持に留意する必要がある。

　そして，事故の態様の如何を問わず，起きてしまった事
故によって患者・家族には病気の他に「新たな事態」が生
ずることとなる。この「新たな事態」を乗り切って行くた
めには，施設内の一部の部署が頑張るというのではなく，
組織的に継続的に支援を行うことが大切であると考える。

● 1. 医療事故後の中長期的な患者支援について

　医療事故後の中長期な支援を行う上において，医療事故
の原因分析や再発防止策の施設内または施設外での検討も
進み，事故の原因や再発防止策そして責任の程度などが明
らかになってくる。これらの事柄が明らかになったときは，
患者・家族からの要望等に応じて適時説明や話し合いを行う。

①支援体制について

ア　事故に対しては病院が責任を持って対応することを説
　明する。

イ　原則として病状や経過は主治医が説明を行うが，説明
　の内容によって説明者を選択する。

■4章　医療事故への対応

ウ　再発防止については，患者・家族の「同じような事故は二度と起こってほしくない」という思いに応えるためにも，十分に検討して説明を行う。

エ　窓口となる職員（医療事故・紛争担当職員，医療安全管理者等）が誰で，どのように連絡を取ればよいのかを明確に伝える。

オ　患者・家族が不信感を持っている場合には，理解を得られるようわかりやすく繰り返し説明する。また，説明に納得がいかないなどの場合は，医療メディエーターなどの院内では中立的な立場の職員が対応にあたる。

カ　事故によって発生した障害に対して，病院としてどのように支援するのかを明らかにする。

②対応時の留意点

ア　事故の内容について何があったのか，なぜ事故は起こったのかをわかりやすく説明する。

イ　説明の内容は確定した事実のみとし，不明な点は断定をせず，推定や憶測での説明は行わない。

ウ　患者・家族は，医療の不確実性について十分理解しているとは言いにくく，「医療は安全で確実なもの」「十分な結果を期待している」という思いがある。このような患者・家族の思いに配慮した対応が必要である。

エ　過誤が明らかとなった場合には，当事者の心理状況を確認した上で，原則として直接事故に関わった職員が

誠意をもって謝罪する。患者・家族（遺族）に対する誠実な対応は，患者・家族を苦しめてしまったという当事者の苦しみを軽減するのに役立つ。

オ　説明した内容については記録する。併せて説明者及び同席者名，患者側の同席者名，質問事項など5W1H形式で記録する。

カ　紛争・訴訟に発展する可能性が高い場合には，早期に顧問弁護士に相談する。

● 2. 補償交渉

発生した医療事故において，何らかの過誤・過失が施設側にある場合には，患者・家族に対して補償を行うことになる。補償交渉の実務は，医療事故・紛争担当などの職員が行うことがある。

患者や遺族との交渉において留意することは，事故によって当初考えられていた結果とは異なる偶発症や何らかの被害を負った患者・家族（遺族）であることを忘れずに，患者・家族のことを共感的に理解しながら補償交渉にはあたらなくてはならない。

一方で，判断に迷うことなどは担当者が抱え込まずに病院組織で対応する。また，法的な判断が必要な場合は些細なことであっても弁護士に相談することが望ましい。

4.3.4　中長期的な当事者への支援

● 1. 業務への配慮

①体調やこころの状態に配慮した仕事量・勤務時間，休暇の調整

まずは当事者が通常の勤務が可能であるか否かの判断を行い，体調やこころの状態を把握して，仕事の内容や量，勤務時間，休暇などを調整する。その際は，本人と面談の上で仕事の調整をするが，本人に仕事のことについて聞く場合に，迷惑をかけたくないという思いから無理をすることがあるので，できること，できないこと，つらいことなどを分けて客観的に話を聴くようにする。また，体調把握のポイントは，ミスが増える，周囲とのコミュニケーションが少なくなる，多弁になる，睡眠不足，食事が進まないなど「いつもと違う状況」が見られたら，積極的に声かけをして，話を聴くことに努めることである。そして，本人からの意見だけでなく周囲の意見も参考にして判断することが大切である。

②自責の念と他者への負い目への配慮

当事者は自分自身を責める「自責の念」を強く抱いたり，他者に対して迷惑をかけている，誰に相談すればよいのか

わからないなどの様々な思いを抱いたりしている場合が多い。このときは話ができる同僚を確保するとよい。または，直接利害関係のない医療安全管理者や院内の心のケアを行う医師や心理職，カウンセラーなどがフォローすることなどを検討し，当事者を孤立させないような配慮が必要である。

③職場環境の変更について

状況によって職場環境を変えることを考慮するが，職場環境の変更は異動先での新しい人間関係の中で不慣れな仕事をすることになり，かえってストレスとなる場合があるため，異動は慎重に行う。

④職場復帰について

体調不良により休養が必要となった場合は，しばらく仕事を離れることとなるが，休みの間であっても，当事者との関係を切らさないために定期的に連絡をして様子を伺う（声かけをする）。また，長期間の休みを取得したときの復職については，当事者に主治医がいる場合には主治医から復職の可否についての意見を聞く。その他に復職面談を持ち，復職が可能か否かについて職場（施設）としての判断を行う。また，職場環境を変えないようにすることが原則

表4.3.2　医療訴訟を起こした患者・家族の思い

訴えを提起する患者・家族の思い
①情報を開示してもらい，説明を受けたい
②真相を知りたい
③謝罪してほしい，誠意を見せてほしい
④二度と事故が起こらないように，再発防止を求めたい
⑤適切で迅速な補償をしてもらいたい

表4.3.3　医療事故を起こした医療者の思い

医療事故を起こした医療者（当事者）の思い
①事故が生じた様々な要因を患者・家族に説明したい
②真相を究明したい
③多くの医療者は，治癒・救命できなかったことに自責の念を抱き，できれば直接詫びたい
④真相を究明し，二度とこのような不幸な出来事が起こらないように防止安全策を工夫したい

であることから，元の職場での復職を第一に考える。しかし，それについては復職面談のときに本人の意向を確認した上で復帰する職場を決定する。復職については各事業所でメンタルヘルス対策を担当している衛生委員会の協力を得て実施するとよい。

● 2. 周囲のサポート資源の確保

①当事者が相談できる人（同僚，上司など）を職員の中で確保する

相談できる人の中で同僚の存在は心強いものである。当事者の話を聴き，受け止めることができる。また，上司も同様に当事者の話を聴き，受け止め，そして組織として事故防止に向けた前向きな話し合いもできる。

サポートを行う人には，受容・共感・傾聴が必要である。いつでも相談に乗ることを伝える。

②情報のサポート

中途半端な情報は憶測を呼び有害となることから，事故に関する情報は当事者を含めた職員に適切に知らせる。そして当事者の周囲の職員がサポートできる体制を整える。

③専門家によるサポート体制の確保

精神科や心療内科の受診，院内カウンセラーによるカウンセリングなどのこころの健康に関する専門家からのサポートを受けられるように環境を整備する。この場合は院内の産業医や産業保健スタッフに関わってもらうとよい。また，法的な対応が必要な場合は弁護士への相談体制を整備

しておく。

④事故のあった職場を組織全体でサポートする。

当事者はもとより，事故のあった職場は全体的に焦りや，不安感など日常とは異なる状態が遷延化することがある。また，当事者を支えようとしても，上司や同僚などもどのようにすればよいか不安になる。そのため，当該職場を組織全体で支えるようにする。

● 3. その他

①紛争化に対する対応（法的対応が必要な場合も含む）

事態が紛争化したり，当事者が警察による事情聴取を受けたり，訴訟が起こったりする場合には病院でのサポートに加え，顧問弁護士と相談し法的なサポートを行う。

②当事者からの謝罪についての支援

医療事故を起こした医療者（当事者）の思いと，事故後に訴えを起こす患者・家族の思いを並べてみると，表4.3.2・表4.3.3に示すに患者・家族の思いと当事者の思いとの間に共通することが多くみられる[5]。このことから，事故発生から遅くならない段階で，患者・家族の状況と当事者の状況，事故の調査と対策の状況などを勘案して，当事者からの謝罪の場を設定する。謝罪の場には，上司，医療安全管理者などが同席し，当事者を孤立させることなく，また患者・家族の思いも受け止められる体制で臨むようにする。

［村山範行］

MEMO

受容
　受容＝無条件の肯定とは，話し手が自分の話したい問題や感情，テーマを自由に安心して話すことができる面接場面の雰囲気を準備すること。聞き手は，話し手のありのままの素直な感情や経験を無条件に温かく受容し，自分と合わない価値観に対しても反論や批判を加えず尊重する態度を示す[6]。

共感
　話し手の立場から話し手が感じている世界を正確に理解すること。大切なのは"あたかも……のごとく"という性質を失わない，すなわち話し手の感情を自分自身のもののように感じ，しかもその中に自分自身の感情を巻き込ませない[7]。

傾聴（アクティブ・リスニング）
　積極的な聴き方。相手の話の文字どおりの意味だけを受動的に聴くというのではなく，「どんな気持ちでこの話をしているのだろう」とわかろうとする積極的な姿勢で話を聴くこと[8]。

ストレス・コーピング（ストレス対処（行動））
　医療事故を経験した職員は非常に強いストレスを感ずることとなるので，そのストレッサーに対応するために，ストレッサーをどのように受け止めどのように対処するのかというストレス・コーピングのスキルを知っておくことが，当事者及び周囲の者にとっても大切である。
　ラザルスは，ストレス・コーピングを以下の8種類に類別している[9]。
1. 直接対処
2. 距離を置く
3. 自己コントロール
4. 社会的サポートを求める
5. 責任を引き受ける
6. 逃避・避難
7. 計画的な問題解決
8. 積極的な再評価

参考文献

1) 国立大学附属病院長会議常置委員会：国立大学附属病院における医療上の事故等の公表に関する指針（改訂版），2012
2) 光藤義郎：事故防止対策の取組み方，新版医療安全管理テキスト，日本規格協会，東京，211-214，2010
3) 江原一雅：医療安全活動の歴史と今後のあり方，医療事故・紛争対応研究会誌　2013；7：13-14
4) フィリン，オコンナー，クリットゥン著，小松原明哲　他訳：現場安全の技術　ノンテクニカルスキル・ガイドブック　15-20，海文堂，2012
5) 稲葉一人：5日間で学ぶ医療安全超入門，学研メディカル秀潤社，東京，94，2010
6) 大山泰宏：新版人格心理学，放送大学教育振興会，東京，174，2009
7) 田畑洋子：心理臨床の基礎，放送大学教育振興会，東京，117，2008
8) 林もも子：カウンセリング辞典，誠信書房，東京，6，2005
9) 日本産業カウンセラー協会：産業カウンセリング入門，東京，228，2006

4.4 法的責任

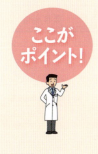

ここがポイント！

- 医療事故とは，「医療に関わる場所で，医療の全課程において発生するすべての人身事故」であり，過失のある（落ち度のある）医療事故（医療過誤）と，過失のない（落ち度のない）医療事故とがある。落ち度のない医療事故の場合には，たとえ悪しき結果が生じた場合でも法的責任は問われない。
- 過失とは，注意義務違反のことであり，これは行為時の具体的な状況を前提とした医療水準を基準として判断される。
- 医療事故の場合には，法的責任として，①民事責任，②刑事責任，③行政責任を問われることがある。
- 民事責任は医療事故の被害を受けた者に対する損害賠償責任，刑事責任は刑罰を受ける責任，行政責任は臨床検査技師の資格に対する責任である。
- 臨床検査技師の業務は，その行為の前提として医師の指示が存在するため，多くの検査では，検査の必要性やその解釈・診断などは医師の責任のもとでなされ，他方で検査内容や検査の正確性については臨床検査技師の責任でなされることが原則となる。

4.4.1　はじめに

(1) 医療事故の定義と法的責任

医療事故の定義について確立したものはないが，例えば，厚生労働省のリスクマネージメントスタンダードマニュアル作成委員会が平成12年8月22日に作成したリスクマネージメントマニュアル作成指針では，医療事故を「医療に関わる場所で，医療の全過程において発生するすべての人身事故」と定義した上で，苦痛・不安等の精神的被害が生じた場合，患者の廊下での転倒で負傷した場合のように医療行為とは直接関連しない場合，注射器の誤穿刺のように医療従事者に被害が生じた場合なども含まれるとしており，広い意味で用いられている。

こうした一般的な医療事故の定義によれば，医療事故は，落ち度のない合併症・偶発症，さらには不可抗力も含まれる。そのため，その法的責任についても，落ち度のある医療事故（医療過誤）と，落ち度のない医療事故とに分けて考える必要がある。

なお，平成26年6月18日の医療法改正により，いわゆる医療事故調査制度が定められ，法律上，初めて「医療事故」という言葉が定められた。この医療法上の「医療事故」とは，「当該病院等に勤務する医療従事者が提供した医療に起因し，又は起因すると疑われる死亡又は死産であって，当該管理者が当該死亡又は死産を予期しなかったものとして厚生労働省令で定めるものをいう」（医療法第6条の10）と定義されており，管理者による予測可能性が要素となっている。

しかし，この医療法上の「医療事故」の定義は，上記のような一般的に用いられている医療事故の概念とは異なっていることに注意が必要である。例えば，採血により患者に神経損傷が生じた場合などは死亡ではないため，医療法にいう「医療事故」ではないが，一般的には医療事故と表現されうる事象である。このように，医療法の「医療事故」は，あくまで医療法に規定される医療事故調査制度を行うべき事故について規定したものであり，一般的な医療事故のうちの一部にすぎないことに注意しなければならない。

(2) 法的責任（総論）

法的責任とは何か。社会の中で「責任」という言葉は広く用いられており，○○責任という言葉は法的責任以外にも数多く存在している。例えば，道義的責任，社会的責任，政治的責任，倫理的責任などである。しかし，こうした責任と，法的責任とは根本的に異なっている。法的責任が，他の責任と異なる最大の点は，法的責任が最終的に国家によって強制される（強制的に責任をとらされる）という点である。この，国家によって強制されるという点が特徴であり，かつ他の○○責任と異なる強力な点である（図4.4.1）。

そして，この法的責任の中にもいくつか種類がある。一般的には，①民事責任，②刑事責任，③行政責任の3つである。医療事故が生じた場合にも，これらの3つの責任が問題となりうるのである。これらの法的責任については表4.4.1にまとめたが，詳細については事例を基に述べていく。

4章 医療事故への対応

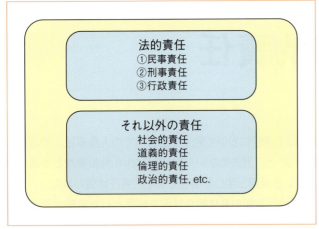

図4.4.1 法的責任の位置づけ

	民事責任	刑事責任	行政責任
内容	金銭賠償	刑罰：罰金（〜100万円），懲役・禁錮（〜5年）	行政罰：名称使用停止，免許取消し
条件	①悪い結果 ②過失 ③因果関係	①死亡・傷害 ②過失 ③因果関係	心身の障害，検査業務に関し，犯罪・不正etc.
手続	弁護士 ⇒調査 ⇒訴訟提起	警察署・検察庁 ⇒捜査 ⇒起訴（略or正）	都道府県知事の具申など
頻度（医療事故）	大部分	まれ	まれ

表4.4.1 法的責任・種類・内容（まとめ）

4.4.2 過失責任の原則

(1) 医療事故と医療過誤

まず，わが国では，他人に対して損害を加えた場合であっても，故意又は過失がなければ損害賠償責任を負うことはないことが原則である（過失責任の原則）。これは，十分に気をつけていた場合にまで損害賠償責任が生じると，社会生活における自由な活動に萎縮が生じるためである。

医療事故の場合も同様であり，過失（平たく言うと，落ち度）のない医療事故の場合には，法的責任が生じないことが原則となる。他方で，落ち度のある医療事故（医療過誤）については，様々な法的責任が生じることとなる。

このように，医療事故の中には，落ち度のない医療事故もあれば，落ち度のある医療事故である医療過誤も含まれており，そのうち医療過誤のみが法的責任を負うことが原則である。医療事故と医療過誤，両者は一見似ているが，異なる概念である。

それでは，法的責任を基礎づけている，過失とは何か。事例をもとに述べていきたい。

(2) 過失とは注意義務違反である

一般的に，医療は侵襲的な行為であり，採血1つをとっても様々な合併症・偶発症が不可避的に生じうる。そのため，「神経損傷」という悪しき結果が発生したことをもって，「過失である」と評価することはできない。

過失とは悪しき結果それ自体ではない。また，例えば「気の緩み」のような主観的なものでもない。法的には議論はあるものの，現在，過失とは（通常レベルの医療従事者を基準とした）「予見可能性」を前提とした「結果回避義務」と捉える説が一般的である[1]。悪しき結果が予見できたのであれば，その結果を回避すべき義務があり，この結果回避義務違反を過失と評価するのである。そして，実務的にはこの（通常レベルの医療従事者を基準とした）「予見可能性」を前提とした「結果回避義務」を，併せて「注意義務」として論じることが多い。

そのため，過失とは個別具体的な注意義務違反として規定されている。

ただし，例えば「針を刺すことから神経損傷が生じる可能性が予見できるため」「これ（神経損傷）を回避すべき注意義務があった」といった立論は，「神経損傷＝過失」と評価することと結果的に同義となるため，妥当ではない。こうした立論をした場合には，極端な話，「外出させれば交通事故に遭うことは予見できるため」「これを避ける義務があった」など，過失の範囲が無限に広がる結果となるためである（図4.4.2）。

(3) 事例1について判断

事例1は，大阪地裁平成8年6月28日判決[2]の事例である。同判決において裁判所は，①穿刺予定部位は前腕部尺側（内側）であること，②尺側には内側前腕皮神経が皮膚から比較的浅い皮下脂肪層を通過し，静脈周辺を通過する部

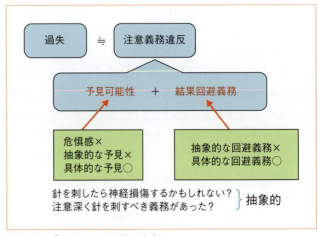

図4.4.2 「過失」の具体的な内容

4.4｜法的責任

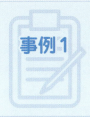

事例1　看護師Aが，献血前の試験採血のために患者Xの左前腕部に採血針を穿刺したところ，患者Xの左前腕部に電撃痛が走ったことから，同人が「痛い。痛い。」と叫んだ。試験採血後，本採血を行い，本採血をした右腕には痛みはなく，試験採血を行った左腕には痛みが残った。その後，患者Xは他院にて左前腕皮神経損傷の診断を受けた。

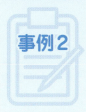

事例2　臨床検査技師Aは，患者Xの左肘の内側正中の血管より採血をしようとしたが，これを見つけることができなかったため，手首方向に徐々に触診しながら採血に適する血管を探し，手首部分（橈骨茎状突起から2cmあまり近位部）で採血することとした。臨床検査技師Aは，この採血部位から10cm程度近位の前腕部にゴム製の駆血帯を巻いた上，血管の正面から注射針を刺入した。刺入の際，患者Xは痛みを訴えたが，臨床検査技師Aは，手首からの採血は一般的に痛みを伴うことから，患者Xの訴えを特別なものとは認識せずに採血を続行した。患者Xは，採血後，採血部位が紫色に変色して手首から指先までしびれるなどしたため，整形外科で診察を受けたところ，左橈骨神経知覚枝損傷と診断された。

分もあること，③注射器の使用による神経の損傷は，橈骨神経，坐骨神経（原文より。尺骨神経の誤記と思われる）及び正中神経に関しては，その部位を予見することによって神経損傷を回避することができること，④他方で前腕皮神経に関しては，静脈のごく近傍を通過している前腕皮神経の線維網を予見して，その部位を回避し，注射針による穿刺によって損傷しないようにすることは，現在の医療水準に照らしおよそ不可能であることを認定した。

その上で，看護師Aに，患者Xの皮神経を損傷しない部位を注射針の穿刺箇所として選択することを要求することは，現在の医療水準では不可能であると述べて，結論的には，注意義務違反はないとした。

このように注意義務及び注意義務違反については，医学的な知見をもとに具体的な状況を踏まえて判断をしていき，悪しき結果が発生したことから注意義務違反が当然にあるとされるものではない。

(4) 別の事例について

採血時の神経損傷については，その他にも比較的多くの裁判例があり，過失を認めた例もある。

事例2は，福岡地裁小倉支部平成14年7月9日判決3)の事案である。

同判決では，まず，医学的知見を述べた上で，①橈骨皮静脈に向けて正しく注射針を刺入しても，橈骨神経浅枝を損傷する可能性は常に存在する，と判断した。

その上で，②手関節橈側での採血は，肘窩部での採血が困難とみられるときに第2選択として行われるが，注意点として，(i)なるべく手首ではなく肘部付近で，太い静脈を見つけること，(ii)太い血管がない場合には，前腕の加温，把握運動，前腕の下垂により静脈を怒張させること，(iii)針の角度を立てすぎず，静脈を突き抜けないようにすること，(iv)針刺入時に神経の緊張を強くしないこと，(v)患者が電撃痛を訴えたら直ちに針を抜くこと，が挙げられるとした。

そして，事例2の状況下について，③手関節橈側での採血は，予測し得ない橈骨神経浅枝の損傷を引き起こすことがありうるため，臨床検査技師Aはできるだけ肘部で太い静脈を見つけ，それがない場合には，前腕の加温，把握運動，前腕の下垂により静脈を怒張させ，肘部での採血に努めるべき義務があった，として具体的な注意義務を設定し，臨床検査技師Aはこうした手段をとっていなかったとして具体的な注意義務違反を認定した。

なお，この事例では，患者Xが痛みを訴えたことについても，手首からの採血に通常伴う痛みであると安易に考え，採血を直ちに中止しなかったということも過失として認定している。

この判決では，先の事例1における前腕皮神経の損傷の可能性と同様に，上記①の部分では，「橈骨皮静脈に向けて正しく注射針を刺入しても，橈骨神経浅枝を損傷する可能性は常に存在する」と認定している。それにもかかわらず，事例1とは逆に，結果的に注意義務違反が認定されたのは，さらにその先に踏み込んだ検討をしているためであり，②で述べられている手順を踏まなければ，より神経損傷が生じる可能性が高くなることは予見可能であったということを前提としているものと思われる。

こうしたことから，近似の裁判例では，具体的な注意義務の認定の際には，具体的な手技の手順が守られているかという点が重視されてきていると考えられる。

4章　医療事故への対応

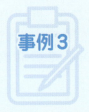

事例3
　健診センターでの採血の際に，患者Xは，採血台を挟んでA医師と正対して座り，利き手ではない方の腕を出すよう指示されたため，左腕を台の上に乗せた。A医師は，真空採血管を用いて，原告の左肘正中皮静脈から採血を行った。採血の際には患者Xは，特に痛みを訴えることはなく，合計3本の真空管に採取されて終了した。ところが，その約1時間後，患者Xより，左腕の痛み，腫れ，しびれ，変色が出現したとの訴えがあった。患者Xは，翌々日に整形外科を受診したところ，左肘内側には皮下出血が認められた。また，左前腕前方尺側皮膚に温痛覚鈍麻，左小指及び環指尺側の掌側皮膚の温痛覚鈍麻を認め，左内側前腕皮神経の支配領域の知覚障害及び左尺骨神経の支配領域の知覚障害と判断された。

　事例3は，東京地裁平成19年4月9日判決[4]の事案である。
　判決では，①本件採血行為において採血針が刺入された静脈は左肘正中皮静脈であり，採血には良い血管と考えられていること，②刺入部位は，上腕骨内側上顆から同外側上顆方向に7cm，そこから末梢方向に1.5cmのあたりと認められ，同部位はほぼ腕の正中で，内側前腕皮神経の分布が最も疎らな部位で，刺入部位としては適当であると考えられていること，③しかし，解剖学的には肘正中皮静脈の周辺には内側前腕皮神経が走向しており，同部の採血では，内側前腕皮神経の損傷が起こりうることを認定した。
　その上で，④内側前腕皮神経が，肘正中皮静脈の皮膚側を走向している場合もありうるが，前腕に分布する皮神経の走向は体表からは判断が困難であり，神経分布も個人により異なるから，事前に走向をすべて知ることは不可能であるとした。
　さらに，⑤A医師が選択した血管，刺入箇所に不適切な点はないとした上で，⑥適切な手技での採血によっても神経損傷が生じうるのであって，そのような場合は，仮に神経損傷が生じたとしても不可避な合併症と理解されるべきものとして，注意義務違反を否定した。
　ここでのポイントも，⑤選択した血管，刺入箇所が不適切なものではなかったかどうかということを判断している点である。

(5) 医療水準論
　このように，医療事故において責任論の基本となる注意義務の認定としては，実務的には通常求められている手順・やり方や判断に合致しているかという観点から判断されるようになっている。
　これを医療水準論といい，最高裁判決においても「注意義務の基準となるべきものは，診療当時のいわゆる臨床医学の実践における医療水準である」としており（最高裁昭和57年3月30日判決[5]等），医療水準が注意義務の内容を規律していくことを示している。
　ただし，注意点が2点ある。
　まず，医療は日進月歩であり，医療水準は時代とともに変化している。その場合，判断の基準となる医療水準は，あくまでも当該医療行為が行われた時点における医療水準であり，「あとづけ」の基準で判断することは許されない。
　次に，医療レベルは各施設，各地域によっても異なる。大学病院本院での医療水準と，地域に根ざして診療している個人経営の診療所とは，果たすべき役割が異なっており，その医療水準も異なることは明白である。そのため，医療水準は，個別の事案において，その具体的な状況を前提として，同じような状況に置かれた医療従事者を基準に判断していかなければならない。

(6) まとめ
　以上より，過失，すなわち注意義務違反の有無については，その当時の具体的な状況を前提とした医療水準を基準として判断される。
　先の採血時の神経損傷に関しても，当時の医療水準として求められる手技で行われたか否か，という点から結論が変わってきていると理解できる。

4.4.3　民事責任について

(1) 民事責任とは
　民事責任とは，医療事故の被害を受けた患者（または患者の相続人，場合によっては近親者等）に対して損害賠償を行うという責任である。端的にいえば，被害者に対して金銭を支払うべき責任である。

　具体的には，①医療行為の内容に注意義務違反があること，②患者に対して健康被害等悪しき結果が生じたこと，③注意義務違反と悪しき結果との間の因果関係，の3つが要件となる（図4.4.3）。
　これら3つのうち，1つでも欠けた場合には，民事責任

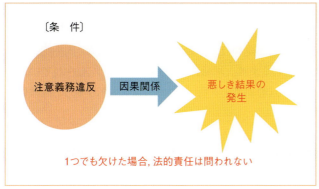

図4.4.3　法的責任（民事責任・刑事責任）

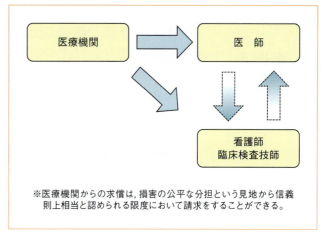

※医療機関からの求償は，損害の公平な分担という見地から信義則上相当と認められる限度において請求をすることができる。

図4.4.5　民事責任参考図（求償関係）

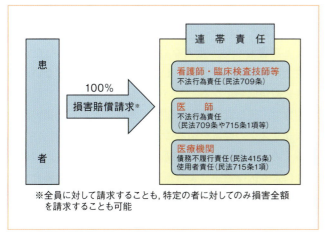

※全員に対して請求することも，特定の者に対してのみ損害全額を請求することも可能

図4.4.4　民事責任参考図

を負うことはない。例えば，注意義務違反の行為があったとしても，特に悪しき結果が生じなければ，民事責任は生じない。また，注意義務違反があり，患者に悪しき結果が生じていたとしても，特に注意義務違反とは無関係に悪しき結果が生じたという場合には，因果関係がないため，やはり民事責任は生じない。

また，その場合の法的な構成としては，患者との間に契約関係がない場合には不法行為に基づく損害賠償責任（直接の行為者は民法第709条，行為者の使用者は使用者責任として民法第715条）が問われ，患者との間に契約関係がある場合（診療契約等が締結されている場合）には債務不履行に基づく損害賠償責任（民法第415条）があるが，基本的には両者とも上記3つの要件は同様と考えてよい。

例えば，先の事例2については，具体的に手技を行った臨床検査技師Aは，患者Xに対して不法行為責任を負うこととなるが（民法第709条），臨床検査技師Aと患者Xが直接診療契約を結んではいないため，債務不履行責任は生じない。

また，当該医療機関は，患者と診療契約を締結していることから，患者に対して診療契約の不完全な履行として債務不履行責任を負うこととなり（民法第415条），また不法行為を行った臨床検査技師を使用していた（雇っていた）ことから，不法行為の一種である使用者責任（民法第715条）を負うこととなる。（図4.4.4）

このように，臨床検査技師Aと医療機関とは，共に患者に対して損害賠償責任を負うことになる。この場合，患者Xはどちらに対しても「損害全額」を請求することができる。ただし，もちろん二重取りはできないため，臨床検査技師Aか医療機関か，どちらか一方から損害全額の賠償を受けた場合には，他方には請求することはできなくなる。

他方で，例えば医療機関が患者Xに対して全額の損害賠償をした場合には，本来は臨床検査技師Aが支払うべき損害賠償を肩代わりした面もあるため，これを臨床検査技師Aに対して請求することができる（求償という）。ただし，医療機関からの求償は制限されることが多く，様々な事情を考慮して負担割合に応じた限度での請求となることが多い（図4.4.5）。

もっとも，現実的には多くの医療機関は，医療過誤により損害賠償を支払ったとしても，従業員に対して求償を行うことは稀である。これは，①医療はチームで行っており，1人の医療従事者の責任とすべきものではないことが多いこと，②後述のように損害保険に加入していることが多く，損害保険で対応が可能であること，③医療従事者確保の観点からも求償は控えるべきであること，などが理由と推測される。

(2) 医師と臨床検査技師との関係

一般に臨床検査技師は，医師又は歯科医師の指示の下に，微生物学的検査，血清学的検査，血液学的検査，病理学的検査，寄生虫学的検査，生化学的検査及びその他の生理学的検査を行うことを業としている。

さらには，保健師助産師看護師法の規定の例外として，診療の補助として採血及び検体採取（これは，医師又は歯科医師の具体的な指示を受けて行うものに限る）並びに厚生労働省令で定める生理学的検査を行うことを業とすることができるとされている。

こうしたことから，臨床検査技師の行為の前提には，医

4章 医療事故への対応

事例4

患者Xは，乳がん検診にて左乳腺腫瘤を指摘された。そこでY病院を受診，マンモグラフィーでは癌は描出されなかったものの，超音波検査では癌が疑われ，穿刺吸引細胞診を実施。同細胞診検査報告では「異型細胞が見られます。乳頭腺癌を考えます。診断PAP Class V」と記載されていた。そのため，乳がんの診断で，左乳房切除及びリンパ節郭清術を行った。しかし，その後の切除検体にて，良性の乳管内乳頭腫であることが判明した。

師の指示が存在していることとなり，医療事故が生じた場合には，指示をした医師の責任との関係が問題となりうる。

血液学的検査等をはじめとした多くの検査においては，検査の必要性やその解釈等については医師の責任のもとでなされ，他方で検査内容や検査の正確性については臨床検査技師の責任でなされる。

しかし，細胞診検査や超音波検査においては，今日では病変部に用いれば良性悪性などの病変診断が可能な検査である。そのため，検査結果の判定というものの，例えば細胞診検査で「陰性」という場合には，患者の病変が良性であることを示すものであり，診断であるということもできる。こうしたことから，細胞診検査や超音波検査などは，医療行為と考えられ，最終的な検査結果については，医師のみが負うものと考えられる（逆に，これらの検査では，臨床検査技師のみに判定や診断そのものを委ねることは困難である）。

事例4は，東京地裁平成18年6月23日判決[6]をもとにしている。この事例では，医療機関のほか細胞診検査を行った医師も被告となっており，細胞診検査の結果については医師が責任を負うこととなっていた。

他方で，細胞診検査については，実務的に臨床検査技師が細胞診専門医・指導医に報告し，その最終診断を医師に求めているという施設も多い。このような場合を想定し，事例の場合に臨床検査技師も民事責任を負うかという点については，最終診断を医師が行っていることから，臨床検査技師まで責任が問われる可能性は低いと考えられる。

しかし，診断内容そのものではなく，例えば検体ラベル取り違えなどによって誤診が生じたような場合には，これを実施した臨床検査技師の責任が問われることとなる。

(3) 民事責任の特徴
ア　賠償金額について

民事責任における損害賠償の金額については，患者の受けた悪しき結果の程度によって異なる。

裁判事務的には，医療過誤が存在しなかった場合と現状との差額を計算する方法がとられている。入通院慰謝料，後遺障害慰謝料，逸失利益，治療費，介護費用などについてある程度の基準があり，金銭評価していく。例えば，逸失利益は，本来であれば通常どおりに働けていたら得られ

ていた収入が，医療事故により得られなくなった，などと考えて評価する。そのため，結果が重篤であるほど金額が高くなるほか，患者自身の収入や年齢（働ける期間の長さ）などによっても金額が大きく異なってくる。

その反面，いわゆる「ミスの程度」は，賠償金額にはほとんど影響しない。重大な（ありえない）ミスをしたから賠償金額が高額になる，ちょっとしたミスにすぎないから賠償金額が低額になる，といったものではない。

他方で，民事責任は金銭賠償であることから，損害保険によりリスクの軽減を図ることも可能である。

多くの医療機関は，病院賠償責任保険に加入しており，これにより医療過誤による損害賠償責任が生じた場合でも，スムーズな賠償が可能となっている。これまで，保険契約は1事故につき1億円程度であったが，近年はケースによっては1事故について1億円以上の賠償責任が生じることもあるため，医療機関によっては1億円を超える保険契約を締結することも見られるようになっている。

なお，臨床検査技師についても，臨床検査技師賠償責任保険も存在しており，各自で民事責任を負うリスクを軽減することも可能である。

イ　民事裁判について

医療事件の民事裁判の件数（新受件数）は，1996年頃から右肩上がりとなり，2004年の1110件をピークに徐々に減少していき，近年はやや落ち着いている傾向である。2014年は860件と6年ぶりに年間800件を超えたが，2015年は836件（速報値）とやや減少した（図4.4.6）。

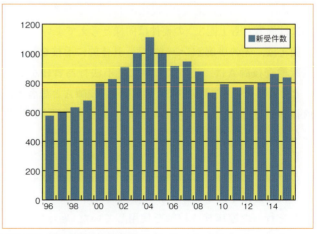

図4.4.6　医療裁判の処理件数（最高裁判所「医事関係訴訟に関する統計」をもとに作成）

また，実際に訴訟となった場合，直接行為を行った臨床検査技師が裁判の被告になるのは稀であり，大部分は医療機関が被告となる。本来は先に述べたように，法的には行為を行った者（例えば，臨床検査技師）と医療機関とが，共に責任を問われる。臨床検査技師が被告になるのが稀なのは，多くの場合には，医療機関が損害保険に加入しており，医療機関を訴えれば十分であること，行為者個人を訴えたとしても実際に金銭の支払いを受けることは（資力の関係から）難しいことなどが原因である。

ただし，その場合でも，臨床検査技師も裁判の打ち合わせに参加したり，証人として裁判所に出廷し証言をしたりする必要が出てくることは多い。

4.4.4　刑事責任について

(1) 刑事責任とは

刑事責任とは，刑法上負うべき責任であり，端的にいえば刑罰を受ける責任である。刑罰という国家から直接的に，財産または移動・居住の自由を奪われるという非常に強力な責任といえる。

刑法第211条では，業務上過失致死傷罪として「業務上必要な注意を怠り，よって人を死傷させた者は，5年以下の懲役若しくは禁錮又は100万円以下の罰金に処する。重大な過失により人を死傷させた者も，同様とする」と定めている。

臨床検査技師はその職務上，患者等に悪しき結果（怪我や病気の発生・悪化，死亡など）が生じた場合に業務上過失致死傷罪となりうる。具体的な要件は，①業務上の行為であること，②必要な注意を怠ったこと，③悪しき結果の発生（死傷とあるが病気の発生等も含まれる），④因果関係，である。

このうち，②必要な注意を怠ったことは，すなわち「過失」のことを意味する。そのため，臨床検査技師が職務上の行為により業務上過失致死傷罪となりうる要件としては，基本的に民事責任と同様であり，注意義務違反，悪しき結果の発生，因果関係，の3つの要件を満たす必要がある。

(2) 刑事責任の特徴

ア　個人のみが対象となる

民事責任との大きな違いはこの点である。民事責任の場合には，多くは医療機関が訴えの相手方となることが多いが，刑事責任の場合には，医療機関ではなく当該行為を行った医療従事者個人である。

現代の医療はチームで行われることが多いものの，その場合でも，刑事責任はそのうちの一人（または複数）が，刑事責任を問われることとなる。

イ　件数は少ない

刑事責任が発生する要件は，民事責任の場合とほぼ同様ではあるが，実際には医療事件において刑事責任が問われるケースは極めて少ない。

これは，形式上の要件は同じであっても，これを裁判上で立証（証明）する程度が異なることが大きい（刑事責任の場合には，間違いなく注意義務違反であると合理的な疑いの余地がないレベルで立証することが必要である）。その他にも，刑事責任が極めて重いものであり刑罰は抑止的に用いなければならないこと，特に故意で（いわゆる「わざと」）傷つけたものとは異なっていること，刑罰を科したところで必ずしも再発が防げるものではないこと，医療事故が「誰か一人の責任」で生じたというよりもシステム全体でのエラーであることが多く刑事責任がなじみにくいこと，そしてそもそも患者側が警察に相談に行くこと自体が少ないことなどの事情が理由と考えられる。

こうした刑事事件に対して，医療機関としては，職員である当該医療従事者のサポートをすることとなる。例えば，責任がある事案については損害保険を用いて早期に示談をして民事的な解決を図ること，責任がない事案については，医学的に不適切なものではない旨の意見書を作成することなどである。

(3) 刑事責任手続きの概要

一般的には，①捜査の端緒→②警察による捜査→③検察官送致→④検察官による起訴・不起訴の判断→⑤裁判，といった流れとなる。

これらの中で，捜査中に逮捕・勾留といった身柄拘束がなされることもある（ただし，医療事故の場合，現在では身柄拘束がなされる可能性は高くはない）。

(4) その他の注意点

臨床検査技師という職務の特殊性から，医療事故以外でも気をつける必要がある場合がある。

ア　守秘義務

臨床検査技師等に関する法律第19条において，「正当な理由がなく，その業務上取り扱ったことについて知り得た秘密を他に漏らしてはならない。臨床検査技師でなくなった後においても，同様とする」と規定されており，臨床検査技師には守秘義務がある。そして，同法第23条にて，守秘義務違反には50万円以下の罰金という罰則が設けられている。

この臨床検査技師の守秘義務は，臨床検査技師でなくな

4章 医療事故への対応

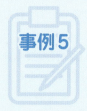

事例5

臨床検査技師Aは，超音波検査室内にて，腹部超音波検査を行うにあたり，患者X（当時39歳）を検査用ベッドに左側臥させて臀部を突き出す体勢をとらせ，患者Xの衣類を脱がせてその肛門部及び陰部を露出させた上，検査器具である腹部プローブを患者の肛門部に押し当て，数回にわたり，同所からその陰核に至るまで腹部プローブを密着させた状態で往復させた，として準強制わいせつ罪で起訴された。

った後も継続する（いわば「墓場まで」持って行かなければならない）という非常に強力な義務であり，罰則規定もあるため注意しなければならない。

ただし，被害者からの告訴（捜査機関への犯罪事実の申告をし，処罰を求めること）がなければ，裁判にかけられることはない（親告罪という）。これは，犯罪捜査に伴い，かえって秘密が広まることを望まない場合に配慮したものである。

イ　強制わいせつ等

超音波検査では，暗めの検査室内に患者と臨床検査技師と1対1の関係となることが多い。そのため，臨床検査技師として通常の検査を行っている場合であったとしても，患者に対して不快な思いを生じさせることがある。

事例5は，京都地裁平成18年12月18日判決[7]をもとにしているが，同事例では臨床検査技師Aは逮捕までされている。

最終的には判決では，「正当な会陰走査の外観を呈する検査を行ったものである上，そのような措置をとる必要性がなかったとは認められない」として無罪となったものの，逮捕もされており社会的にも大きなダメージを受けた。結果的に犯罪とならない事案を起訴した捜査機関側の対応のあり方も問われる事例ではあるが，他方で判決では「患者を羞恥させる検査を更に追加して行うに際し，十分な説明をせず，さらに，乳房や陰部を露わにさせたまま検査をするなど，検査やその前後を通じて配慮を欠く，あるいは配慮の足りない行動」があったことを指摘している。

超音波検査のみならず，他の検査にあたっても，患者に対して配慮をすることは当然ではあるが，こうした刑事事件とならない意味でも，検査の必要性やどのような検査を行うか等の説明をはじめとした配慮が望まれる。

4.4.5　行政責任について

(1) 行政責任とは

臨床検査技師は，臨床検査技師等に関する法律に基づいて定められた国家資格である。それゆえ，一定の場合にはこの資格それ自体に対して処分がなされることがあり，こうした資格についての責任が行政責任である。

具体的には，臨床検査技師等に関する法律第8条において，「臨床検査技師が第4条各号のいずれかに該当するに至つたときは，厚生労働大臣は，その免許を取り消し，又は期間を定めて臨床検査技師の名称の使用の停止を命ずることができる」として，①免許の取り消し，②（期間を定めた上での）名称使用の停止，を認めている。

行政処分の対象となるかという点については，同法第4条各号であり，具体的な事項としては，(i)心身の障害により臨床検査技師の業務を適正に行うことができない者として厚生労働省令で定めるもの，(ii)麻薬，あへん又は大麻の中毒者，(iii)検査の業務に関し，犯罪又は不正の行為があつた者，である（図4.4.7）。

(2) 医療事故と行政責任

医療事故との関連では，同法第4条3号が重要であり，

「臨床検査技師としての検査の業務に関し，犯罪又は不正の行為があった」か否かがポイントとなる。例えば，医療過誤により業務上過失致死傷罪となった場合などでは，行政責任が生じうる。

ただし，いわゆる医療過誤が存在した場合でも，ただちに行政責任が問われるものではない。多くの場合には，事

臨床検査技師等に関する法律

第8条
臨床検査技師が第4条各号のいずれかに該当するに至つたときは，厚生労働大臣は，その免許を取り消し，又は期間を定めて臨床検査技師の名称の使用の停止を命ずることができる。

第4条 各号
①心身の障害により臨床検査技師の業務を適正に行うことができない者として厚生労働省令で定めるもの
②麻薬，あへん又は大麻の中毒者
③第2条に規定する検査の業務に関し，犯罪又は不正の行為があつた者

図4.4.7　行政責任

案によって行政責任を問うべきかどうか慎重に判断されているのが一般的である。

なお，その判断基準については，医師の場合での考え方が参考となる。医師による医療過誤があった場合の行政処分としては「行政処分の程度は，基本的には司法処分の量刑などを参考に決定するが，明らかな過失による医療過誤や繰り返し行われた過失など，医師，歯科医師として通常求められる注意義務が欠けているという事案については，重めの処分とする。なお，病院の管理体制，医療体制，他の医療従事者における注意義務の程度や生涯学習に努めていたかなどの事項も考慮して，処分の程度を判断する」とされている（平成14年12月13日医道審議会医道分科会）。

ただし，医師や歯科医師，看護師，薬剤師の場合には，「医師としての品位を損するような行為のあつた者」や「（業務に関しない私生活上の犯罪であっても）罰金以上の刑に処された者」でも行政責任が問われるという，非常に高い倫理性が求められている。臨床検査技師を含むその他のコメディカルについては，品位を損うことによる行政処分はなされないことや，あくまでも業務に関連する犯罪・不正の行為があった場合に限定されている点で，医師や看護師等と異なっており，必ずしも医師と同じ基準で行政処分がなされるものともいいがたい。

なお，臨床検査技師は，品位を損うことによる行政処分がなされないとはいえ，臨床検査技師等に関する法律第18条にて「臨床検査技師は，臨床検査技師の信用を傷つけるような行為をしてはならない」と規定されていることから，医師等に準じた倫理性が求められている職種であるといえる。

[墨岡亮]

参考文献

1）内田貴：「一般不法行為の要件」，民法II第3版債権各論，340-341，東京大学出版，東京，2014
2）判例タイムズ942号，1997，9.1，214-218
3）最高裁判所ウェブサイト収録裁判例
http://www.courts.go.jp/app/hanrei_jp/detail4?id=8187
4）最高裁判所ウェブサイト収録裁判例
http://www.courts.go.jp/app/hanrei_jp/detail4?id=34624
5）判例タイムズ468号，1982，7.15，76-83
最高裁判所ウェブサイト収録裁判例
http://www.courts.go.jp/app/hanrei_jp/detail2?id=66858
6）判例タイムズ1246号，2007，10.1，274-287
最高裁判所ウェブサイト収録裁判例
http://www.courts.go.jp/app/hanrei_jp/detail4?id=33278
7）最高裁判所ウェブサイト収録裁判例
http://www.courts.go.jp/app/hanrei_jp/detail4?id=34097

4.5 医療メディエーション

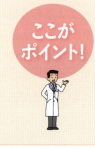

ここがポイント！
- 多職種協働型チーム医療における安全確保の重要性を理解する。
- コンフリクトマネジメントの活用法を理解する。
- 医療安全における医療対話推進者の役割を理解する。
- 医療安全における臨床検査技師の新たな役割を認識する。

近年，医療の質向上を目指した多職種協働型の新たなチーム医療が様々に議論され展開されている。着実にその成果が上がる一方で，多職種参加ゆえの安全上のリスクを回避・低減することは併行して取り組むべき重要課題である。

こうしたさらなる医療安全対策に向けて，今後臨床検査技師はどのように貢献すべきか，どう関わりうるのかを，医療対話推進者をキーワードに考えてみたい。

4.5.1 コンフリクトマネジメント

コンフリクト（conflict）とは「意見や利害の衝突，対立」といった概念を示す言葉であり，おおよそプラスの要素とは言いがたいものとの印象がある。

組織運営において，とかくネガティブに評価されがちなこうした状況を，組織の活性化や成長の機会と捉え，積極的に受け入れて問題解決を図ろうとする考え方を「コンフリクトマネジメント」と呼ぶ[1]。

近年，このコンフリクトを戦略的に活用することで，組織間のコミュニケーション向上や人間関係の改善を促したり，異なる意見を集約する過程で新たなアイデアを創出したりするなど，新たな視点で組織に多くのメリットを引き出そうとする機運が高まっている。

心理学者のトーマスとキルマンは，人が対立した時に取りうる態度を以下の5つのパターンに分類している[2]。

競争的：相手を犠牲にして（説得して），自分の利益を中心に解決する
受容的：自分の要求を抑えて，相手の要求を受け入れることで解決する
回避的：その場で解決しようとせず，対立する状況そのものを回避する
妥協的：互いの要求水準を下げて，部分的な実現を図る
協調的：双方の立場を尊重し，協力しながら事態を解決する

どれが最良の対処法であるかは一概に言えないが，状況に応じて「各パターンを使い分ける」ことが大切である。また可能であれば，5番目の「協調的パターン」を取ることが，双方にとってより大きな成果が得られるのは明らかである。

要は，コンフリクトマネジメントの目指すところは，対立する双方の関係をいわゆる「ゼロサム（一方が勝てば必ず他方が負ける）」の状態から，双方にメリットがある"Win-Win"の状態に移行させることに他ならない。

すなわち，相手と争うのではなく，そうかといって対立を容易に避けるのでもなく，5つの協調的アプローチの手法を用いて問題解決を図ることが大切との考え方である。

4.5.2 医療対話推進者（院内医療メディエーター）

コンフリクトマネジメントを医療安全面で有効活用するために，近年注目されているのが医療対話推進者（院内医療メディエーター：以下医療メディエーター）である。

医療メディエーターとは何か。社団法人 日本医療メディエーター協会ホームページで以下のように紹介されている（http://jahm.org/pg57.html）。

> 院内での苦情や事故後の初期対応の際に，メディエーションモデルを援用して患者側と医療側の対話の橋渡しをする役割です。医療メディエーター（医療対話推進者）は，法律的な解決にはかかわりません。また，院内スタッフであるため，その活動は示談交渉のなかの対話促進部分を担うことが中心となります。患者さんに寄り添い，医療機関の真摯な対応を促進するために，専門技法の習得と倫理性が要求されます。

また同協会では，このような医療現場のニーズに応えるために，日本医師会や日本医療機能評価機構をはじめ多くの組織団体の支援を受けて「認定医療対話推進者研修（医療メディエーター養成研修）」を実施している（http://jahm.org/pg124.html）。本研修への参加に職種制限がないことからもわかるように，今後の医療機関の安全対策は，医師や看護師のみでなく全員参加型であるべきとの方向性が示されている。このことから，医療事故の当事者となりうる機会の少ない職種が医療メディエーションスキルを活用し，医療安全に貢献することが期待されていると理解できる。

では，臨床検査技師はその対象となるか考えてみたい。

一般社団法人 日本臨床衛生検査技師会（日臨技）医療安全管理委員会委員長の加藤正彦氏は，チーム医療と安全管理について，「近年，医療の高度化・複雑化に伴う患者ニーズの多様化，医師・看護師の人材不足，増え続ける医療費といった問題に対し，多職種のスタッフが各々の専門性を提供し，業務を分担するとともに互いに連携して，患者に的確に対応した医療を実施する“チーム医療”が様々な医療現場で実践されている。しかし，この“チーム医療”を実践するためには，多くの課題をクリアしなければならない。特に多職種間が協働して医療を行う場合，リスクは比例して増大する可能性が高く，安全な医療を実施するためにはチームワークとコミュニケーションが重要となる」と述べている[3]。

すなわち医療安全面において，リスク管理に基づく多職種協働によるチーム医療が重要な時代なのである。近年，厚生労働省も「医療安全管理者の業務指針および養成のための研修プログラム作成指針－医療安全管理者の質の向上

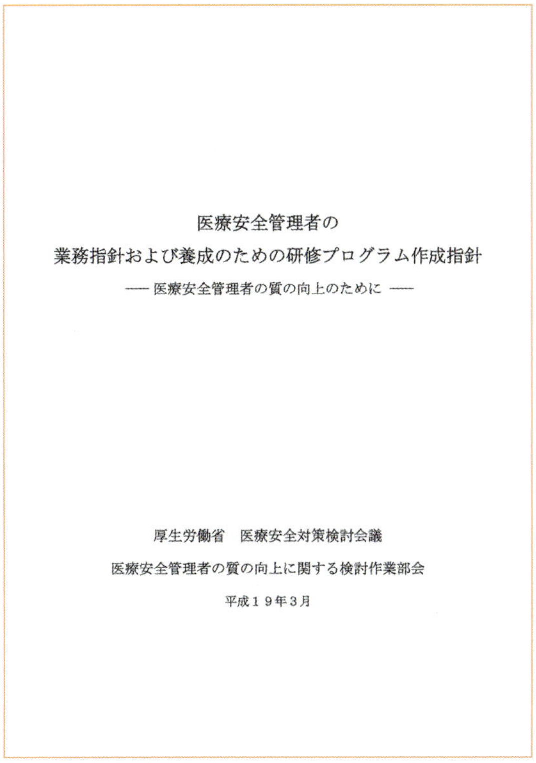

医療安全管理者の
業務指針および養成のための研修プログラム作成指針
―― 医療安全管理者の質の向上のために ――

厚生労働省　医療安全対策検討会議
医療安全管理者の質の向上に関する検討作業部会
平成１９年３月

図4.5.1　医療安全管理者の業務指針および養成のための研修プログラム作成指針

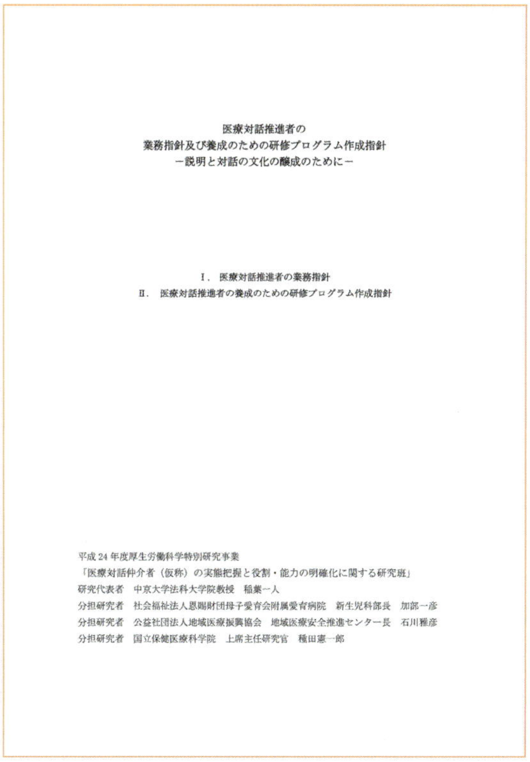

医療対話推進者の
業務指針及び養成のための研修プログラム作成指針
－説明と対話の文化の醸成のために－

Ⅰ．医療対話推進者の業務指針
Ⅱ．医療対話推進者の養成のための研修プログラム作成指針

平成24年度厚生労働科学特別研究事業
「医療対話仲介者（仮称）の実態把握と役割・能力の明確化に関する研究班」
研究代表者　中京大学法科大学院教授　稲葉一人
分担研究者　社会福祉法人恩賜財団母子愛育会附属愛育病院　新生児科部長　加部一彦
分担研究者　公益社団法人地域医療振興協会　地域医療安全推進センター長　石川雅彦
分担研究者　国立保健医療科学院　上席主任研究官　種田憲一郎

図4.5.2　医療対話推進者の業務指針及び養成のための研修プログラム作成指針

のために-」(図4.5.1)及び「医療対話推進者の業務指針及び養成のための研修プログラム作成指針-説明と対話の文化の醸成のために-」(図4.5.2)を作成し，医療機関における医療安全管理者の資格要件を医師や看護師以外の医療職種にも拡大している。これらの職種は，診療報酬上の医療安全対策加算の対象職種となっており，この中に臨床検査技師も含まれている。これらの状況を受けて，現在の日臨技医療安全管理者養成研修のプログラム構成は，この資格要件を満たす内容で行われている。

では，今後の医療安全の質を高める上で，臨床検査技師は実質的にどのような役割を担えるのか考えてみたい。

医療安全管理者としての臨床検査技師の強み

- 日常的に第三者的な立場や目線（冷静な判断力）で臨床現場を評価できる機会の多い業務である。
- 患者と直接関わる業務である医師や看護師とは異なる視点から，客観的な情報発信や提言が可能である。
- エビデンスに基づく，データや情報の管理に長けている。
- 医療事故発生時に当事者となる機会が比較的少ないため調整役に適している。

実は，臨床検査技師のこれらの強みは，前述の医療メディエーターに求められる要素と合致している。すなわち，臨床検査技師は医療安全の質向上に貢献できる有力な存在といえる。その具体的在り方の一つに，医療メディエーションスキルを兼ね備えた臨床検査技師の医療安全管理者像があると考えられる(図4.5.3)。

医療機関の安全管理は，①事故を未然に防ぐための対策，②不幸にして発生した事故への適切な対応，に大別され，医療安全管理者の役割もこの二点に集約される。医療安全管理者として①の取り組みは当然であるが，②の対応を誤れば重大な医療訴訟につながり，医業経営の根底を揺るがすことにもなりかねない。最近では，民事医療過誤訴訟事件の20～30％は原告側が勝訴すると言われ，医療機関にとって医療事故防止及び医療訴訟回避は切実な課題となっている[4]。院内医療メディエーターは，今やその重要な役割を担っている。

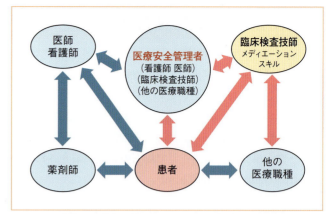

図4.5.3　今後の医療安全管理における臨床検査技師に期待される姿の概念図

〈まとめ〉

従来から，医療安全への臨床検査部門（臨床検査技師）の対応は，医療安全管理者などの求めに応じ協力するといった，いわゆる後方支援的な役割が中心であったが，今後臨床検査技師が見える形で医療安全のさらなる質向上に貢献するために何が必要なのか。

それは，臨床検査技師がこれまでの既成概念に捉われず，医療安全管理に勇気を持って参画しようとする姿勢，まさに"臨床検査技師自らのパラダイムシフト（意識改革）"に他ならない。その具体例として，メディエーションスキルを兼ね備えた臨床検査技師による医療安全管理者がある。

［奥田勲］

参考文献

1) ピープルフォーカス・コンサルティング：組織開発ハンドブック，東洋経済新聞社
2) ケネス W. トーマス：コンフリクトマネジメント入門-TKIを用いたパフォーマンス向上ガイダンス-，JPP Inc.
3) 平成25年度 日臨技医療安全管理者講習会テキスト
4) 医療事故弁護士法律相談センターホームページ
　　https://www.avance-lpc.com/medical/02.html

5章 医療事故調査

章目次

5.1：医療事故検証方法の変遷 ………… 120

　5.1.1　医療安全黎明期における医療事故検証の
　　　　取り組み

　5.1.2　外部参加型医療事故調査の普及と課題

　5.1.3　医療事故調査制度の制定と施行

5.2：医療事故調査手法 ………………… 123

　5.2.1　ばらつきを生まない
　　　　医療事故調査手法の開発に向けて

　5.2.2　医療事故調査手法の具体的手順

　5.2.3　おわりに

SUMMARY

医療事故検証方法の変遷：わが国の医療安全の取り組みは2000年前後に本格化した。当時の医療界に不足していたのは，医療事故の事実や背景を明らかにし，組織的に再発防止に取り組む姿勢であった。すなわち医療安全管理部門には，医療事故の検証と再発防止が業務の柱として求められている。特に死亡事故に代表されるような重大医療事故においては，第三者性の確保された外部参加型医療事故調査を行うことが望ましい。医療事故検証をめぐる長い議論の末，2015年10月，医療事故調査制度が発効するに至った。

医療事故調査手法：医療事故調査制度開始に伴い，多くの医療機関で事故調査が実施されるようになった。一方で，調査手法のばらつきが新たな課題として指摘されている。科学的調査である以上，誰が行っても同じような結果となることが理想である。そのためには調査の具体的手順を標準化し，工程管理を行う必要がある。また，調査手法の標準化は，日常診療の質向上に貢献する可能性がある。

5.1 医療事故検証方法の変遷

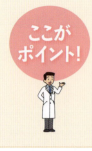

ここがポイント！

- 医療安全管理部門には、医療事故の検証と再発防止が業務の柱として求められている。
- 死亡事故に代表されるような重大医療事故においては、第三者性の確保された外部参加型医療事故調査を行うことが望ましい。
- 外部参加型医療事故調査は有用である一方で、いくつかの課題を内包している。
- 医療事故検証をめぐる長い議論の末、2015年10月、医療事故調査制度が発効するに至った。

5.1.1 医療安全黎明期における医療事故検証の取り組み

● 1. 事実を明らかにし、再発防止に取り組む

わが国の医療安全の取り組みは、2000年前後に報道された複数の重大な医療事故を契機に本格化した。これらの医療事故には、業務上のエラーに起因する"医療過誤"に類するものが多く含まれ、中には"事故隠し"の有無が争点となった事案もあった。当時批判されたのは、エラーの内容もさることながら、事故後に正確な事実を遺族と共有することのできない医療界の体質や、事故を検証して再発防止につなげる仕組みを持たない医療システムそのものであった。

このような状況下、行政主導で多くの病院に医療安全管理部門が設置され、患者安全の取り組みがスタートした。医療の信頼と安全性の向上は病院の最重要課題となり、医療安全管理部門には、事故発生時の事実確認と患者側との共有（オープンディスクロージャー）、原因の検証、再発防止などが主たる業務として求められた。これらは、15年経った現在でも、その本質的な部分において大きな変化はない。すなわち、わが国の医療安全体制は、医療事故の検証・調査業務と一体となって発展してきたといってよい。

● 2. 重大事故検証・調査における第三者性の確保の重要性

医療事故を検証・調査するといった場合、どのような体制で行うことが望ましいのか。例えば、多職種によるカンファレンスで検証する、医療安全管理部門が調査する、当該部門が調査し医療安全管理部門に報告書を提出するなど、事例の内容、規模等に応じていくつかのパターンが想定できる。多くの医療機関でこれらの方法を組み合わせながら、日常的にアクシデントやインシデントの検証が行われている。

しかし、死亡事故に代表されるような重大事案の場合は、第三者の専門家の視点を交えた特殊な調査体制を敷くことが望ましい。なぜなら、高度の専門性を要する医療行為の最中や、手術室など閉鎖的な空間で重大事故が発生した場合、その原因を院内関係者のみで調査して遺族に説明したとしても、遺族はその説明が本当に正しいかどうか、確信が持てないからである。

わが国の医療現場に本格的に安全管理体制が導入される以前の医療事故、例えば1999年に発生した東京都立広尾病院での消毒薬誤注入事故や、2000年に発生した京都大学病院での加湿器内エタノール誤投与事故などにおいても事故調査報告書が作成されている。しかし、これらの事故調査報告書は、内部関係者のみによってまとめられた簡易なレポートであり、第三者を主体とする調査チームによってまとめられた検証結果といった類のものではなかった。結果的に遺族は、これらの調査結果に納得できず、事故の真相を求めて長期にわたる係争への道を選択せざるを得なかった。2事例はいずれも刑事事件に発展、その後も国内で次々に重大な医療事故が明らかとなり、国民からの医療不信は深刻なものとなっていった[1]。これらの医療安全黎明期の不幸な出来事は、特に重大死亡事故の検証・調査における"第三者性の確保の重要性"を後世に伝えるものである。

5.1.2 外部参加型医療事故調査の普及と課題

1. 本格的な外部参加型 医療事故調査会の登場

~名古屋大学病院事故~

2002年，名古屋大学病院において，重大死亡事故（腹腔鏡下手術中大血管損傷による死亡事故）が発生した。その際，当時の病院執行部（二村雄次病院長）は「我々は逃げない，隠さない，ごまかさない」というポリシーを早期に提示し，「過半数を外部専門家で構成する事故調査会を設置して原因を究明する」ことを遺族とメディアに対し宣言した。同院は外部事故調査委員として患者側弁護士やメディア関係者等を招聘し，約3カ月で報告書にまとめ，それをそのまま遺族に提出した。医師法21条に則り，事故は警察にも届けられたが，警察は「病院が客観性の高い事故調査をするのであれば，その調査結果を待ちたい」との方針をとった。最終的に同事故は刑事事件とはならず，民事手続きのみで終結するという経緯をたどった。

この名古屋大学病院の事故対応は，重大事故検証における「外部参加型の医療事故調査会の設置」という選択肢の存在を広く世に知らしめた。後に参考書などでも取り上げられ[2]，その後，多くの医療機関で外部参加型の医療事故調査会が開催されるようになった。

2. 外部参加型医療事故調査会に 潜む課題

~福島県立大野病院事故~

外部参加型医療事故調査の取り組みが広がりを見せるなか，2004年12月，福島県立大野病院での産婦死亡事故が発生した。同院は，外部参加型の医療事故調査会を設置して調査を行い，2005年3月に調査結果を福島県に提出した。

その内容を受け，病院及び県は当事例を過失事故と認識し県議会に報告したところ，福島県警は同事例を捜査対象事案と判断，執刀医を医師法21条違反の疑いで逮捕するという事態に至った。検察は本件を起訴し刑事裁判となったが，最終的に執刀医は一審にて無責と判断された。この一連の出来事に，医療界から強い懸念と反発が表出された。

折しも，日本内科学会が運営の主体となり，診療行為に関連した死亡の調査分析モデル事業（モデル事業）が実施され，また，厚生労働科学研究費補助金事業として「医療関連死の調査分析に係る研究（2005~2007年度，主任研究者：山口徹）」が開始されていた。さらに，その後「診療行為に関連した死亡の調査分析に従事する者の育成及び資質向上のための手法に関する研究（2008~2009年度，主任研究者：木村哲）」が実施され[3]，厚生労働省はこれらと並行する形で「診療行為に関連した死亡に係る死因究明等の在り方に関する検討会」を立ち上げ，2008年6月に「医療安全調査委員会設置法案（仮称）大綱案」を公表した。しかし，大野病院事件以降に噴出した医療側からの反対意見や政権交代の影響もあり，医療事故調査の制度化の議論は凍結したのである。

大野病院事件は，外部参加型医療事故調査に内在するいくつかの課題を投げかけたといえる。その第一は外部参加型で調査を行ったとしても，その結論が法的解釈に耐えられるとは限らないということである。同一事実をめぐって法的解釈が二転三転することは望ましくない。これを防ぐためには，できるだけ標準化された調査手法を用い，まずは正確な事実を明らかにし，恣意の入りにくい分析を行い，丁寧な評価と報告書の記載を行う必要がある。その後，外部参加型医療事故調査手法の標準化は，重要な課題となっていった。

5.1.3 医療事故調査制度の制定と施行

1. 調査すべき医療事故の定義

2012年2月，厚労省は再び「医療事故に係る調査の仕組み等に関する基本的なあり方に関する検討部会」を立ち上げ，議論を再開した。その後，様々な議論を経て，2014年6月18日に医療事故調査制度が成立し，2015年10月1日に施行に至った。この間の経緯については，大坪寛子著「医療事故調査制度を中心とした我が国の医療安全対策について」[4]に詳しい。

同制度では，医療行為に起因して（疑いを含む）医療機関の管理者が予期しなかった死亡や死産が発生した場合，管理者は医療事故調査・支援センターに報告し，支援団体など外部の支援を求めながら，その原因を明らかにするための調査（院内事故調査）を行うことを規定した。さらに調査終了後，管理者は調査結果を遺族に説明した上で，医療事故調査・支援センターに報告することを定めている。

表5.1.1 に新制度における，調査すべき医療事故の範囲を示す。

また，当該死亡又は死産が予期されていなかったものとして，以下の事項のいずれにも該当しないと管理者が認めたものとし，以下の3つの事項を提示している。

一　管理者が，当該医療の提供前に，医療従事者等により，当該患者等に対して，当該死亡又は死産が予期されていることを説明していたと認めたもの

二　管理者が，当該医療の提供前に，医療従事者等により，当該死亡又は死産が予期されていることを診療録その他の文書等に記録していたと認めたもの

三　管理者が，当該医療の提供に係る医療従事者等からの事情の聴取及び，医療の安全管理のための委員会（当該委員会を開催している場合に限る。）からの意見の聴取を行った上で，当該医療の提供前に，当該医療の提供に係る医療従事者等により，当該死亡又は死産が予期されていると認めたもの

法文では，医療事故かどうかの判断は，ある程度，医療機関側の裁量を許したものとなっている。同制度の詳細については別書に譲るが，長年の議論の末，医療事故の検証・調査のあり方が法律で規定されたことの意味は大きい。

表5.1.1　医療事故の範囲（医療事故調査制度の施行に係る検討会「医療事故調査制度の施行に係る検討について（平成27年3月20日）」より）

	①医療に起因し，または起因すると疑われる死亡または死産	左記に該当しない死亡または死産
②管理者が予期しなかったもの	本制度における医療事故	
管理者が予期したもの		

● 2. 新制度がもたらすものと，今後の課題

新制度によって獲得できたものは，事故調査の「外形上の枠組みの標準化」ということである。一方で，「調査の具体的な手法や，調査すべきかどうか判断に迷う事例の考え方など細部の標準化」については定まっていない。したがって，前項で述べたような外部参加型事故調査に内在する課題は解決していない。今後はトライアンドエラーを繰り返しながら各団体などが連携し，徐々に細部の標準化が進められていくことになると予想される。

医療安全黎明期における，医療事故の検証を巡る様々な議論と紆余曲折を踏まえ，よりよい制度に育んでいく努力が医療界全体に求められている。

5.2 医療事故調査手法

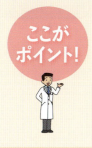

ここがポイント！

- 医療事故調査制度開始に伴い，調査方法のばらつきが課題として指摘されている。
- 科学的調査である以上，医療事故調査は，誰が行っても同じような結果となることが理想である。そのためには調査の具体的手順を標準化し，工程管理を行う必要がある。
- 調査には，事実経緯の同定，科学的死因究明，事前的視点を用いた評価，事後的視点を用いた再発防止策の策定などが求められる。
- 調査手法の標準化は，日常診療の質向上に貢献する可能性がある。

5.2.1 ばらつきを生まない医療事故調査手法の開発に向けて

1. 事故の背景要因を探ることの重要性

医療事故の際，特に最終行為に及んだ者の不注意や過失責任を指摘し，懲罰や指導をもって再発防止を図ろうとする対応（パーソンアプローチ）が行われることがある。その場合，当該医療者の個人的反省は促すかもしれないが，エラーの源となった真因の解明には至らないことから，再発のリスクが継続する可能性がある。

そこで，エラーは不良なシステムの結果であるとの前提に立ち，エラーを発生させた背景要因を掘り下げて分析し，組織構造や業務プロセスへの対策をすることでリスクを軽減させるといった考え方（システムアプローチ）が提唱されてきた。背景要因を掘り下げる方法として，RCA（Root cause analysis）やIM-SAFERといった分析手法が紹介され，すでに多くの医療安全管理者に教育されている（2.5項を参照）。医療事故検証・調査の場においても，同様のアプローチが基本となる。

2. 医療事故調査報告書のばらつき

2015年10月より医療事故調査制度が施行されて以降，日本医療安全調査機構には，1年間で約161冊の医療事故調査報告書（以下，報告書）が提出されている[7]。

これらの報告書にはいくつかの課題が指摘されている。具体的には，（1）報告書の形態や記述量がまちまちで定型がない，（2）調査が系統的でなく調査側が重要視したポイントのみ記載されている（調査漏れが否定できない），（3）医療者の行動の背景や理由が示されていない，（4）解剖が行われていない場合にはそれ以上調査が掘り下げられていない，などである。これらの課題が生じるのは，ひとえに「医療事故調査及び報告書作成方法が，各々の医療機関に委ねられており，標準化されていないから」である。これは，制度導入前から想定されていたことである。

医療事故調査が科学的調査である以上，誰が担当しても同じような結果となることが理想であり，報告書の作成も同様である。調査委員会によって，そのつど調査結果や報告書の内容がばらつくようでは，遺族も医療者も，医療事故調査制度という仕組み自体を信頼することができない。これらのばらつきを防ぐために，調査の作業プロセスを標準化し，工程管理を行うことが求められる。また，報告書を記載する過程で，調査の不足が見つかり，追加のヒアリングや新たな資料収集などが必要となることをしばしば経験する。すなわち，事故調査と報告書記載は，連動する不可分の作業と認識できる。

今後，医療事故調査制度が信頼され，定着していくためには，調査の精度を管理し，ばらつきを生まないようにすることが重要となる。そのためには，事故調査と報告書記載を1つのパッケージとした，一連の手法・手順（型）を開発し，調査に関与する者はそれらの手法・手順を理解した上で，作業に加わることを常とする必要がある。本項では，できるだけばらつきを生まない具体的な事故調査・報告書作成手順のあり方について解説する。

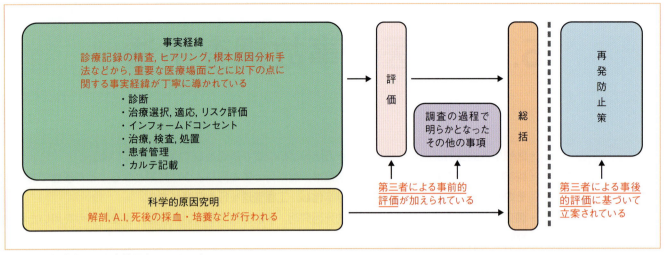

図5.2.1　標準化された事故調査のイメージ

3. 標準化された医療事故調査（報告書作成）のイメージ

図5.2.1に，標準化された医療事故調査（報告書作成）のイメージの一例を示す。

このイメージでは，医療事故調査（報告書）は，主に①事実経緯の同定，②科学的死因究明，③事前的視点を用いた評価，④調査の過程で明らかとなったその他の事項，⑤総括，⑥事後的視点を用いた再発防止策の立案といったコアパートで構成される。

完全にこのイメージ通りでなくてはならない，というものではないが，調査のばらつきを生まないためには，およそこれらのコアパートが網羅されていることが望ましい。制度では，調査に「外部の支援を求めるものとする」とあることから，調査会では内部調査委員と外部調査委員が協働・分担してこれらのコアパートを順に議論していくことになる。

なお，上記の①〜⑥は，報告書の章立てや項目名を表すものではないが，そのように用いても差し支えはない。以下ではこの流れに沿って，報告書作成の実際について説明する。

5.2.2　医療事故調査手法の具体的手順

1. 事実経緯の同定と文書化

事故調査（報告書作成）において最も重要となるのは，事実経緯の同定である。ここでいう事実経緯とは，診療録等の客観的証拠から把握できる事実（臨床経過）に加え，関係医療者や遺族へのヒアリング，医療安全の分析手法等から導かれた背景要因などを含む，“事実経緯の全体像”のことを指す。

事実経緯の全体像があいまいであれば，その後の評価や再発防止策の立案もあいまいなものとなる。事実経緯の同定には，以下の手順を踏むことが望ましい。

ある患者が，病院を受診してから死亡するまでには，複数の医療場面を経由することが多い。例えば，救急外来受診時，手術中，術後管理中などである。最初の作業として，診療録などを紐解きながら，調査対象となっている患者にどのような医療場面が発生したかを列挙する。以下では患者に，①救急外来受診時，②手術中，③術後管理中，④急変時といった4つの重要な医療場面が存在したと仮定して話を進める。

＜救急外来受診時＞
診断 → 治療選択 → IC → 治療 → 患者管理 → 記載

＜手術中＞
診断 → 治療選択 → IC → 治療 → 患者管理 → 記載

＜術後管理中＞
診断 → 治療選択 → IC → 治療 → 患者管理 → 記載

＜急変時＞
診断 → 治療選択 → IC → 治療 → 患者管理 → 記載

図5.2.2　患者の医療場面と，それぞれに行われるべき6つの医療行為

これらの各医療場面には，理論上，（ア）診断，（イ）適応・治療選択・リスク評価，（ウ）インフォームド・コンセント（IC），（エ）検査・処置・治療，（オ）患者管理，（カ）診療録記載といった，6つの医療行為が求められる（図5.2.2）。調査者は，患者に行われた医療行為の全体像を俯瞰し，これらの医療場面と医療行為のうち，どの部分に掘り下げて検討すべきポイントがあるかを探る。

仮に，図5.2.2の＜救急外来受診時＞の「診断」と「患

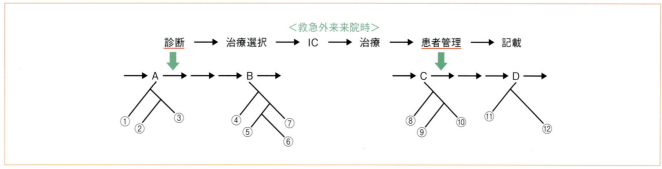

図5.2.3　深く掘り下げるべきポイントの背景要因の抽出

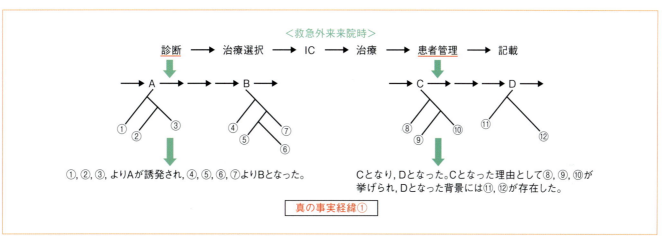

図5.2.4　背景要因を含めた事実経緯の文書化

者管理」を掘り下げる，と仮定する．その際には，RCAなどを用い，実際に行われた「診断」行為と「患者管理」行為が，どのような理由や根拠で行われていったのかについて明らかにする．

　図5.2.3のA→B，C→Dは，出来事の流れを時系列に詳細に記したもので，RCAなどでいう「出来事流れ図」である．また，①〜⑫は個別の背景要因であるが，これらには，判断の根拠や行動の原因，個人の技術の問題やチームコミュニケーションといったノンテクニカルスキルの問題，マニュアルの整備状況，教育体制，ハード，ストラクチャー，ガバナンスといった幅広い問題が含まれうる．

　続いて，これらの分析結果を文章化する．例えば，図5.2.4でいえば，「①，②，③よりAが誘発され，④，⑤，⑥，⑦よりBとなった」「Cとなり，Dとなった．Cとなった理由として⑧，⑨，⑩が挙げられ，Dとなった背景には⑪，⑫が存在した」といった具合である．これを仮に，当該事案の"真の事実経緯①"と呼ぶことにする．

　さらに，この作業を，すべての医療場面について行う（図5.2.5）．このようにして導かれた"真の事実経緯①+②+③+④"が，当該患者に発生した事実経緯の全体像となる．

　例えば，救急外来受診時の事実として，「胸痛に対し，担当医は胸部CTをオーダーすることを失念し，患者を入院させたまま，それ以上の処置を行わなかった」と記載されれば，担当医の落ち度が強調された印象を与える．しか

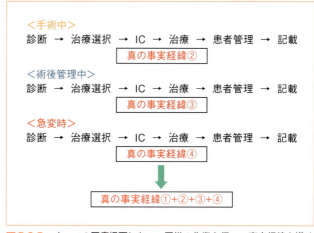

図5.2.5　すべての医療場面において同様の作業を行い，事実経緯を導く

し，上記の方法を用いると，以下のような事実経緯が浮かび上がる．

> 　胸痛に対し，担当医は問診と患者の全身所見，採血データ，胸部レントゲン写真から，その時点で緊急を要する状態とは判断せず，まずは入院下にて様子を観察することとした．

　下線で示した部分は，ヒアリングなどの調査によって初めて把握された事実部分である．

冒頭に述べたが，事実経緯の文書化の過程では，当該関係者へのヒアリングが再度必要になることをよく経験する。なぜそのような判断や行動に至ったのか，調査委員会は粘り強く聴取を重ねる。

また，調査委員会は，この時点でこれらの事実を当該医療者，遺族らに照会し，事実として誤認がないかどうか，確認しておくことが望ましい。この確認を疎かにすると，誤った事実記載のまま，分析や評価が進められる可能性があり，調査への信頼性の低下につながりかねない。

2. 科学的死因究明と，その文書化

事故調査には，病理解剖や死後の画像診断（Ai）や各種検体採取，細菌培養などに代表されるような科学的死因究明の結果を反映する必要がある。また，CPC（臨床病理検討会）やM&Mカンファレンス（病因・死因カンファレンス）などが行われたのであれば，それらの結果を報告書に反映することも有用である。

医療事故調査・支援センターの発表によると，届けられた医療事故のうち，2016年10月時点での病理解剖実施率は32.3％であり，通常死亡より高頻度に病理解剖が行われる傾向にある。実際には，医療事故と判断した後に病理解剖（Ai）が行われたというケースと，病理解剖（Ai）が行われた後に医療事故と判断されたというケースがありうる。

これらの結果を報告書に反映する際には，病理診断書や画像診断書をそのまま掲載するのではなく，遺族にも理解できるよう，平易な文章で記載することが望ましい。また，死因によって，あるいは死因が判明しているか否かによって，報告書が大きく影響を受けることにある。死因の特定と記載は，慎重に行う必要がある。

3. 事前的視点を用いた評価

上記のように，事実経緯や死因が丁寧に記載されていれば，実施された医療行為の妥当性を評価することが可能となる。その際には，「今から考えればこのようにしておくべきであった」という"事後的視点"ではなく，当時の状況にさかのぼってみて，「どのような選択が可能だったか」という"事前的視点"を用いた評価を心がける。

図5.2.6に示すように，医療行為は原則として，標準的医療行為の連続でなくてはならない。標準的医療行為とは，教科書やガイドライン，添付文書等に示される医療行為である。通常，標準的医療行為には一定の幅がある。標準的医療行為の連続の結果であっても，残念ながら患者が死亡することがあるが，その場合は行われた医療行為は適切であったと評価できる。しかし，途中で標準から逸脱した医療が行われ，そのまま患者が死亡したとなれば，その判断は適切でなかったと評価される。これが，事前的視点を用いた評価である。

例えば，先述した事例では，「胸痛に対し，担当医は問診と患者の全身所見，採血データ，胸部レントゲン写真から，その時点で緊急を要する状態とは判断せず，まずは入院下にて様子を観察することとした」とのことであるが，その判断が当時の状況や臨床所見のもとで，救急外来で行われ得た医療判断として，標準の範囲といえるかどうかが焦点となる。これらの判断は，外部委員が中心となって，その専門性に立脚して行うことが望ましい。仮にこの判断が標準を逸脱したものであるとすれば，この判断を生んだ理由や背景を突き止め，さらにそれが標準の範囲内なのかどうかを検討する必要がある。

なお，調査委員会には司法的評価を行う専門性がないことから，あくまでも医学的評価の範囲に留める必要がある。これらの評価にどのような文章表現を用いるかについては，医療事故調査・支援センターから例文が出ているので，参

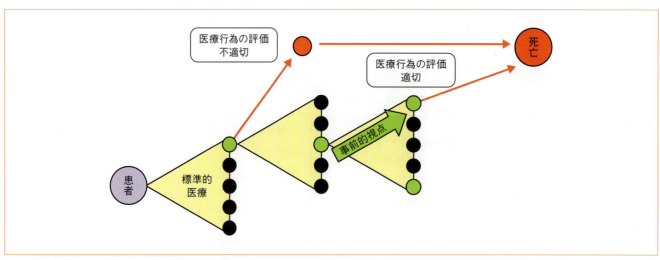

図5.2.6　標準的医療の幅と，事前的視点を用いた評価

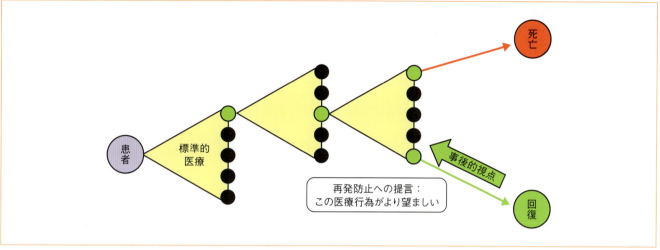

図5.2.7 事後的視点を用いた再発防止策の立案

照していただきたい。

● 4. 調査の過程で明らかとなった
　その他の事項

　患者の死亡には直接関係ないものの，医療安全上指摘すべき重要な問題が調査の過程で明らかになることがある。例えば，「患者の生体モニターの名前が（たまたま）誤って入力されていた」といったことである。

　このような出来事は，患者の死亡には直接関係ないが，別の医療事故の温床となる可能性があるため，「調査の過程で明らかになったその他の事項」として指摘し，改善を促すことが望まれる。

● 5. 総括の記載

　本事案が，最終的にどのような出来事であり，どのように評価されたのか総括を行う。総括は，あくまでもこれまでの調査結果のまとめであり，ここで新たな見解を加えるものではない。

　また，この後に行われる再発防止の立案が，これまでの視点（事前的視点）とは別の視点（事後的視点）で行われることを強調する意味でも，この時点で一旦総括を行っておくことが望ましい。

● 6. 事後的視点を用いた再発防止策の提言

　最終工程として，再発防止策の立案に取りかかる。再発防止策を見つける場合には，これまでの"事前的視点"を切り替え，"事後的視点"を用いて検討する（図5.2.7）。事前的視点で検討した結果，妥当な医療行為が行われていたと判断されたとしても，患者が死亡した以上，その判断が最善であったと決定するのは尚早である。事後的に見て，患者を救命する方策はなかったのか，どこかの段階で別の判断をしておけば救命の確率を上げることができたのではないかなど，できる限りの可能性を探る作業が求められる。

　事前的視点で適切と評価される事案であっても，事後的に見ることで再発防止策が提案できる可能性がある。その際には，できるだけ人的な努力に頼らない，システマティックな再発防止策を立案することを心がける。さらに，先述した「調査の過程で明らかになったその他の事項」についても，事後的視点で再発防止策を検討することが望まれる。なお，再発防止策は組織の実情を考慮した，実現可能なものとすべきである。

　重要なことは，事前的視点と事後的視点をしっかりと区別し，記載し分けることである。両者が混在した，あるいは事後的視点のみで記載された報告書は，標準化された手法を用いた報告書とはいえない。

5.2.3　おわりに

　本項では，事故調査（報告書作成）の標準化の重要性と，その具体的方法について述べた。繰り返しになるが，医療事故調査（報告書作成）は，誰が行っても同じような結果となることが理想である。そのためには，まずは調査工程を定め，できあがった調査報告書がそれらの工程を踏んで作成されたのかどうか，点検できるような仕組みを導入することが必要である。

　また，医療事故調査手法の標準化は，日常診療の質の向上に貢献する可能性がある。重大事故発生後に何がどのような視点で調査されるかが明確になれば，医療現場は日常

127

からそれらを意識するようになるからである。例えば，本来求められる6つの医療行為，標準的医療行為の幅，事前的視点，事後的視点といった考え方を現場の医療者が意識するだけでも，日常診療のばらつきが抑えられ，安全性の向上が期待できる。

　ばらつきを生まない調査手法の開発と普及には，今後10年，20年といった時間を要するかもしれない。難産となった医療事故調査制度であるが，これを日本の医療における検証文化の萌芽と捉え，広く信頼される制度として，社会全体で育んでいくことが肝要である。

［長尾能雅］

📖 参考文献

1）出河雅彦：ルポ医療事故．朝日新書，2009
2）加藤良夫，後藤克幸：医療事故から学ぶ　事故調査の意義と実践，中央法規，2005
3）木村哲：厚生労働科学研究費補助金地域医療基盤開発推進研究事業「診療行為に関連した死亡の調査分析に従事する者の育成及び資質向上のための手法に関する研究」　平成21年度総括・分担研究報告書　平成20-21年度総合研究報告書，2010
4）大坪寛子：医療事故調査制度を中心としたわが国の医療安全対策について，自由と正義，9月号，39-46，2015
5）「院内調査マネジメント研修」カリキュラム研究会（検討委員長：木村壮介，作業部会長：長尾能雅）編集：院内事故調査の手引き〜医療事故調査制度に対応した具体的手順〜第1版，日本病院会，2015
6）長尾能雅，インシデントレポートを通した医療安全文化の醸成，病院（第73巻），844-849，2014
7）一般社団法人日本医療安全調査機構　https://www.medsafe.or.jp/

6章 医療安全と品質管理

章目次

6.1：TQM手法を用いた 医療の質管理 …………………………… 130

6.1.1　医療の特徴

6.1.2　TQMと質保証部門，質保証体系

6.1.3　方針管理，日常管理，機能別管理

6.1.4　5Sと3現主義（5ゲン主義）

6.1.5　PDCAサイクル，SDCAサイクル

6.1.6　目標管理

6.1.7　標準・手順

6.1.8　事実に基づく管理

6.1.9　QC（Quality Control）と TQC（Total Quality Control）活動

6.1.10　チーム医療

6.1.11　QC七つ道具

6.1.12　新QC七つ道具

6.1.13　医療のTQM七つ道具

6.1.14　業務工程（フロー）図

6.1.15　特性要因図

6.1.16　故障モード影響解析（FMEA）

6.1.17　対策発想チェックリストと 対策分析（メリット・デメリット）表

6.1.18　まぁ，いいか防止メソッド

6.1.19　データウェアハウスの構築

6.2：医療の安全と質の管理 ………… 141

6.2.1　質指標（臨床指標）

6.2.2　質・安全・情報と質・安全・ リスク・データ管理，安全管理専従者

6.2.3　電子カルテ導入

6.2.4　統治・管理・執行

6.2.5　医療機能評価機構とPMDA

6.2.6　薬機法

6.2.7　安全対策事例と教育・研修

6.2.8　職員満足，患者満足と安全風土の醸成

6.2.9　透明性と説明責任

SUMMARY

　医療の質の改善には総合的質経営（TQM）が重要である。TQMには質保証部門の設置とその基盤である データウェアハウスが必須で，その基本概念には，方針・機能別・日常管理，5S・3現主義，PDCA・ SDCAサイクル，目標管理，事実に基づく管理，標準・手順，チーム医療，TQC活動等がある。TQM手 法には，QC七つ道具，新QC七つ道具，医療のTQM七つ道具がある。質指標として，臨床指標の作成， 情報・質・安全の関係とこれらの管理を担うデータ・質・安全・リスク管理者の配置を考慮するとともに， 電子カルテの導入に伴う課題を含め，医療の質をガバナンスする体制構築が必要である。

　本章では，TQM手法として，業務工程（フロー）図，特性要因図，故障モード影響解析，対策発想チェッ クリスト・対策分析表，まぁ，いいか防止メソッドを解説する。質管理上の課題としては，インシデント報 告と医療機能評価機構・PMDAとの関連，薬機法の要求事項，不遵守などへの具体的安全対策と教育・研 修体制，職員・患者満足と安全風土の醸成，透明性・説明責任の重要性を述べる。

6.1 TQM手法を用いた医療の質管理

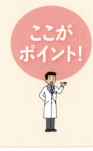

ここがポイント!
- TQMには質保証部門の設置とその基盤であるデータウェアハウスが必須である。
- TQMの基本には，方針・機能別・日常管理，5S・3現主義，PDCA・SDCAサイクル，目標管理，事実に基づく管理，標準・手順，チーム医療，TQC活動がある。
- TQM手法には，QC七つ道具，新QC七つ道具，医療のTQM七つ道具があり，その中で，業務工程（フロー）図，特性要因図，故障モード影響解析，対策発想チェックリスト・対策分析表，まぁ，いいか防止メソッドが重要である。

6.1.1 医療の特徴

近年，医療の高度化が進み，医療に対する社会的関心が高まってきている。医療は医学の社会的適用であるが，医療には様々な特徴がある。その性質として，生命を扱う仕事であり複雑である，予想通りに行かない，不確実で仕事が絶えず変更・中断する，多職種併行業務・不連続な業務が多い，多職種の技術が混合しながらも双方に関連し依存しあっている，完成された情報が少なく医学の知識も固有で不完全である，などが挙げられる。これらの要因には，対象である疾患と共に患者自身も多様で患者・家族の要求が拡大しているなどの患者要因の他に，医療者側の要因として，自律した専門家集団である，技術の進歩に伴い要素（固有）技術の進歩にも係わらず管理技術・管理システムが追いついていない，などがある。特に看護師がそうであるが，職員異動・シフト制が多く職場も不特定である一方，インシデント報告の活用が不十分，原因究明が困難，データ管理が十分にされていないことから説明責任がうまくとれないなど，過誤に非常に弱く，影響度も高い。

6.1.2 TQMと質保証部門，質保証体系

医療の総合的質経営（TQM）とは，医療の質を武器にして医療経営することである。総合には，①院長・理事長から現場の職員まですべてという意味，②医師から看護師，臨床検査技師等，あらゆる職種・部門すべてが関与するという意味，③質，安全，コスト，納期等のあらゆるプロセスという意味がある。産業界ではQCD（Quality, Cost, Delivery），SQCD（Safety, Quality, Cost, Delivery），QCDSEM（Quality, Cost, Delivery, Safety, Environment, Morale）などの用語があるが，個々のテーマの順番も重要である。

産業界では一般に設計・製造部の他に品質保証部門が存在している。この品質保証部門が許可しないと製品の納品はできない。医療界では医師が設計部門を担っているが，この質保証部門がない病院が多く，あるとしてもその権限が弱い。医師の医療の良し悪しをチェックする部門がなければ，病院のガバナンスが行われているとは言えないので，強いリーダシップのもとに，この部門の強化，権限付与が重要である。

施設が提供する医療体制の全体像が品質保証体系図である。これを定義づけ，可視化していない病院が多いが，職員全体でどのような医療を提供するかを検討，共通認識することは重要である。品質保証体系図の作成には，その病院の理念，ビジョンが必要で，この品質保証体系を元に品質目標を決定しなければ，目標，目的がぶれる。

用語 医療の総合的質経営（Total Quality Management；TQM）

6.1.3 方針管理，日常管理，機能別管理

　方針管理とは，施設内で種々の慢性的な問題が発生するなかで，特に重要で施設全体で取り組む必要のあるものを重点実施項目として決め，その実施計画を立案・実施・チェック・是正というPDCA（Plan，Do，Check，Act）サイクルを回すことである。

　日常管理とは方針管理と異なり，日常的な現場の慢性的な問題を一方では改善活動で対応し，手順などを標準として遵守・実施・チェックし，問題があれば是正するというSDCA（Standard，Do，Check，Act）サイクルを回すことである。日常管理ができない部署，施設で方針管理は不可能である。方針管理で策定された計画が順調に動くようになると，順次標準化され，SDCAとして日常管理に移行する。

　機能別管理とは組織横断的管理で，病院では委員会活動などである。部門・部署が強く，サイロ方式で縦割り組織構造になっているのが病院であるが，医療は縦割りではできない。各職種が一緒になって協働実践することで医療は成立する。しかし，委員会活動に資源（ヒト，モノ，カネ）を提供し，役割分担と責任権限を付与している施設は少ない。看護部だけで各種委員会を構築している施設もあるが，組織全体で委員会活動をすべきで，その数も限定する必要がある。多数の委員会を作っても活動しなければ無意味である。委員会活動は内部で情報が閉じていることも多いので，データのデジタル化をタブレットPCの活用などで図り，情報を集約・公開することも重要である。

6.1.4 5Sと3現主義（5ゲン主義）

　5Sとは整理，整頓，清潔，清掃，しつけのことである。しつけは習慣化ともいうが，その理由は習慣化しないと定着しないことにある。日常管理のツールとしても重要であり，職員のモラル向上，業務の効率化，危険防止，安全性向上，安全風土の醸成などに役立つ。

　3現主義とは現場，現物，現実のことである。現場に行き見て，現場にある現物が，現実にどのように動いているか把握し，問題があればそのもの（ヒト，モノ，情報）を見て状況を把握する。製造業では現場体験のないトップに現場経験させる必要があると再認識されている。医療でも

常時現場にいる必要はないが，何かあれば3現主義で，現場目線で物を考える必要があり，定期的職場巡視などが有用である。しかし，3現主義だけでは問題は何か，どのような解決策があるか不明なことも多く，原理，原則を加えた5ゲン主義を採用している施設も多い。原理とは機能を理解すること，原則とは患者もしくは医療者の立場で考えることで，原理，原則で改善策を検討していく必要がある。管理者は自分の思い描く，思い込んだ業務フローを考えるが，現場の業務フローと違っていることも多く，現場の立ち位置で考えることが重要である。

6.1.5 PDCAサイクル，SDCAサイクル

　管理サイクルとはPDCAサイクルのことである。PDCAサイクルで一番重要なのはPlan（計画）である。計画を立てるだけではなく，目的を明確にする，管理項目を決める，目標（管理水準）を決める，実現手段（技術標準，作業手順）を決めることまで含まれる。技術標準の設定をどうするか，手順はあるか，新たに作成するか，すでに作成されているが守られていないか等，あらかじめ計画で考慮すべきことは多くある。通常の計画設計だけを考えるとPDCAサイクルは回らない。

　進捗やパフォーマンスの良し悪しを決める尺度（管理項目）を決めておくことも重要である。管理指標とは医療では臨床指標と置き換えてもよいが，プロセス，アウトカム

の双方が考えられる。品質管理では，QC工程表や業務フロー図を基に管理項目を決定するが，その達成具合を決める尺度として管理水準がある。チェックして，管理水準に達していなければ不具合が生じており，その原因を究明して是正処置を行う。Actとして，応急対応が必要な場合には現象を取り除くなどの応急処置を，根本原因がわかれば再発防止策を施行する必要がある。また，日常管理でのSDCAサイクルを回す際，標準には手順，マニュアル，フローチャート，QC工程表が含まれている。日常管理のチェックには管理図（管理グラフ）を用い，一定レベルからの逸脱を迅速に見つけ対応する。

6.1.6　目標管理

病院では年度ごとに品質目標をトップが掲げることが多い。この目標に基づき各部門，部署，委員会が品質目標を立て，組織全体のPDCAサイクルが全体的に回るようにする。これらの品質目標のすり合わせは重要であり，部分最適ではなく全体最適になることが重要である。職員一人一人でPDCAを回せればよい。品質目標を管理する部署がないと，進捗管理できず，目標を立てるだけで終わってしまうことも多い。よくある例が目標の目的化である。目標を立てることに終始し，その後の展開がうまくいかない例，目標をこなすことに全力を挙げ，その目標の背後の本来目的と乖離してしまう例も多い。

6.1.7　標準・手順

医療界では手順は有り余るほどあるが，活用されている手順は少ない。現場を知らない管理者が作成したできもしない手順，厳密すぎて守れない手順，現場と乖離している手順など，存在すること自体の弊害も多い。手順の活用法も重要である。一般的に部門内の作成手順が多いが，1部門で完結する医療はほとんどないので，関係各職種が協働で作成する必要がある。それには時間と労力がかかるので，トップの承認が必要である。

業務手順は，ある部門の業務のあり方を記載したもので，業務対象はその部門に限定し，その部門の参照・教育に役立てるもので，他部門に原則公開しない。絶えず改訂する必要があり，作って，使って，改訂するというスタンスが重要である。

6.1.8　事実に基づく管理

医療では医師の裁量権や権威勾配など組織運営上考慮すべき課題は多い。これらの課題の解決には事実に基づいた管理，データ管理が必須である。医師の固有技術は高度化・専門分化してきており，その力量評価も課題であるが，固有技術の進歩に管理技術（管理の仕組み）が追いついていない。質向上・改善には，施設としてはその双方を見据えて，方針管理，機能別管理，日常管理を行う必要がある。

病院にはデータ（帳票，記録等）は山ほどあるが，データを意味ある情報に変換する仕組みができていない。オーダリング，電子カルテ導入でこの仕組みが可能になればよい。多職種協働実践するにしても，データ・情報の分断・孤立が多く，その統合が困難であることも多い。各業務を可視化・標準化・構造化・共有化できればよい。

6.1.9　QC（Quality Control）とTQC（Total Quality Control）活動

QC活動は1部署・部門で実施する改善活動で，TQC活動のように多職種で実施するのとは異なる。病院では古くからQC活動があり，一定の成果を上げているが，医療では改善活動も多職種で行う方が効果的で効率も良い。しかし，多職種の関与には時間，労力，コスト等がかかるので，推進組織と共にトップの支援が不可欠である。年度ごとに統一テーマを決めて行う。QC，TQC活動でPDCAがうまく回らず，目標作成倒れになっているのは最初のPlanの検討が不十分であるからである。

6.1.10　チーム医療

医療は多職種協働実践であり，1職種で完結する医療はない。医師のオーダに基づく業務が多く，それに伴い併行，変更，臨時業務も多く，多職種が連携する必要がある。チーム医療では共通目的を持ち，医師判断・実践を含めて各医療専門職の許容範囲内判断・実践が必要である。後続の職員のことを考え業務実践する「後工程はお客様」と同様

に，前の職員が引き継ぎやすいように後続の職員もその業務を整える「前工程はお客様」も重要である。チーム医療で重要なものが業務フロー図である。各職種間，各機能間の情報のやり取りはハンドオーバー（ハンドオフ）と言われるが，看護師の勤務シフト時の申し送りや医師の申し送

り，手術室から病室，救急センターから病室などで生じる情報交換である。この情報交換を標準化し定形通りに実施することは医療事故防止に役立つ。ハンドオーバーでは，単なる情報の交換，引き継ぎではなく，その行為に責任移譲を伴う。

6.1.11　QC七つ道具

　質改善活動の七つ道具（表6.1.1）には，特性要因図，チェックシート，ヒストグラム，散布図，パレート図，グラフ（管理図），層別がある。「七つ」とは数字の7を意味するのではなく，7通りという意味である。図表とは言えないが，層別化は重要なツールであり，これにより階層化，構造化が可能になり，データを深掘りできる。

　パレート図はパレートの法則から，80：20など大部分の事象は2～3つで80％を占めるので，その重要な事象に焦点を当て重点的に分析するものである。管理図（チャート図）で標準偏差を超えるようなものは，100回に5回もないので，通常から大幅に逸脱していることを意味し，早急に対応する必要性を意味する。その他，特性要因図は後述する。

表6.1.1　QC七つ道具

特性要因図	特性（品質）に影響している要因を系統的に図解することで，原因追究が容易になる。
チェックシート	チェックするだけの簡単な作業で，必要なデータを集められるとともに，重大なミスを防止できる。
ヒストグラム	データのバラツキの分布状態から工程の問題点を推察できる。
散布図	二つの要素の間に関係が存在するかどうかがわかる。
パレート図	品質不良などの要因に複数の項目がある場合に，対策の重点方針を設定できる。
グラフ・管理図	グラフ：データを視覚表現することで，比較や変化を容易に把握できる。管理図：工程の異常発生を未然に防ぐことができる。
層別	漠然としているデータ群が，層別によって特徴を現してくる。

6.1.12　新QC七つ道具

　新QC七つ道具（表6.1.2）は，七つ道具で不足している領域に対して考えられたものである。親和図（KJ法），連関図，系統図，マトリックス図，アローダイアグラム，PDPC，マトリックスデータ解析がある。医療界では親和図（KJ法），マトリックス図を活用することが多い。親和図は種々の項目を付箋紙に書き出し，グルーピング・整理・分類・体系化するツールである。思いつきでもよいので参加者がどんどん書き出し，非難しない，あれこれ理由を考えないことが重要である。特性要因図，根本原因分析などに活用する。医療界ではグループワークに不得手な人が多いが，本法はグループワークの基本である。

　マトリックス図はタテヨコの行と列に分けて項目を記載する方法で，両者の対応関係をみるものである。わが国ではこのマトリックス図を活用して対応を見る習慣が少ないが，欧米では比較的使用されるツールである。

表6.1.2　新QC七つ道具

親和図（KJ法）	言語データをグループ分けして，「整理」，「分類」，「体系化」する方法。問題の「親和性」，「構造」を整理できる。
連関図	原因と結果，目的と手段などが絡み合った問題について，その関係を論理的につないでいくことによって，問題を解明する方法。複雑に絡み合った問題の因果関係を明らかにできる。
系統図	目的と手段を系統づけて対策を整理する方法。
マトリックス図	「系統図法」によって展開した方策の重みづけや役割分担などを決めるのに使用される方法。2つの要素を「行」と「列」に並べて，その対応関係を明確にすることができる。
アローダイアグラム	問題の解決の作業が絡み合っている場合，「各作業の関係」と「日程のつながり」を明確にする方法。
PDPC	目標達成までの不測の事態に対応した代替案を明確にする方法。事前に考えられる様々な結果を予測して，プロセスの進行をできるだけ望ましい方向に導く。
マトリックスデータ解析	2つ以上のデータを解析することにより傾向が一目でわかる方法。問題の整理や解決の糸口を捜すことができる。

6.1.13　医療のTQM七つ道具

　本道具（表6.1.3）は，医療のTQMを実行する上で必要であるが，未だツールとして頻繁に活用されていないものをまとめたものである。業務工程（フロー）図，品質機能

展開図（QFD），故障モード影響解析（FMEA），根本原因分析（RCA），対策発想チェックリスト，対策分析（メリット・デメリット）表，まぁ，いいか（不遵守）防止メソッド

6章 医療安全と品質管理

がある。図6.1.1はこの七つ道具を体系化したものである。目標を定め、その範囲を設定し、実態を明らかにするなかで業務フロー図を新たに作成するか、すでに作成されたものがあれば、管理指標の把握などから実態を明らかにして見直していく。見直しの中で、マイナス要因が強いか、プラス要因が強いかにより異なるが、品質改善が必要であれば、未然防止、再発防止対策が必要である。その場合、再発防止ならRCAを、事故が未発生であるが未然防止が必要ならFMEAを活用する。プラス要因をさらに強くしたい場合には品質特性を突き詰めて考え、その要素を究明し展開していくQFDを活用する。これらのツールで得られたアウトプットを、どこで、いつから、どのように、誰が、なぜ活用・実行するかを考える際に、対策発想チェックリスト、対策分析表（メリット・デメリット表）を活用する。対策、手段等を普段から類型化しておけば、このような対策にはこのような手段があると、パターン化できるので便利である。また、一面では良いが、他面では逆に害になる対応策も多いので、その対策のメリット、デメリットを考

表6.1.3 医療のTQM七つ道具

	使用目的	見える化の対象
業務工程（フロー）図	業務分析（業務の見える化）	仕事の流れ（関連）
品質機能展開図（QFD）	要求分析・業務分析	要求（潜在要求）・業務機能
故障モード影響解析（FMEA）	業務設計（未然防止）	不具合・業務機能
根本原因分析（RCA）	原因分析（事後対応）	出来事の流れ・真因（根本原因）
対策発想チェックリスト	対策策定（問題解決）	発想（考え方）
対策分析表（メリット・デメリット表）	業務設計・問題発見	良し悪し（得失のバランス）
まぁ、いいか（不遵守）防止メソッド	標準化・歯止め	まぁ、いいか（不遵守）

える必要もある。対策が定まったら改めてPDCAサイクルを回していくが、この局面では、方針管理と日常管理のサイクルがあり、手段等の標準化と管理の定着が重要である。手順が定着したら業務工程（フロー）図を改訂する。しかし、医療界では手洗い励行のように、手順がなかなか遵守されていない。そこで、まぁ、いいか防止メソッドが必要になる（後述）。

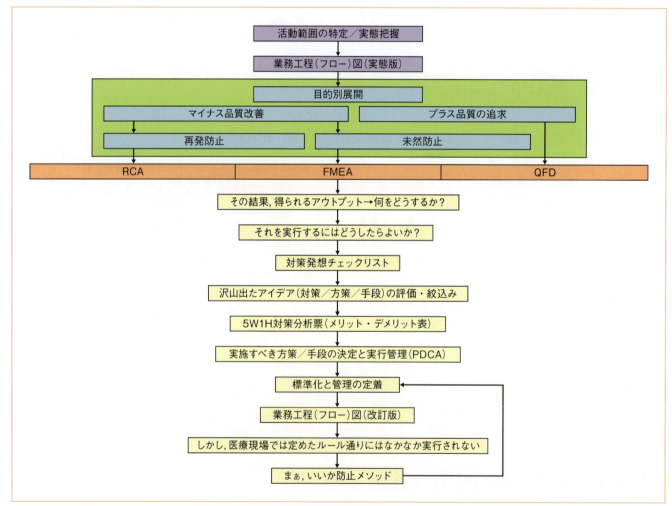

図6.1.1 医療のTQM七つ道具スキーム図

📝 **用語** 品質機能展開図（Quality Function Deployment；QFD）、故障モード影響解析（Failure Mode and Effects Analysis；FMEA）、根本原因分析（Root Cause Analysis；RCA）

6.1.14　業務工程（フロー）図

　手順と業務工程（フロー）図（図6.1.2）は異なる。業務工程（フロー）図は業務手順より大きいカテゴリーで，各職種内・職種間の業務の流れ（業務フロー）を図示し，その役割分担と責任権限を明確にするものである。各業務を単位業務あたりに分解し，業務に付随する帳票・ラベル等も表示し，多職種による業務を可視化・標準化・共有化する。詳細化したものを特性要因図，RCA，FMEAなどで活用し，ムリ・ムラ・ムダを改善するツールである。

　工程というからにはプロセスであり，インプットとアウトプットがある。工程をある塊にして，流れを見やすくするが，部分的には複雑・詳細な業務は入れ子構造にするとよい。業務の粒度を変えることで種々の目的に使用可能となる。すべての業務を細かく作成する必要はないが，複雑で誤りやすい業務の流れを重点的に詳細化・可視化することは有用である。各種書き方があるが，わが国ではUML（Unified Modeling Language）に則り記載していくことが多い（詳細は成書参考）。業務工程（フロー）図の意義は業務の可視化，標準化，階層化，共有化で，現状と理想のギャップ分析ツール，新人教材用ツール，管理ツール，問題解決ツールである。①運用がわかる，②プロセスの設計・分析に有用である，③最も影響するプロセスを検討・把握できる，④データ収集・分析箇所がわかる，⑤価値のない再作業，重複作業等がわかる，⑥ハンドオフ（情報交換）が明確になる，⑦併行業務，変更業務，同期性が明らかになることによって，ムリ，ムラ，ムダをなくすのに有用である。

　業務工程（フロー）図はスイムレーンに各職種，各機能を書き出すので，職種，機能の役割分担と責任権限が明確になり，その業務の良し悪しの尺度になる管理指標の設定にも役立つ。医療界では1回の指示で終了する業務はあまりなく，臨時・変更業務が多々ある。定型的業務と非定型業務の洗い出しや，規定外手順や例外処置，課題・問題点の洗い出し・明確化にも役立つ。類似内容でも異なる業務フロー，同一内容でも多部門・多職種で実施するプロセス，同一内容でも複数のルートのプロセスなどの明確化にも有用である。

　業務工程（フロー）図の注意点は，判断決定や同期バー，粒度である。判断を間違える，判断時期を間違える（早い，

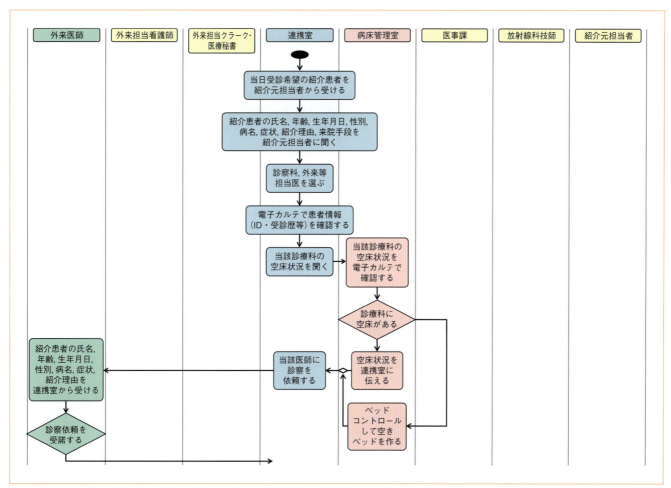

図6.1.2　業務工程（フロー）図（紹介患者対応）

6章 医療安全と品質管理

遅い), 不必要な判断をする, 判断に必要な情報がない, 判断できない環境である, 判断しなくても業務が流れる, 複数の判断決定者がいる, 判断決定が待ち時間になっている, などがある。同期バー (図6.1.3) は, 各職種間の複数業務がすべて整うまで次段階に各職種の業務が移行しないという併行業務の記載方法である。業務工程 (フロー) 図は単位業務あたりに業務を記載するとともに, 業務の粒度を合わせる必要がある。あるところは詳細に, 別のところは疎かにするのではなく, 一定の粒度で記載し, もし詳細が必要な場合はサブプロセスとして入れ子構造にする。非常にリスクの高い複雑な業務工程は, 詳細に図示しないと不具合発生時のRCAに役立たない。

QC工程表 (図6.1.4) は業務工程 (フロー) 図と似ているが, 5W1H方式で, いつ, 誰が, どこで, 何を, なぜ, どのように実施するかを時系列に記載していく。業務工程 (フロー) 図より管理指標の設定や役割分担・責任権限の

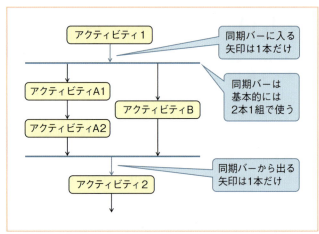

図6.1.3　同期バー

明確化に有用である。全日本病院協会 (全日病) 作成の病棟業務フロー図項目 (表6.1.4) は成書になっているので参考にしていただきたい。

フロー	Who	When	Where	What How	備考
指示受け準備	看護師	電子カルテ起動時	スタッフステーション	所定のPCで電子カルテの『注射箋・ラベル』を立ち上げて縮小しておく。	休日前は休日明け分までの日付を設定する。
同意確認	医師	必要決定時	診療室・スタッフステーション	患者および家族に注射の必要性が理解でき同意していることを確認する。	
注射オーダー入力	医師	必要決定時	診療室・スタッフステーション	入院注射処方箋 (控え) 1枚と注射ラベル (紙) が出力される。	
指示受け	看護師	必要決定時	診療室・スタッフステーション	電子カルテ・指示伝達画面または, 出力された注射処方箋で内容確認。	
注射内容説明	医師・看護師	実施前	病室・面談室	薬剤説明書をもとに口頭で説明。	1患者1トレイに入れ準備し所定の場所に置く。
注射作成	看護師	実施前	準備室	出力された注射処方箋と定数管理薬剤を照合し, 2人で内容を確認する。確認後注射処方箋の「準備」に押印する。出力された注射ラベル (紙) をボトルに貼る。	
注射実施説明	医師・看護師	実施前	病室・面談室	注射オーダーに基づいて説明。	
注射実施準備	医師・看護師	実施前	医薬剤室	誤薬防止ハンドブックに準じて注射処方箋と薬剤をチェックし, ミキシング実施。ミキシング実施時は注射処方箋の「準備」に押印し必要物品を準備, セットする。誤薬防止ハンドブックに準じて麻薬処方箋と薬剤をチェックし, ミキシング実施。ミキシング実施時は麻薬処方箋の「準備」に押印し必要物品を準備, セットする。	
患者確認	医師・看護師	実施前	病室	ベッドサイドに電子カルテと指示薬剤を持参し, リスクマネジメント画面を開き, ネームバンドにて照合確認を行う (バーコードリーダーを使用)。	
注射実施	医師・看護師	指示時間	病室	照合確認後, 実施入力する。	
観察	医師・看護師	開始後	病室	必要時バイタルサイン測定・全身観察。	
記録	医師・看護師	開始後	スタッフステーション	必要事項を記録。	コード番号が必要な薬剤については伝票等に製剤番号コードシールを貼付する。
実施確認	看護師	実施後	スタッフステーション	オーダ状況照会画面で実施確認。	

図6.1.4　QC工程表 (臨時与薬プロセス)

表6.1.4 病棟業務フロー図（全日病）

病棟プロセス概要図	各種オーダ	手術オリエンテーション	検査準備
入院準備	指示受け	手術準備（前日）	移動介助（検査前）
ベッドコントロール	処方・注射オーダ	手術準備（当日）	移動介助（検査後）
入院当日手続き	指示受け（処方・注射）	移動介助（術前）	検査後
病棟受け入れ	薬剤照合	移動介助（術後）	リハビリオーダ
看護計画立案	投薬準備（内服）	術後	指示受け（リハビリ）
入院診療計画説明	投薬準備（注射）	輸血オーダ	食事オーダ
回診準備	投薬実施（内服）	指示受け（輸血）	指示受け（食事）
回診	投薬実施（注射）	輸血照合	退院計画
回診後	投薬終了後	輸血実施	退院オーダ
巡回準備	投薬実施（頓用・緊急時）	輸血終了後	退院当日
巡回	処置オーダ	検査オーダ（検体検査）	診療記録整理
巡回後	処置前	指示受け（検体検査）	危篤時連絡
緊急対応	処置実施	検体採取	死亡確認
引継ぎ	手術オーダ	検査オーダ（生理機能，放射線検査）	死亡時家族説明
コメディカル患者訪問	指示受け（手術）	指示受け（生理機能，放射線検査）	死後処置・死亡退院後

6.1.15 特性要因図

特性要因図（図6.1.5）は，わが国発のQCツールである。特性（結果，課題，問題点）に対して，要因（状況，原因）を魚の骨のように分岐記載する。目的・目標達成の手段で，特性に影響している要因，原因を系統的かつ網羅的に列挙し可視化・焦点化できるので，主要要因の原因究明に役立つ。要因とは結果に影響を与えるものであるが，要因と結果を分けて考えることが大事であり，大きな要因を押さえて標準化でき，仕事が容易になり，施設内での技術の蓄積や権限移譲も可能になる。特性を決めることは意外と難しいが，非常に問題がある，データが得やすい，改善効果が大きい特性に焦点を当てる。

特性要因図ではブレーンストーミングを活用する。小グループで権威勾配をなくし，ファシリテーター，記録係，発表者を決め，付箋紙を使用する。最初は質より量で，どんどん非難・議論・評価・解釈なしのアイデアを挙げていき，原因・解決策を混合せず，自責の観点で時間割通りに進行することが重要である。他責の意識でアイデアを挙げても共通認識にならず，解決策も導けない。各アイデアの関連性整理に親和図を，業務の整理に業務工程（フロー）

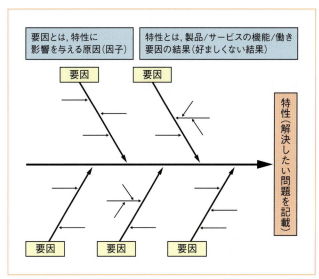

図6.1.5 特性要因図

図を活用する。目的を常に考え，特性の不具合に対し，表層的ではなく系統的，網羅的に要因を列挙し，その中から重要な要因を特定する方法である。その要因の根本原因を究明するツールがRCAである。

6.1.16 故障モード影響解析（FMEA）

根本原因分析とはなぜなぜ分析である。RCA（詳細は2.5項）は事後対応であるが，FMEA（表6.1.5）は未然予防である。業務工程（フロー）図を参考に故障モードがある業務を検討し，その影響度，頻度，特定しやすさを加味して潜在的に重大事故につながりかねない業務の対応策を見つける。業務の標準化と役割分担・責任権限の明確化が前提である。故障モードには，未観察，誤認，未設定，誤設定などいろいろ考えられるが，対策発想チェックリストのような一覧表を作成しておくと便利である。

■ 6章　医療安全と品質管理

表6.1.5　FMEA（CT造影検査）

工程No	職種	単位業務	業務の目的・機能	状況	不具合様式：FM（起こり得る不具合）	発生頻度a	不具合様式による業務への影響（1次影響）	不具合様式による患者への初期影響（2次影響）	不具合様式による患者へのその後の影響（3次影響）	影響度b	検知の難易度c	危険度a*b*c
1	技師	電子カルテでCTの指示を見る	電子カルテ指示画面で撮影指示（目的，部位）を把握する		電子カルテでCTの指示部位／胸部を頭部と見る（誤見）		異なる部位を撮影する	再検査となる				0
2	技師	カルテで血清クレアチニン（SCr）値を把握する	造影検査を通常通り実施できるか，腎機能から判断する	以前の検査値を見る	カルテで高い血清クレアチニン（SCr）値を正常値と把握する（誤把握）		造影CTできない腎機能状態でも造影剤を使用する	血清クレアチニン（SCr）値が上昇する	造影剤腎症（CIN）を発症する			0
3	技師	カルテのアレルギー欄を見る	造影剤のアレルギー歴があるか判断する	欄外に造影剤アレルギーが記載してある	カルテのアレルギー欄以外の所を見る（誤見）		造影剤アレルギーがないものとして造影剤を使用する	発汗，発赤など造影剤アレルギー初期症状が発現する	血圧低下によるショック状態発現			0
4	技師	問診票のアレルギー歴を見る	問診票アレルギー歴情報で造影剤を使用できるか判断する		問診票のアレルギー歴を見ない（未見）		問診票の情報なしに造影剤を使用する	発汗，発赤など造影剤アレルギー初期症状が発現する	血圧低下によるショック状態発現			0
5	技師	患者に名乗るように指示する	患者本人の氏名を認識する									0
6	技師	患者が名乗るのを聞く	CT予定患者であることを確認する									0
7	技師	指示箋の氏名を見る	CT予定患者氏名を把握する									0

6.1.17　対策発想チェックリストと対策分析（メリット・デメリット）表

　対策発想チェックリスト（表6.1.6）は，多くは同じような原因で事故を生じていることから，原因が判明し対策立案するため，あらかじめその対策を類型化しておくものである。主な対策は排除，標準化，集中化・分散化，特別化・個別化，支援，相互理解などであるが，個別対応が必要なものもあるので注意が必要である。

　対策分析表（表6.1.7）はメリット・デメリット表とも言われる。策定した対策が有効である反面，別場面，別部署ではかえって有害のこともあり，常にメリット，デメリットを考えるものである。相反する影響のある対策は病院内では多く，部署が変われば業務フローも変わるので，対策構築時に現場をよくわかっている多職種の参加が望ましい。実際にはある程度の定量化が必要なので，有効性，コスト，容易性，継続性など多次元的にマトリックス図を活用してスコア化するとよい。

表6.1.6　対策発想チェックリストの例

区分	対策発想チェックリスト
排除	・不要なもの，不要な作業をなくす ・調整・測定等の必要がないものを使う
標準化	・物を整理・整頓する，配置を決める ・時間，順序，流れ，内容を統一する ・種類を統一する，減らす ・作業と様式・帳票を整合させる
集中化・分散化	・セット使用品，関連するものをまとめる ・あらかじめ準備しておく，あらかじめ計算しておく ・専任化する，全員で行う，チームを作る ・一度にまとめて行う，分散して行う
特別化・個別化	・色を活用する ・形状を活用する ・紛らわしい用語，名称，記号を使わない
自動化	・自動化する ・システム化する ・情報化，電子化する
支援	・チェックリストを活用する ・ゲージ，見本，判定表を活用する
相互理解	・患者や家族に協力してもらう ・相互の連絡・コミュニケーションを増やす ・標準書を作成し，共通の理解を促進する ・掲示板・記録等で状況を見える化する

表6.1.7　対策分析表（メリット・デメリット表）

対策案	有効性	コスト	継続性	総合評価点
他の病院のアレルギー情報を利用する	3	1	3	9
患者に自分で入力してもらう	1	3	1	3
記入用紙をマークシート式にする	2	2	2	8
手書き文字認識を使用する	1	2	3	6
質問に対してYes，Noで答えてもらい，候補リストを絞り込めるようにする	3	2	2	12
アレルギーのカテゴリーを少なくする（頻度の少ないアレルギーは別にする）	2	2	3	12
大まかなカテゴリーを選び，次に細目を選ぶようにする	3	2	3	18
並んでいるアレルギー名称について，文字が異なっている部分を輝度表示する，サイズを大きくする	3	1	2	6
似たもの名称が隣同士に並ばないようにする（アイウエオ順やアルファベット順をやめる）	3	2	1	6
文字の大きさを見やすいサイズにする	2	2	3	12
画面の配色を見やすいものにする	1	2	3	6
頻度の少ないアレルギー（アレルギーの組合せ）を選んだ場合には，注意を表示するようにする	3	2	3	18

6.1.18　まぁ，いいか防止メソッド

　悪意から対策を守らないものは犯罪である。悪意のない不遵守では，知識・技術不足による不遵守であれば教育・訓練が，意図しない不遵守（エラー）ではエラープルーフ，フェールセーフのように誤っても何とか対応できる対策が良い。しかし，医療界で最も多い不遵守は意図的な不遵守（まぁ，いいか）である。日常的に励行推奨されているのに，まぁ，いいかと手洗いしない，ガウンを着ない，手袋を変えない，略語を使う，手順通りに薬剤を保管・調剤しない，病室で薬剤3点認証しない，生体情報モニタやナースコールをチェック・対応しないなどである。これらのまぁ，いいかの防止策が本ツール（図6.1.6）である。基本は動機づけであり，教育して意義を理解させる。職場で不遵守を見つければ積極的に指摘・指導して打開策検討に参加させるなど，職場の指摘・指導が一番有効である。

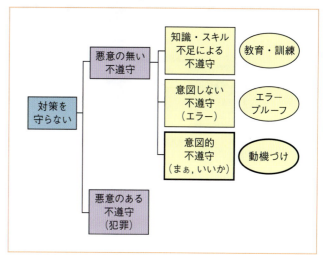

図6.1.6　まぁ，いいか防止メソッド

6.1.19　データウェアハウスの構築

　病院のデータは山ほどあるが分断・分散したデータが多く，不完全で統合・構造化されず，意味のある情報が少ない。他職種の業務がわからず，部署・部門内の情報の在り処，利用・統合の仕方もわかっていない。データ・情報を収集・管理する専門の機能横断的部署やこれらの業務を教育・訓練する部署もない。そのため，作成した質指標は管理・周知されず，結果的に質を武器にした総合的質経営もできない。データから情報を得て，さらにそれに伴う行動についてPDCAサイクルが必要である。病院では質管理部門（データ管理センター，TQMセンター）を構築する必要がある。構築には，スペース，活用ツール，ヒトとともに，これらを担保できる強いリーダーシップが必要である。専従，専任，兼任の情報システム，診療情報管理，医事，経理，看護師，薬剤師，検査技師，医師等の多職種の参加が前提である。
　業務内容は院内データ（医療，安全，経営等）の収集・管理，臨床指標の作成，委員会情報のデジタル・一元化，各種情報の統計処理・分析・可視化と周知・提供，各種施策の計画立案・提言などのPDCAサイクル管理である。単なる分析ではなく可視化や，データの統合とその業務への落とし込みが重要である。すべてに精通した実務者はいないし，実務者と管理者は異なる。優秀な実務者が優秀な管理者とは限らない。利害関係者の再確認と役割分担，責任権限の明確化が必要である。質管理部門の業務は情報の統合・管理，施策提言であり，施策を執行・管理する部門では，執行・管理に必要な情報を提供する必要がある。
　使用ツールにはクリックビュー（図6.1.7），タブロー，アンサンブル，キャシエ等がある。データの構造化と突合・統合がその粒度と共に重要である。つまり，病院と健診のデータ，病院と診療所のデータ，医療と介護のデータ，院外情報等を，どのような目的でどのように構造化するかである。近年，医療のビッグデータに関心が集まっているが，ゴミを集めてもゴミしか出てこない。構造化されていないデジタルデータとウェアラブルデータをどう連結・活用するか，クラウド・機械学習・自然言語処理などにどう対応するかを見極める必要がある。
　どのようなデータを収集するか，すでに収集が終わっていないか，未収集ならどうするか，誰が収集するか，経時的に収集するか，データ収集には収集の教育方法，継続の可能性，正確性，プライバシー保護等で課題は多いが，日常業務に落とし込むことが重要である。

6章　医療安全と品質管理

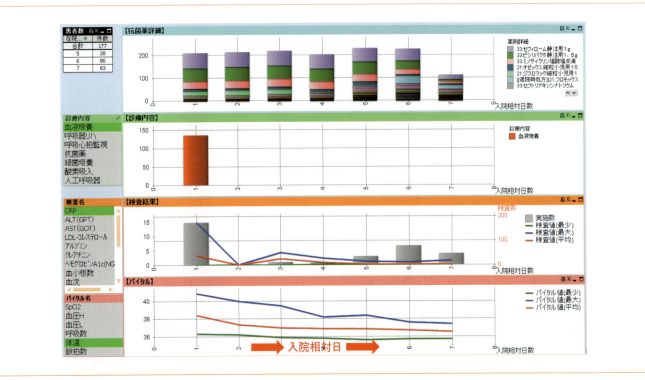

図6.1.7　クリックビュー（肺炎分析）

【品質改善の基本モデル「PDCAサイクル」】

PDCAはPlan-Do-Check-Actの頭文字を並べた言葉である。計画－実行－評価／検証－改善／対処を繰り返すことによって業務を継続的に改善していく手法となる。本書においても各章で紹介させていただいた。Plan（計画）が最も重要な工程となり，管理，改善の成否が決まるとも言われている。成果を上げて，評価につながる。最も基本であり，シンプルな方法であるPDCAサイクルの実際を紹介する。

1. Plan（計画）
1) 問題を明確にする
   解決（改善）すべき問題点を把握する。問題点とは理想と現実とのギャップ（差）をいう。
2) 現状を把握する
   解決（改善）すべき問題を層別化，ブレイクダウン（深掘り）し，取り組むべき課題を特定する。
3) 目標を設定する
   課題が特定できたら取り組む達成目標を決める。できる限り具体的な数値で示すとよい。
4) 根本原因を突き詰める
   RCA，FMEA，ImSAFER等の分析手法を用いて，問題が発生する（発生した）根本原因を明らかにする。
5) 対策を立案し，計画を立てる
   根本原因を改善する対策を立案し，効果的なものを選択し実施計画を立てる。

2. Do（実行）
立案した対策を実施計画に基づいて行動する。

3. Check（評価／検証）
対策を実施した結果，目標の達成状況，成果を確認する。

4. Act（改善／対処）
1) 成果を定着させる
   誰もが同様の成果を出せるように標準化する。
2) 対策の成果を確認できない場合の対応
   根本原因，対策が間違っている事になる。Planの4）もしくはPlanの5）に戻り，根本原因，対策を再度突き詰めDo，Checkを繰り返す。

6.2 医療の安全と質の管理

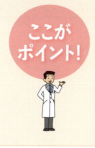

ここがポイント！

- 質指標として，臨床指標の作成が重要である。
- 質管理には，情報・質・安全の関係とこれらの管理を担うデータ・質・安全・リスク管理者の配置が必要である。
- 電子カルテの導入に伴う課題や不遵守などへの具体的安全対策を教育・研修体制の構築と共に行う必要がある。
- 職員・患者満足と安全風土の醸成には透明性と説明責任が大切である。

6.2.1 質指標（臨床指標）

　臨床指標を公表している施設は多い。日本病院会（Quality Indicatorプロジェクト），全日本病院協会，VHJ（Voluntary Hospitals of Japan），国立病院機構，民医連，QIP（Quality Indicator/Improvement Project）など団体による指標公表例もある。米国ではHospital Compareで各病院の臨床指標を公表し，国民への参考を提供している。わが国でもDPC（Diagnosis Procedure Combination）導入で精度の高い臨床指標作成が容易になった。しかし，①余分な仕事，②時間がかかる仕事，③自分自身にはねかえるデータ，④正確性・持続性確認が必要なデータ，⑤危険で不適切な指標の提示，⑥不十分な訓練・教育を受けた職員による信頼性に欠けたデータ収集，⑦指示された収集しかしない職員によるデータ，⑧現実とマッチしないデータの収集など，臨床指標の収集分析には課題が多い。測定しやすい指標のみ測定し，真に必要な指標でも測定しにくい場合は測定しない。質保証室（データ管理センター）で正確性・妥当性を検証した指標を使用・公表することが職員の満足につながる。その点を踏まえておけば，逸脱があれば早急に応急処置が，トレンド分析で劣位のデータが持続すればそれに対する迅速・組織的な対応ができる。表6.2.1は某病院の臨床指標である。院内ではイントラ，院外ではホームページ上の閲覧履歴を検証するとよいが，某病院での院内閲覧率は70％程度で，未確認の医師も多い。

6.2.2 質・安全・情報と質・安全・リスク・データ管理，安全管理専従者

　質，安全，信頼，情報は密接に関連している。安心が安全と対句になっているが，安心と安全は異なる。安心には習慣的な要素が入るが，安全はあくまで客観的な要素の上に成立し，いつも正しいときに正しい医療を提供できることである。想定外のものに対応可能という意味ではレジリエンスの意味も含まれる。質はニーズ・期待に合致することで，これらに合致しても想定外に対応できなければ質は保証されても安全とは言えない。全患者の安全が重視されるようになると，稀な事故の防止というよりも，日常的な感染予防，薬剤副作用や合併症防止などへの努力が必要になり，安全と質の境目がなくなってきている。信頼は逸脱が許容範囲に収まることで，範囲内に収まってもニーズに合致しなければ質を保証したことにはならない。あるべきでないもので定義される安全と異なり，信頼はあるべきもので定義される。医療界では有意差は通常5％で区切られ，100回中5回以内の逸脱であれば許容されることを示唆し，シックスシグマなどの100万回中3.4回以下の逸脱しか許容しないという産業界のレベルとは異なる。情報は意味のあるデータであり，この情報に基づき信頼，質，安全が構築されている。

　医療では近年各種の専従者が増え，その筆頭が医療安全管理専従者である。医師，看護師，検査技師，その他の職種でもよいが，一定の研修を受け認定されれば専従者として活動できる。診療報酬上必要なので，専従者を置く医療機関が増加している。医療法では医療安全以外にも，医薬品管理，感染管理，医療機器管理の組織化が求められてい

6章　医療安全と品質管理

表6.2.1　臨床指標例

NO	項目	入院	外来	KPI	メディカル責任者	既存データ	集計方法	SQLでのデータ抽出方法	グラフ形状	未来日	予定患者
1	退院調整件数	○	—	延べ患者数／日	在宅推進室	有		会計情報より可能			
2	リハビリ件数	○	○	延べ患者数／日	リハビリ	有		リハシステム画面より出力したデータを加工			
3	手術件数	○	○	延べ患者数／日	看護局	有		手術アプリ			
4	心カテ件数	○	○	延べ患者数／日	放射線	有		会計情報より可能			
5	内視鏡件数	○	○	延べ患者数／日	看護局	有		看護日誌（内視鏡）			
6	外来化学療法件数		○	延べ患者数／日	薬務局	無	—	ケモ予約件数（ケモアプリ）		含む	含む
7	放射線治療件数	○	○	延べ患者数／日	放射線	有	SQL	有り			
8.1	栄養チーム回診数	○	—	延べ患者数／日	栄養室	要確認	要確認	要確認			
8.2	褥瘡回診数	○	—	延べ患者数／日	TQM	要確認	要確認	要確認			
8.3	緩和ケア回診件数	○	○	延べ患者数／日	看護局	要確認	要確認	要確認			
8.4	嚥下困難回診件数	○	○	延べ患者数／日	看護局	要確認	要確認	要確認			
8.5	感染対策回診件数	○	○	延べ患者数／日	TQM	要確認	要確認	要確認（ICTラウンド）			
9	外来新規患者数	—	○	延べ患者数／日	医事係	有	SQL	初診患者		含む	含む
10	外来紹介患者数	—	○	延べ患者数／日	連携室	有	要確認	［問題点］カルテに登録されていない情報を利用［対応策］		含む	含む
11	外来逆紹介患者数	—	○	延べ患者数／日	連携室	有	要確認	［問題点］カルテに登録されていない情報を利用［対応策］		含む	含む
12	新入院患者数	○	—	延べ患者数／日	医事係	有	SQL	新入院患者			
13	救急入院患者数	○	—	延べ患者数／日	看護局	無	—	救急システム，受付区分から取得可能か			
14	DPC Ⅲ超え患者数	○	—	延べ患者数／日	看護局	有	SQL	有り		含む	含まない
15	HCU入院患者数	○	—	延べ患者数／日	看護局	有	SQL	病棟別集計（入院料有無内訳）			
16	ICU入院患者数	○	—	延べ患者数／日	看護局	有	SQL	病棟別集計（入院料有無内訳）			
17	医療・看護必要度	○	—	延べ患者数／日	看護局	有	SQL	有り		含まない	含まない
追1	認知症疑い入院患者数	○	—	延べ患者数／日 対象患者／全入院患者	看護局	有	SQL	有り	積上	含む	含む
追2	70歳以上入院患者数	○	—	延べ患者数／日 対象患者／全入院患者	看護局	有	SQL	有り		含む	含む
追3	入退院患者数	○	—	延べ患者数／日 患者増減数／日	看護局	有	SQL	有り		含む	含む

る。施設基準は質基準と同じではないが，各組織が質・安全に関する組織化を図る必要がある。

　通常，安全管理専従者はセーフティマネジャーとして活動する。リスク管理従事のリスクマネジャーが兼ねる施設もある。リスクマネジャーはあくまでその組織防衛に主眼があるので，自ずとセーフティマネジャーと役割は異なる。質管理，データ管理に従事するクオリティマネジャー，データマネジャーがいる施設もあり，その役割を十分に理解しておく必要がある。例えばTQMセンターに勤務場所を集約・専従化し，各機能の融合を図ることも必要である。どこの部署に所属するか，その執務場所は，どの様な仲間がいるか，どのような機能を担っているか，その権限は誰にあるのか，直接の上司はだれか，ルーチン業務は何かなど，いろいろと考慮すべきことは多い。今後医療事故調査制度の運用では病院医療情報が重要になり，医療安全管理専従者とデータマネジャーの同一部署での勤務は重要である。これらの専従者には看護師出身者が多いので，看護部からの独立の有無も考慮する。通常は1～2名の専従者が配置され，職位は師長，副看護部長クラスであるが，徐々に臨床検査技師，薬剤師等の職種も存在してきている。非常な激務で精神面でも頑健性を要求されるので，通常2～3年で交代しないとバーンアウトする。そして，その際のキャリアパスが問題である。これは臨床検査部門でも同様で，出向か異動かは賛否両論があり，出身母体に留まりながら専従の仕事をこなすほうが容易でキャリア継続にも有利であるが，制度上の問題もある。後任対策には，複数名専従要件に満たすよう講習会等を受講させる。勤務交代後は昇進させ，新旧で申し送り期間を設けるなどの必要がある。

6.2.3　電子カルテ導入

2016年の米国医療技術ハザードトップ10（ECRI：Emergency Care Research Institute による）は，①内視鏡器具の不十分な消毒，②アラームハザード，③術後オピオイド呼吸抑制モニタリング不良，④生体情報モニタリング不良，⑤手術室内技術訓練不足，⑥電子カルテ配備と業務フロー支援の欠如，⑦危険な注射処置，⑧ガンマカメラ作動ミス，⑨集中呼吸管理ミス，⑩医療機器に対するUSBポート誤用である。ICT関連のハザードが多いのは，米国でのMeaningful Use以後の電子カルテ導入の急速拡大に伴うものである。ECRIの患者安全機構における医療IT関連事例上位は，①電子カルテ，②検査情報システム，③救急部門の診療記録システム，④生体情報モニタネットワーク，⑤スマート輸液ポンプ，⑥バーコード与薬システム，⑦その他の順である。医療IT事故は，①システムを利用できない，②使用中にシステムが機能不良になる，③システムを不正確に使用する，④システム間の相互運用が不正確で，データを喪失する，不正確に入力する，不正確に表示する，不正確に送信する，などで生じる。対応策は，①安全な医療ITを導入する，②医療ITを安全に使う，③安全に使用していることをモニタリングする，の3点である。ECRIの患者安全機構は2014年にSAFERガイド（電子カルテ導入時自己チェックリスト）を公表している。内容は，①優先度の高い医療実践，②組織の責任，③緊急時対策，④システム配置，⑤システムインタフェース，⑥患者特定，⑦判断支援を伴うオーダエントリ，⑧検査結果報告と追跡調査，⑨医師のコミュニケーションで構成されている。

電子カルテ導入時には紙カルテでは顕在化しない業務上の不都合が露呈するが，現場での役割分担，責任権限の見直しや業務工程（フロー）図の見直し，職員への周知の契機である。多職種であうんの呼吸で実施していたチーム医療や詳細な業務を電子カルテ上で再構築することは難しく，何を残し何を捨てるか，運用上どこまで電子カルテとサブシステムをカスタマイズするか，コストとの兼ね合いで決める必要がある。それに基づき，データ収集システムを構築し，ストック情報の二次利用や最新データの所在管理など，質安全管理と情報管理双方からの検証が必要である。紙ベースでは何となくうまくいっていた情報交換も電子カルテでは意識的にディスプレイを見て確認する行為が必要で，この行為の徹底には各種のアラート発信が必要になる。しかし，些細なことでのアラートなど過度のアラート数は医師によるアラート無視を起こし，見逃し事故が発生する。例えば，生検材料からの病理がん診断報告や胸部CT肺がんチェック依頼に対する他部位がん存在の放射線診断報告書を長期間見逃すなどである。

6.2.4　統治・管理・執行

組織がどのように医療そのものと職員を統治しているかが問われている。特に医療行為の劣位に関する統治が期待されている。医療はもとより非営利性が原則で，専門家集団の自律性（自らをコントロール）が際立っている。部門・部署の管理も自己完結していることが多い。そこで問題になるのが，院長，理事長からの経営的要素からの指示体系と医師による専門職要素からの指示体系という指示の二重構造と，専門職部門の管理職からの部門の統制の立場と専門職の技術指導的立場の二重構造である。これらの背景を基に医療，職員を統治するためには，内部・外部監査，臨床指標の活用，チーム医療の構築，ヒト・モノ・カネ・時間等のリソースの提供，管理技術だけではなく固有技術の組織的教育・訓練が必要である。さらに，管理者から現場までの統治の仕組みの共有，ヒエラルキーの軽減，専門知識・教育に基づいた判断決定プロセスの共有，目標の共有が必要である。これらが共有できれば，PDCAサイクルも自然と回る。

統治のほか，管理，執行に関する考え方も重要である。全体的な病院の統治は院長，理事長の仕事であるが，各業務を実際に執行する現場とその業務の良し悪しを管理する管理者層は別である。スタッフ部門として，トップに直属するデータ管理や安全管理部門もあくまでデータを収集して設計・執行する立場と，その成果を見極める管理部門としての立場があり，後者の立場でPDCAサイクルを回すことも重要である。その意味で，医療のガバナンスには，質管理，安全管理，リスク管理，データ管理が含まれ，全統合して初めて組織のガバナンスが生まれる。患者の視点，個々の責任，チーム医療，継続的改善，リーダシップ，責任権限，測定とモニタリング，内部・外部監査，透明性，説明責任等がその構成要素である。

■6章　医療安全と品質管理

6.2.5　医療機能評価機構とPMDA

　医療機能評価機構の詳細は3.4項を参照していただきたい。ここでは機構で集計されている臨床検査上のインシデントについて述べる。2011年～2015年までの機構に寄せられた臨床検査に関するインシデント報告件数は243件（重複報告例あり）である。図6.2.1は年別，報告者別，職種別，要因別（著者修正）一覧である。近年は50件前後の報告であり，報告は当事者と同職種他者が多く，職種は看護師，放射線技師が多い。要因は報告書では「確認を怠った」が大多数を占めているが，詳細に見ると，未対応，誤認，誤対応，未確認などが多く認められている。なお，医療機能評価機構の安全情報，医薬品医療機器総合機構（PMDA）の医薬品，医療機器，再生医療等製品の品質，有効性，安全性に関する情報は有用であるので，医療安全管理専従者は常時参照する必要がある。

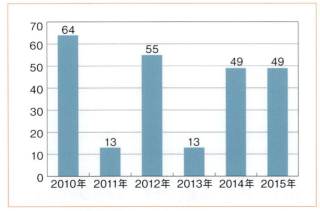
図6.2.1-1　年別検査実施インシデント件数

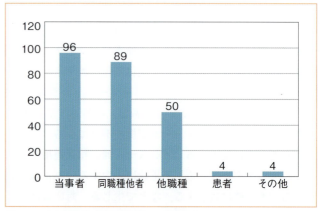
図6.2.1-2　報告者別検査実施インシデント

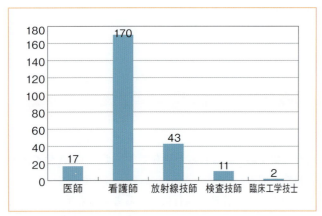
図6.2.1-3　職種別検査実施インシデント

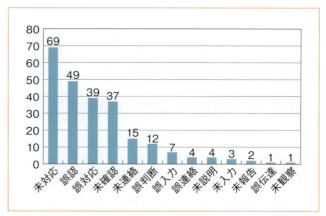
図6.2.1-4　要因別検査実施インシデント件数

用語　医薬品医療機器総合機構（Pharmaceutical and Medical Devices Agency；PMDA）

6.2.6　薬機法

　薬事法の改正により平成25年11月「医薬品，医療機器等の品質，有効性及び安全性の確保等に関する法律（略して医薬品医療機器法：薬機法）が公布された。薬事法で医療機器が規制されたのは昭和35年からである。当時はレントゲン撮影装置等の規制のみであったが，近年のCT，MRI，人工呼吸器等高度で複雑な医療機器の使用により，保守管理やレンタル等の問題も含めすべて薬事法で規制している。今回の改正薬事法では，医療機器及び体外診断用医薬品の製造販売業及び製造業等の別章の設置とともに，医療機器の特性を踏まえた規制を構築している。①医療機器の製造販売業・製造業について医薬品等と章を区分して規定する，②医療機器の民間の第三者機関による認証制度を基準を定めて高度管理医療機器にも拡大する，③診断等に用いる単体プログラムについて医療機器として製造販売の承認・認証等の対象とする，④医療機器の製造業について許可制から登録制に簡素化する，⑤医療機器の製造・品質管理方法の基準適合性調査について合理化を図る，という内容である。

　医療機器に関して，JIS T 14971：医療機器―リスクマネジメントの医療機器への適用についても医療安全管理者は十分に留意する必要が生じ，医療機器製造販売承認申請者添付資料には同JISを参照にリスクマネジメントの体制及びその実施状況の概要を示す資料の添付が義務づけられている。生体情報モニタに関しては，責任者と操作者の権限と役割が規定され，病院等の管理者（病院長）は，医療機器の安全使用のための責任者（以下「医療機器安全管理責任者」という）を選任する。医療機器安全管理責任者は，医療機器に関する十分な知識を有する常勤職員で，医師，歯科医師，薬剤師，助産師（助産所の場合に限る），看護師，歯科衛生士（主として歯科医業を行う診療所に限る），診療放射線技師，臨床検査技師又は臨床工学技士のいずれかの資格を有している者で，病院においては管理者との兼務はできないことを加味して選任する必要がある（表6.2.2）。

表6.2.2　アラーム管理（責任者と操作者の権限・役割規定）

設定・操作項目		JIS	責任部門	操作者
アラーム設定値変更		6.6.2	―	○
アラームプリセット	設定変更	6.5.3	◎	―
	選択	6.5.3	―	○
アラーム初期設定選択		6.5.4	◎	―
聴覚アラーム信号選択		6.3.3.1	◎	△
アラーム信号非活性化	アラーム中断・停止開始	6.8.1	―	○
	アラーム中断・停止終了	6.8.4		
◎：設定変更保存可	アラーム中断継続時間調整	6.8.5	◎	△
○：変更可，変更保存不可	アラーム中断最大継続時間変更	6.8.5	◎	―
△：責任者の許可で操作のみ可	アラーム停止有効化／無効化	6.8.3b	◎	
リマインダ信号	有効化／無効化	6.8.3	◎	△
	信号継続最長間隔設定	6.8.2	◎	
保持／非保持アラーム信号発生選択		6.10	◎	
アラームリセット操作		6.9	―	○

6.2.7　安全対策事例と教育・研修

　診療情報管理士の立場では診療録監査，オカレンス監査，サマリー監査，臨床指標統計などの安全管理を実施し，安全管理専従者も診療録監査を除いたもの以外に，死亡監査，苦情監査等も実施している。目的により切り口も変わるので，データ管理部門はその両者のほか，臨床部門，教育・研修部門にも情報提供し，継続的にバラつきの減少（標準化）と到達点の上昇（平均値の上昇，劣位の克服）を図る必要がある。米国でのオカレンス報告の一助であるトリガーツールを示す（表6.2.3）。感染症，急変，誤挿入，誤嚥，合併症，再手術，再挿管，再入院など22項目のトリガーを設定し，その用語が認められる診療録を重点的に監査する。某病院のオカレンス報告（図6.2.2）では，各部署から挙げられたオカレンス報告が84％，診療情報室からトリガーツールで挙げられたオカレンス報告が30％であり，診療情報室からしか報告されていないものが16％あった。医師からのオカレンス報告増が望まれることはもちろんであるが，オカレンス報告のさらなる徹底が望まれる。インシデント・アクシデント報告は重要であるが2.2項を参照されたい。

　まぁ，いいか防止メソッドで某病院が展開した不遵守の実態と対策を紹介する。手洗いの不遵守率は高く，手指消毒薬出庫量比較，フィールド調査，監視カメラチェック等が実施されている。某病院では遵守率向上を目指し，手洗いの遵守状況と共に手洗い教育を受けているか，手洗いの意義を理解しているか，職場で手洗いの不遵守を指導・指摘されているか，手洗いの不遵守対策立案に参加を求められているかの5項目アンケートを実施した。その結果のレーダーチャート（図6.2.3）では，職場の指導・指摘が最も有効であり，モニタリングの必要性と共に，手順やその必要性に関する職場内の持続的対話が重要である。

　与薬間違い対策の薬剤3点認証システムを導入している病院が増えている。本システムは注射薬投与時に病室で患

6章 医療安全と品質管理

表6.2.3 トリガーツール

診療モジュール		チェック
C1	輸血，血液製剤の使用	
C2	心肺停止，急変	
C3	透析開始	
C4	血液培養陽性	
C5	塞栓（X線，ドップラー）あるいは深部静脈血栓	
C6	ヘモグロビン，ヘマトクリットの急激な低下（＞25％）	
C7	転倒・転落	
C8	褥瘡	
C9	30日以内の再入院	
C10	抑制帯等の使用	
C11	医療起因の感染症（CV，SSI，UTI等）	
C12	入院中の脳卒中	
C13	高度ケアユニットへの移送	
C14	処置の合併症	
C15	その他	
手術モジュール		チェック
S1	再手術	
S2	手技の変更	
S3	術後のICU入室	
S4	回復室での気管内挿管，再挿管，BiPap	
S5	術中，あるいは回復室でのX線検査	
S6	術中，あるいは術後死	
S7	術後24時間を超える人工呼吸器装着	
S8	術中のepinephrine，norepinephrine	
S9	術後troponin＞1.5 ng/ml	
S10	術中の臓器の除去，損傷，修復	
S11	その他術中合併症	
事象について記載		

投薬モジュール		チェック
M1	Clostridium difficile 陽性	
M2	PTT＞100秒	
M3	PT-INR＞6	
M4	血糖値＜50 mg/dl	
M5	BUN，あるいは血清クレアチニンの上昇（元の2倍超）	
M6	ビタミンK投与	
M7	Diphenhydramineの使用	
M8	Flumazenilの使用	
M9	Naloxoneの使用	
M10	制吐剤の使用	
M11	過度の鎮静，低血圧	
M12	突然の投薬中止	
M13	その他	
ICUモジュール		チェック
I1	ICUでの肺炎の発症（診断）	
I2	ICUへの再入室	
I3	ICUでの処置	
I4	気管内挿管，再挿管，BiPap	
周産期モジュール		チェック
P1	Terbutalineの使用	
P2	3度，4度の会陰裂傷	
P3	血小板数＜50,000	
P4	推定出血量＞500ml（経膣），＞1,000（カイザー）	
P5	他科コンサルト	
P6	出産後の子宮収縮薬の使用	
P7	器具による分娩	
P8	全身麻酔	
救急モジュール		チェック
E1	48時間以内の再入院（再来）	
E2	救急での6時間以上の滞在	

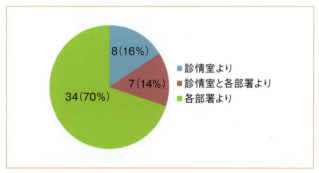

図6.2.2 オカレンス報告

者リストバンド，注射薬貼付バーコード，担当看護師IDの3点チェックし，OKが出れば投与する仕組みである。看護師IDは担当者を認識するだけで，実際の3点認証は，上記2つと電子カルテ上の最新の注射薬オーダ状況との認証を意味している。3点認証導入病院でも薬剤投与間違いが依然として生じている理由は，この経路に抜け道があるからである。緊急時で3点認証する時間がない，バーコード自体が汚れ傷ついて認証できない場合を想定した，患者IDをリストバンド認証の代わりに手入力できる仕組み等がその抜け道である。この仕組みからスタッフステーション，廊下等で患者リストバンドの代わりに患者IDを手入力し，薬剤バーコードを事前チェックすれば，夜間入眠中の患者，入眠したばかりの認知症患者を起こす必要はなく

なる。これによって3点認証を「実施済」でスルーし，患者間違い，注射薬間違いが生じる。某病院の名札型赤外線センサを用いた看護師の3点認証場所（図6.2.4）を見ると，未だに廊下やスタッフステーションでの認証行為が認められている。本来の3点認証の意義理解とモニタリングが必要な所以である。

医療の安全管理上，生体情報アラーム対応は重要である。図6.2.5は2000年から2015年までの医療機能評価機構収集生体情報モニタ（心電図，血圧，SPO_2）インシデント報告のうち詳細分析可能な37例の要因分析である。故意にアラーム設定をオフにする，電源切れ，電池切れ，未認識，誤設定など，気づかなければ事故につながる事例が散見される。アラームには緊急，警告，注意の3種類あるが，表示方法（音調，視覚），設置場所（個室，セントラルモニタ），中間媒体であるナースコールとの連動，センサの感度と特異度など多様な課題がある。名札型赤外線センサを用いた某病院の看護師動線からアラームに対応した訪室状況を見る（図6.2.6）。アラーム発信後の訪室状況を見ると，20％はモニタを見たかどうか不明であるが，訪室していなく，事故につながるものである。緊急アラームの偽陽性が多いことから，アラームが多量に発信されると，その慣れと疲労からアラームに対する感受性が鈍磨し見逃す行為が増え（アラーム疲労），重大な見逃し事故につながる。米

6.2 | 医療の安全と質の管理

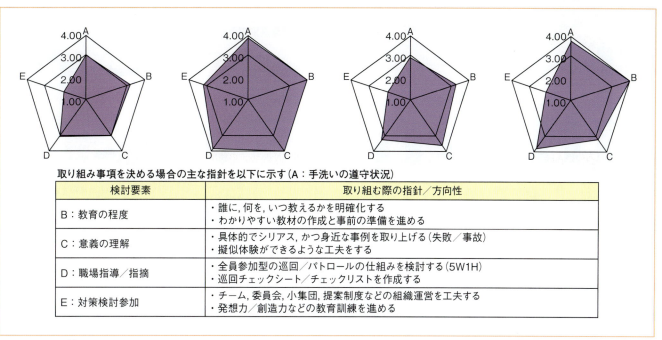

取り組み事項を決める場合の主な指針を以下に示す（A：手洗いの遵守状況）

検討要素	取り組む際の指針／方向性
B：教育の程度	・誰に，何を，いつ教えるかを明確化する ・わかりやすい教材の作成と事前の準備を進める
C：意義の理解	・具体的でシリアス，かつ身近な事例を取り上げる（失敗／事故） ・擬似体験ができるような工夫をする
D：職場指導／指摘	・全員参加型の巡回／パトロールの仕組みを検討する（5W1H） ・巡回チェックシート／チェックリストを作成する
E：対策検討参加	・チーム，委員会，小集団，提案制度などの組織運営を工夫する ・発想力／創造力などの教育訓練を進める

図6.2.3　レーダーチャート

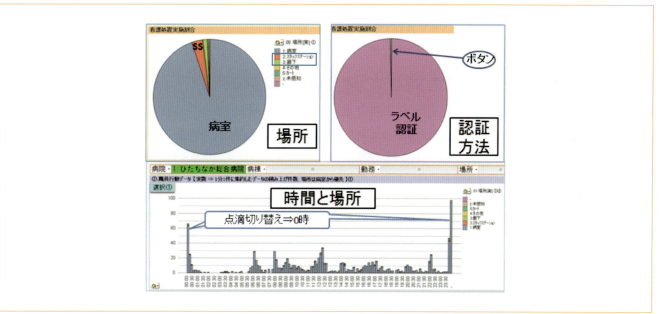

図6.2.4　3点認証場所

147

6章 医療安全と品質管理

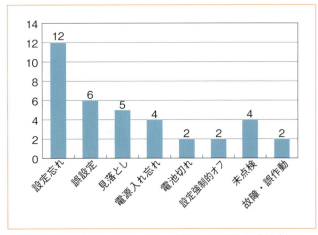

図6.2.5 心電図・血圧モニタ・SpO$_2$ヒヤリハット37例分析

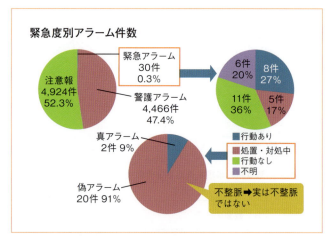

図6.2.6 生体情報モニタアラーム対応状況

国では，米国医療技術ハザードトップ10でアラームハザードが上位に入り，アラームサミットの開催を含め国家的にアラーム事故削減を目指している。米国医療技術財団での毎年のアラーム対応改善事例報告は参考になる。なお，アラームを二次的に発信してナースコールを活用する病院も多いので，ナースコールの看護師対応を検討することも重要である。

医療における教育・研修は難しい。専門職の固有技術は各診療科・部門に任せて行うことが多いが，教育・研修センターの構築を含め，全体的な取りまとめ，教育体系化が必要である。個々人・各部門のギャップ測定と共に，病院の機能分化のため必要な専門機能の取得等，トップの支援と進捗管理が肝要である。安全管理教育は年2回の講習会が義務づけられている。参加者の確保が重要であり，教育・研修を受けないと困る状況，受けないとみっともない・肩身が狭い・恥ずかしいという状況，逆に受けると何らかの特典・褒美があるなどの得をする状況作りが成功の鍵である。

6.2.8 職員満足，患者満足と安全風土の醸成

職員満足なくして患者満足はない。定期的に職員満足と患者満足を測定する必要がある。毎年経時的に同じ内容を質問するとその傾向がわかる。重要な質問は，家族・親友に積極的に当該病院への受診を勧めるかである。アンケート調査そのものが目的・目標ではなく，その結果をどのように深掘りして対応策を検討していくかが重要である。ご意見箱への回答，インシデント報告分析でも，ただ謝罪する，再発防止のために手順を周知徹底するだけでは，何のためのご意見，インシデント報告かわからない。真相をきちんと極める，いわゆる根本原因分析を実行する必要がある。

安全風土の醸成も重要である。しかし，個人・部署が勝手に動いている，強固な縄張り意識がある，部署間の協働の仕組みが不足している，チーム医療に必要な時間・支援がないなどの阻害要因も多い。標準・基準・プロトコールなどを正確に定義づけし，パフォーマンスを組織的・包括的・客観的に収集・分析し，標準や同僚間と比較し，ギャップがあればその特定と修正計画を策定・実施し，その効果をモニタリングするなど，パフォーマンスのPDCAサイクルを回す土壌の構築が必要である。この基盤ができていないと，公平性・公明性が担保されず，非難しない，個人中傷しない，組織・仕組みとして事故・劣位等を考えると言っても職員は納得しない。そのためには外部評価の他，内部監査が重要である。ガバナンス・質改善システムという質・安全リスクを管理し説明責任を果たす仕組みがあるか，十分設計された医療提供としてベストプラクティスを実践する仕組みがあるか，質の高く安全な医療を提供できる現場の資格・技術をモニタリング・評価する仕組みがあるか，インシデント・アクシデントや苦情の分析・改善活動への使用や頑健性のあるリスク管理をする仕組みがあるか，などを内部監査で検証できればよい。

6.2.9 透明性と説明責任

2015年10月から医療事故調査制度が始まっている。予期した死亡・死産に関する説明には個別性が求められている。この個別性の特定には院内医療情報が必要であり，今まで以上にデータ管理が重要になる。データの質を追究し，情報ガバナンスのツール・仕組みを構築する。データ管理者を配置して，正確性，タイムリー性，アクセス性，統合性をモニタリングし，コンプライアンスを監視する。今後は今まで以上に，質，安全への説明責任が求められる。説明責任の目的と機能を理解し，個人，部署，委員会，トップ等の説明責任の所在を明らかにする必要がある。良いガバナンスは良い説明責任に資するし，良い説明責任は良いパフォーマンスに資する。説明責任・ガバナンスは医師だけではなく多職種で共有する必要がある。インフォームド・コンセントはただ単に説明して同意を取るというものではない。組織の透明性を高めて，すなわち判断・決定プロセスとその結果の臨床アウトカムに至る診断・治療等のプロセスを提示・公表することが肝要である。そして，その内容を患者・家族に説明し納得してもらう。判断・決定プロセスの責任は患者側にあるのではなく，医療者側が担い責任を取ることが真の意味の説明責任である。

［永井庸次］

参考文献

1）飯田修平，永井庸次（編）：医療のTQM七つ道具，日本規格協会，東京，2012
2）日本規格協会：業務工程（フロー）図作成の基礎知識と活用事例，2016
3）飯田修平（編）：医療安全管理テキスト，日本規格協会，東京，2010
4）飯田修平：医療のTQMハンドブック　質重視の病院経営の実践，日本規格協会，2012

7章 大規模災害時における医療安全

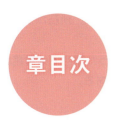
章目次

7.1：大規模災害と医療安全……………152
   7.1.1　大規模災害と医療安全の変遷
   7.1.2　事業継続計画（BCP）
   7.1.3　国際規格ISO 22301とBCMSの導入

7.2：災害時における
     医療安全及び事例……………………156
   7.2.1　安全確保と事例
   7.2.2　東日本大震災後の
         仙台社会保険病院検査部の状況と
         被災地における支援活動

SUMMARY

　医療機関は，通常の診療時も大規模災害発生時も地域住民の健康，生命を護る最後の砦としての機能を維持し続けなくてはならない。いついかなるときに大規模災害が発生したとしても，あわてず冷静に行動するために普段からの備えを欠かすことはできない。
　2011年3月11日に発生した東日本大震災，記憶に新しい2016年4月14日以降に発生した熊本地震においては，被災地のほとんどの医療機関がライフラインの遮断や設備等の破損によって医療提供の継続が一時的であっても困難となった。実際には多くの医療機関で緊急時対応マニュアル，災害時対応マニュアルを作成し訓練を重ねていたと思われる。
　本章では，それらの備えに加えて重要なこととして業務を中断させない，中断しても短期間で事業再開をするための事業継続計画（BCP）の策定について記述した。BCPをPDCAサイクルに基づいて効果的・効率的に維持・管理するISO 22301を取得した施設の取り組みを紹介している。また，災害時における医療安全及び事例の項では災害時の体験に基づいた安全活動内容を記述した。「備え」から各施設の「計画策定」の参考にしていただければ幸いである。

7.1 大規模災害と医療安全

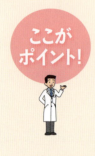

ここがポイント!

- これまでの緊急時対応マニュアル，災害時対応マニュアルでは大規模災害発生時の医療の継続は困難であった。
- 大規模災害発生時は病院職員の役割分担，情報伝達，責任及び権限の機能，判断，所在が不明確となり，医療機能は中断される。
- 病院の事業継続計画（BCP）は大規模災害発生しても医療を止めない，止まった場合では業務の早期復旧，決められたレベルで医療提供の継続，維持するための実施計画である。
- 医療機関としての機能の復旧，継続，維持が患者の安全を護ることになる。
- 事業継続計画は訓練と演習，PDCAサイクルを回して継続改善をすることによって実効性が高まる。

7.1.1 大規模災害と医療安全の変遷

災害と呼ばれるものには自然現象に起因する自然災害（天災）と人為的な原因による人的災害（事故や事件）がある。自然災害とは気象，火山噴火，地震，洪水等によって，人命や人間の社会活動に被害が生じる現象をいう。

2011年3月11日に発生した東日本大震災においては，その被災地のほとんどの医療機関がライフラインの遮断，建屋，設備，医療機器類の破損によって医療の提供の継続が不可となった。各医療機関においては大規模地震等の災害発生に備え緊急時対応マニュアル，災害時対応マニュアル等を策定し，危機の発生時に対応すべくあらかじめ作成されていたはずである。しかし，ライフラインが遮断され停電や断水により診断，治療，手術等の医療の継続ができない状態となり大混乱に陥った。突然の災害の発生により職員の役割分担，情報伝達，責任及び権限の機能，判断，所在も不明確となり，緊急対応，応急処置の継続で精一杯であったと思われる。一時的ではあったかもしれないが通常の医療，事業の継続が中断し，病院利用者の生命，健康を脅かす状況となった。

原因として考えられることは，作成されたマニュアルには大規模災害に被災した際に行うべき患者対応，措置そのものについてはある程度のことが記載されてはいたが，東日本大震災のような「不測の事態」や現実に起こりうる災害のイメージに欠け，本来の必要な措置を行うための「備え」への認識が不足していたことである。医療機関としての機能を維持し，患者や地域住民から求められる役割を果たす「備え」や患者の安全を護ることを形にするために，行政及び企業において事業継続計画（BCP）の策定が注目され取り組まれている。

7.1.2 事業継続計画（BCP）

1. BCPとは（BCPの概念）

東日本大震災においては多くの企業で事業の中断や混乱が見られた。その一方で，事業は一時的に停止したが速やかに事業を再開し，製品・サービスを提供できた企業がある。早期に復旧し，事業の継続を成した企業に共通していることはBCPが事前に策定され，策定されていたBCPが「不測の事態」であっても有効に機能していたことであった。BCPとは大規模地震等の災害発生時に企業や団体などの組織の事業活動が中断した際に，事前に決められたレベルに事業活動を復旧または事前に決められたレベルで継続，維持させることを規定した計画のこと

用語 事業継続計画（Business Continuity Plan；BCP）

をいう(図7.1.1)。「不測の事態」が起きても医療の提供を止めない、または止まってしまったら計画によって決められた復旧するべき業務を早急に復旧し、決められたレベルで医療の提供を継続、維持するための事前に策定された実施計画といったものである。

● 2. BCPと緊急時対応マニュアル，災害時対応マニュアルの違い

多くの医療機関では災害発生時の初動対応について記載された緊急時対応マニュアル，災害時対応マニュアル等が準備されていると思われる。それらと比較したBCPの特徴は次のとおりである。

①避難，安全確保の初期動作に加えて，医療機関の機能継続までが対象となる。
②医療機関として本当に必要な，止めてはならない優先業務が選定される。
③「不測の事態」より発生する被害を具体的に想定し，現状の課題を洗い出し，具体的な対応策と推進計画が策定されることにある。

● 3. BCP策定の手順

(1) 推進体制の決定

病院長をトップとし各部門の管理者の積極的関与のもと，委員会やワーキンググループによるプロジェクトの形式で，各部門からメンバーを選出し，策定に向けての組織横断的な体制作りを行う。

(2) 基本方針の決定

医療の本質である人命尊重（患者，従業員）を大原則として，地域の行政・関連団体・企業との協力関係の維持の観点を盛り込み，BCP策定の目的や対象範囲（継続事業）を決定する。

(3) 事業インパクト分析[2]
①業務プロセスや経営資源を洗い出す

事業の継続，迅速な復旧に向けて対応するためには，現状の業務プロセスを把握し，組織の保有する経営資源（従業員，医療機器，病院設備，情報等）について明らかにしておく必要がある。経営資源の中でも特に従業員については，持っているスキル（何ができるか）まで把握する。
②想定される被害のシナリオを策定

検討対象とする大規模災害を特定（地震，インフルエンザパンデミック，テロ等）し，自施設の建築物及びライフライン，従業員への影響（帰宅困難，出社不能）等を検討

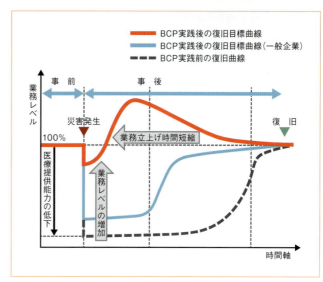

図7.1.1　医療機関におけるBCPの概念

する。できるだけ具体的に，発生する可能性の高い状況を想定するとよい。対策も具体化でき，メンバーで共有しやすくなる。
③重要業務・復旧優先業務の設定

大規模災害が発生した場合，目標復旧時間に事業を災害前のレベルまで回復させることが目的となる。すべての業務の事業復旧が理想ではあるが，災害直後は人員数の確保の問題，建物や医療機器，医療設備などの損傷，ライフライン（電気・ガス・水道や電話やインターネットの通信設備など）の遮断などが発生するため，上記②のシナリオに基づき，事業継続の優先度の高い業務から順次再開していくように計画する。
④ボトルネックの特定

重要業務が長期にわたり中断してしまう重要業務に不可欠な経営資源（従業員，医療機器，病院設備，情報等）を細分化し特定する。医療機関の場合には人・建物・情報・医療器具・薬品・設備機材・ライフライン・社外関係者（薬品等の納入業者）等をグループ別に検討する。これらに対して方策を検討することによって，重要業務中断の極小化を図ることが可能となる。
⑤目標復旧時間の設定

事故や災害が発生した後に，製品やサービスの提供を再開するまでの目標時間を設定する（例：12時間後，3日後，7日後など）。③重要業務・復旧優先業務の設定と併せて「いつ，何をしなければならないのか」をライフラインの被害状況から想定し，比較的余裕を持った時間を設定する。復旧レベルで設定することもある（例：3日後に重要業務の50％，10日後に100％など）。必ず設定された時間を従業員に周知し，理解させることが非常に重要となる。⑥で述べる最大許容停止時間よりも短い時間を設定することが望ましい。

7章　大規模災害時における医療安全

⑥最大許容停止時間の設定

　事業継続，復旧の再開までの期間がが長期に及ぶと，病院の場合，患者，従業員，関連団体，行政，地域社会などに医療を提供することができない期間が長期化するなど，患者及び医療を必要とする地域住民に不利益を及ぼすことになる。最大許容停止時間（例：2週間など）は必ず計画の中に設定する必要がある。

(4) 文書化

　事業継続マネジメント規定，事業継続計画行動計画書，事業継続計画手順書といった文書で構成される。

①事業継続マネジメント規定

　BCPの推進体制，基本理念，方針，文書管理体系を記載する。

②事業継続計画行動計画書

　自院の対応を具体化された実行計画書となる。想定される被災シナリオ，優先される業務及びその目標復旧時間，事前対策事項などを記載する。

③事業継続計画手順書

　優先業務ごとの実施手順を記載する。最初から完全な文書の作成を考えずに，訓練，演習の成果を基に策定する方法がよい。

(5) BCPの実効性を高める取り組み

①訓練と演習

　緊急時に迅速にBCPに基づいて行動できるように，定期的かつ継続して，例えば年に1回BCPに関する訓練や演習を行う。BCPの訓練と演習は具体的な被害想定に基づき，経営資源が限定されるなど想定シナリオに基づく状況を前提に進める。訓練には医療機関の経営層の関与が必要である。訓練の結果についても報告を行い，改善に向けた取り組みを実施する必要がある。

②PDCAを回してBCPの継続改善

　医療機関の組織や院内の診療体制，また使用している医療機器などは常に変化している。BCPもその変化に合わせて，改善する必要がある。常にPDCAサイクルを回し続けることが必要である。BCPを策定したことはPDCAのPである計画を行ったにすぎない。BCPの実効性向上に向けた取り組みが必要となる。BCPの策定のみではなく，BCPの実効性向上を効果的・効率的に維持・改善していくための仕組み・管理手法として事業継続マネジメントシステム（BCMS）の導入，BCMSの国際規格であるISO 22301を取得し，運用する手段もある。

7.1.3　国際規格ISO 22301とBCMSの導入

● 1. ISO 22301とBCMS

　ISO 22301は正式名称「社会セキュリティー事業継続マネジメントシステム─要求事項」であり，国際標準化機構（ISO）が発行したBCMSの国際規格である。事業継続するための行動計画（事業継続計画；BCP）や，それを効果的・効率的に維持・管理するための仕組みであるBCMS，これらの取り組みを維持・改善していくための仕組み・管理するISO 22301の導入も一手段であることを理解したい。

● 2. ISO 22301とBCMS導入施設紹介

　2013年12月，著者が所属する株式会社日立製作所 ひたちなか総合病院（茨城県ひたちなか市）が国際規格であるISO 22301を病院としては日本で初めて取得している。同院は新型インフルエンザが大流行した2009年を契機に新型インフルエンザパンデミック対策と大規模災害対策としてBCPを策定し，危機に備えていた。しかし，2011年3月11日に東日本大震災が発生，病院が在住するひたちなか市は震度6弱の揺れに襲われた。建屋は免震構造によって大きな被害は生じなかったが，停電や断水によって院内は大混乱に陥った。職員の役割分担や情報伝達がうまくいかず，責任や権限の所在も不明となり，「不測の事態」に備えたBCPもその機能を十分に活かすことができなかった。また，地域医療の中心的役割を担う基幹病院であり，診療継続が困難となった診療所患者の受け入れ対応にも追われていた。同院の永井庸次院長は「自院だけではなく地域全体でBCPを見直す必要性」を痛感したと語っていた。震災後の混乱から4カ月後の2011年7月，BCPの改革を開始した。訓練と演習を継続的に実施し，BCPの改定に留まらず自院，医師会，薬剤師会，市役所，保健所，系列企業が一体となった官民協働のBCMSを導入した。

　株式会社日立製作所 ひたちなか総合病院は 平成24年度経済産業省「事業継続等の新たなマネジメントシステム規格とその活用等による事業競争力強化モデル事業（グループ単位による事業競争力強化モデル事業）」に参画している。

✎ **用語**　事業継続マネジメントシステム（Business Continuity Management System；BCMS），国際標準化機構（International Organization for Standardization；ISO）

以下のウェブサイトを参照いただくと同院においてISO 22301取得の際に作成した大規模地震・新型インフルエンザパンデミック対策に備えたBCMS取り組みの書式関連を閲覧することが可能である。

http://www.meti.go.jp/policy/economy/hyojun/group-ms/c_group_14.html

[根本誠一]

📖 参考文献

1) 小井戸雄一ら：BCPの考え方に基づいた病院災害対応計画作成の手引き，平成24年度厚生労働科学研究費補助金（地域医療基盤開発推進研究事業），医政指発0904第2号，2013
2) 真野俊樹監編，インターリスク総研　MS＆AD基礎研究所編著：Business Continuity Plan病院の事業継続計画，株式会社PILAR PRESS，2013
3) 勝俣良介：ニュートン・コンサルティング株式会社監修，ISO 22301徹底解説-BCP/BMSSの構築・運用から認証取得まで，オーム社，2012

7.2 災害時における医療安全及び事例

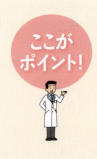

ここがポイント！

- 医療支援の視点から，災害サイクルは，急性期，亜急性期，慢性期及び平静期に分類することができ，それぞれのフェーズにおいて医療ニーズが変化していく。
- DMATやJMAT等の医療支援チームには業務調整員と呼ばれる役割があり，臨床検査技師も業務調整員として活動している。
- 被災地にて活動する際の最重要事項は安全の確保であり，支援者の安全が確保されない状況下では支援活動を行うべきではない。
- 医療機関の安全管理については，Self（職員），Situation（構造物，ライフライン），Survivor（入院外来患者）の順に安全の優先度が高い。
- 臨床検査技師は，今後さらに災害医療において活動する機会が増えると考えられる。

7.2.1 安全確保と事例

● 1. 近年の災害

近年，我々日本人が経験した大災害として，平成7年の阪神・淡路大震災及び平成23年の東日本大震災が記憶に新しい。阪神淡路大震災は直下型地震による都市型災害であり，本邦における災害医療の大きな転換点となった。震災の教訓を基に災害急性期医療を担うべく災害医療派遣チーム（DMAT）が創設され，機能拡充を図るとともに来るべき大災害に備えていた。その後に発災した東日本大震災は巨大津波による広域災害を引き起こし，DMATが活動する災害急性期以降の医療支援が課題となった。本項では，これらの大災害時を振り返るとともに，著者の東日本大震災および平成28年熊本地震における医療支援活動の経験を紹介し，災害時における医療安全について考察する。

● 2. 災害サイクル

災害の発生から復興に至るまでの時間的経過を災害サイクルといい，一般的には，対応（response），回復（recover），緩和・予防（mitigation），準備（preparedness）の4相からなり，時期により必要な医療や支援が異なる。災害医療の観点からは，特に対応及び回復のフェーズにおける支援が重要とされる。医療支援の視点から，災害サイクルは，急性期，亜急性期，慢性期及び平静期に分類することができ（図7.2.1），それぞれのフェーズにおいて医療ニーズが変化していく。

● 3. 災害医療について

災害が発生すると多数の傷病者が発生し，被災地の医療機関に殺到する。これにより医療の需要と供給に著しいアンバランスが生じ，平時と同等の医療提供が困難となり，平時の医療を提供されていれば救命可能であったが，被災地内において適切な医療を受けることができずに死亡する「防ぎえた死（Preventable Death）」が発生する[1]。災害医療とは究極的にはこのPreventable Deathを最小限にする医療である[2]。このために被災地域以外から医療者や医療材料などの医療資源を投入して被災地の医療活動を支援し，

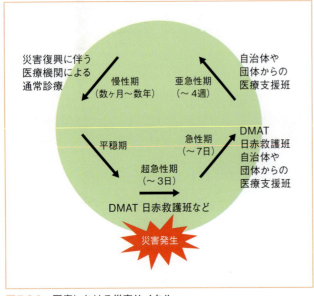

図7.2.1 医療における災害サイクル

傷病者を被災地域外に搬送することが必要となる。災害発生から約1週間の期間は急性期と呼ばれ、被災者の救助及び救命が最優先される時期である。医療活動としてはDMATや日本赤十字社医療救護班に代表されるような災害急性期支援チームが被災地に急行し、トリアージ、救命処置、被災病院支援及び傷病者の広域搬送などを担う。特に発災後48時間までは超急性期とも呼ばれ、消防、警察及び自衛隊などの救助チームと医療チームが連携して被災者の救命にあたる。急性期に続く亜急性期は、災害発生1週間から4週間の時期であり、支援物資の配給やライフラインの復旧などが進められる。急性期の医療活動により救命された被災者への治療を継続するとともに、多くの被災者は避難所や自宅に点在し、医療ニーズが複雑化する。この時期には日赤救護班や日本医師会災害医療チーム（JMAT）などによる医療支援が継続される。

DMATやJMAT等の医療支援チームには業務調整員と呼ばれる役割があり、被災地での医療活動を円滑に遂行するために行う業務全般を担当する。近年は業務調整員を医療スタッフが担う傾向にあり、臨床検査技師も医療支援チームの業務調整員として活動している。また平成28年熊本地震においては、日本臨床衛生検査技師会が被災病院支援として、会員の臨床検査技師からボランティアを募り、被災地へ派遣した[4]。今後は被災地において災害医療に関わる臨床検査技師が増加すると考えられる。被災地にて活動する際の最重要事項は、安全の確保である。支援者の安全が確保されない状況下では支援活動を行うべきではない。次で被災地支援に携わる際に留意すべき安全事項について述べる。

4. CSCA

日本DMAT標準テキストでは[1]、災害時における優先事項及び災害への対応に必要な事項として、「CSCATTT」（表7.2.1）を挙げている。CSCAは医療管理項目として、TTTは医療支援項目としてまとめることができ、まずCSCAの確立が優先され、確立されるまではTTTを行うことができないとしている。被災地での支援活動において

表7.2.1　CSCATTT

C	Command & Control	指揮・統制	医療管理項目 (medical management)
S	Safty	安全	
C	Communication	情報伝達	
A	Assessment	評価	
T	Triage	トリアージ	医療支援項目 (medical suport)
T	Treatment	治療	
T	Transport	搬送	

は、常にCSCAを念頭に置く必要がある。

5. 安全管理

CSCAにおいて、S：Safety（安全）は、すべての活動における最優先事項である。医療機関の安全管理については、3Sの原則に沿い、Self（職員）、Situation（構造物、ライフライン）、Survivor（入院外来患者）の順に安全の優先度が高いと考える[1]。被災医療機関の全壊や全半壊により、患者避難が必要となる場合や、ライフラインが寸断するなかで多くの傷病者を受け入れる必要に迫られる場合などがある。いずれにおいても、まずは医療機関職員の安全を確保し、医療機関構造物の被災状況を確認した上で、患者避難や医療活動を行う。また、災害現場で医療活動を行う際にも同様に、Self（救助者・支援者）、Scene（災害現場）、Survivor（傷病者）の順に安全管理を行う。

6. 実例　東日本大震災

東日本大震災では、著者は愛知県医療支援班の一員として、発災3週後の宮城県南三陸町における医療救護活動に従事した。周知の通り、被災地は津波により壊滅的な被害を受け、南三陸町においてもすべてのライフラインは途絶しており、衣食住に関わる物資やガソリンの確保が困難な状況であった。図7.2.2に示すように、夜間は十分な照明を確保することも困難であった。本医療救護活動においては、前述した3Sに沿って、救助者である自らの安全と、構造物の安全を確保することができるため小学校内に救護所を開設した。また救助者の安全確保の一つである衣食住については、自己完結型を基本として、すべての物資を被

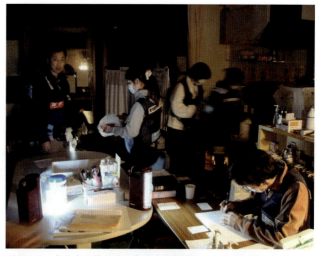

図7.2.2　東日本大震災時の南三陸町救護所での夜間診療の様子

用語　災害医療派遣チーム（Disaster Medical Assistant Team；DMAT）
　　　　日本医師会災害医療チーム（Japan Medical Assistant Team；JMAT）

7章 大規模災害時における医療安全

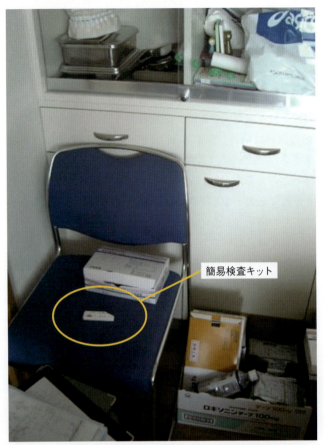

図7.2.3 東日本大震災時の南三陸町避難所での簡易検査の様子

における医療活動に従事した。活動期にはライフラインが復旧し，被災地の医療機関が再開した後の活動であり，崖の崩落や通行止めがあるものの，比較的に安全確保は容易であった。本医療活動は被災者の精神的ケアを目的としたものであり，著者としても本チームでの活動は初めてであった。通常の医療救護活動では主に被災者を診療対象とするが，本活動では被災者であり支援者でもある，行政職員の精神的ケアに重点を置いた。被災地の行政職員の多くは，自らも被災し，家屋倒壊等の被害を受けているが，発災後より休みなく支援を続けている状況であった。同チームの精神科医師は，行政支援者にストレス反応を示している者が多く，精神衛生の観点から行政支援者にストレスケアが必要であり，精神衛生上の安全を確保することが重要である旨を首長に対して提言した。過去の災害においても，自衛隊員を含めた支援者が，PTSDや自殺企図に悩まされる事例が報告されており，支援者の精神衛生に関する安全を確保することが重要であると再認識した。

災地外から持ち込んだ。避難所における感染管理の観点から，避難者に対する簡易検査（イムノクロマトによる感染症検査など）を実施したが，検査場所の確保や，夜間照明の不十分な中での判定に苦慮した (図7.2.3)。

● 8. まとめ

以上，被災地における支援活動を実施する際に必要と考える安全確保および医療安全について述べた。従来，災害医療において臨床検査技師の需要は少ないのではないかとの声を多く聞いた。これは急性期における医療支援班の活動では臨床検査を実施する機会がないためと推測される。しかし，昨今の災害において，亜急性期の臨床検査支援として多くの臨床検査技師が被災地における災害医療支援活動に携わっている。これは災害亜急性期には臨床検査の需要が高いことを示している。今後，臨床検査技師が災害医療について学ぶ機会が増え，災害時に多くの臨床検査技師が活躍するものと考える。

［森谷裕司］

● 7. 実例　熊本県西原村

平成28年の熊本地震では，著者は愛知県災害派遣精神医療チームの一員として，発災1カ月後の熊本県西原村に

Q DMATとは？

A 急性期に活動できる機動性をもった医療チームである。

DMATとは，災害の発生直後の急性期（概ね48時間以内）に活動が開始できる機動性をもった，専門的な研修・訓練を受けた医療チームであると定義され[1]，厚生労働省の認めた専門的な研修である「日本DMAT隊員要請研修」の修了者により構成される。1隊の校正は，医師1名，看護師2名，業務調整員1名を基本とし，被災地域から被災地域外へ患者を搬送する広域医療搬送や被災地域内の医療活動支援を行う。

▶日本DMATの発足

日本DMATは，平成7年の阪神・淡路大震災，および平成16年の新潟県中越地震の教訓として，災害時の医療支援を行うために訓練された医療チームの必要性が強く認識され，平成17年4月に発足した。

Q 災害時に必要とされる臨床検査とは？

A 災害サイクルのフェーズにより
求められる臨床検査は異なる。

（1）超急性期

被災者の救命が最優先される。血液ガス分析（酸素化能，換気能，酸塩基平衡，ヘモグロビン，電解質，乳酸，血糖），輸血検査（血液型，交差適合試験）など。

（2）急性期

トリアージされた被災者の診療や入院患者に対する臨床検査が要求される。血液ガス分析，CBC検査，生化学検査，凝固線溶検査，髄液検査，輸血検査などの平静期における緊急検査項目に準じた内容。

（3）亜急性期

急性期の医療活動により救命された被災者への継続治療や避難所における慢性疾患の増悪や感染症への対応，ライフラインの復旧に伴った臨床検査体制の再構築を要する。平静期における緊急検査項目に準じた内容と，避難所における仮設診療所や被災地の診療所における簡易検査キットなどのPOCT機器・試薬による慢性疾患患者の検査や感染症検査。

（4）慢性期

ライフラインや医療機関が復旧するため，平静期と同様の臨床検査体制の再整備を進め，通常の臨床検査体制に戻ることが必要である。

Q 災害時の医療支援活動時に負傷した場合の補償は？

A 派遣依頼者により異なる。

わが国の災害対策に関する法体系は，一般法である災害対策基本法と，特別法である災害関連法令とによって成り立っており，応急救助等については，災害救助法に定められている。災害救助法第12条において，都道府県知事の要請等により救助（医療および助産を含む）に従事していたものが負傷・死亡した場合は，政令の定めるところにより扶助金を支給するとされている。学会や職能団体が会員からボランティア参加を募り，これに応じて医療支援活動に参加した場合は，上記法令に該当しない場合があるため，派遣元団体または活動する本人が任意保険等に加入する必要がある。

▶**熊本地震の派遣人数**

平成28年熊本地震では，DMAT隊は32都道府県から延べ1272チームが派遣され，6258人の隊員が活動した。また日本医師会災害医療チーム（JMAT）でも530チーム，2270人が活動した。

📖 **参考文献**

1) 日本集団災害医学会DMATテキスト編集委員会：DMAT標準テキスト，日本集団災害医学会，へるす出版，東京，2011.

2) 鵜飼卓：科学としての災害医学，日本集団災害医学会誌 2013；18：18-25

3) 原田知幸：災害のサイクル，Modern Physician 2012；32（5）：536-537

4) 災害支援情報特設サイト 平成28年熊本地震，一般社団法人 日本臨床衛生検査技師会ホームページ http://www.jamt.or.jp/disaster_support/

5) 櫛引健一：災害現場で必要な検査とは―DMAT派遣施設としての経験から―，機器・試薬 2012；35（1）：3-6

■ 7章　大規模災害時における医療安全

7.2.2　東日本大震災後の仙台社会保険病院検査部の状況と被災地における支援活動

● 1. 震災後の当院の状況

〈病院〉

　震災当日（平成23年3月11日），15時過ぎに患者の移動を行った（正面玄関，外来駐車場，外来ホール，健康管理センターなど）。16時に雪と寒さのため，患者を病室に戻した。第2病棟が使用不可となり閉鎖したため，他の病棟と健康管理センター2Fに病棟を増設。自家発電機1号機（第1・2病棟用）は作動しなかったが（12日午後に復旧），自家発電機2号機（第3病棟用：透析室・手術室）は作動した。電気・水道は13日午後に復旧した。

〈透析関連〉

　11日19時から12日6時にかけて，被災した他施設の患者から，「透析可能かどうか」の電話及び直接来院しての問い合わせが殺到し苦慮。12日，早朝の対策会議にて，多くの透析施設が被災し「透析難民」が続出することを予想して，NHK及び民放3社に対して，「被災して透析ができない患者は，当院へ問い合わせるように」というテロップを流してもらった。12日の午後から透析を開始。12日〜16日に，約2000名の透析を行なった。

〈検査部〉

　発生時間が14時46分であったため，検査部職員27名（6名不在）は，通常業務中だった。停電により全機器が停止し，検査業務の続行は不可能になった。揺れが収まりしだい，検査機器・PCなどの被害状況の確認と主電源OFFの作業をした。転倒，破損がないことは確認できたものの，電源供給がないため正常に作動するかはわからなかった。検査業務を行うことができないため，11日は多くの検査部職員は入院患者の搬送の手伝いをし，その夜は6名が病院待機。翌朝（12日），ほとんどの検査技師が出勤したが検査業務不可能のため，仮病棟増設の手伝いをした。12日夜は2名が待機。13日，電源・給水が復旧した16時に全検査機器の作動確認を行った。全検査機器の使用可能が確認でき，翌日からの検査業務の準備を行った。13日夜は2名が待機。14日（月曜日）から通常業務を行い，今後の採血管，試薬，消耗品の供給の見通しが立たないため，院内在庫を確認後，朝のミーティングにおいて当面の検査制限を依頼した。

　検査機器の故障がなかったのは，幸運だったと思われる。現在の機器の性能の良さ，そして当検査部の面積が狭いため機器の間隔がなく，揺れの強さにもかかわらず機器の移動が少なかったためと考えられる。

● 2. 被災地における支援活動

　3月17日，全国社会保険協会連合会（全社連）から，当院はじめ社会保険病院グループへ「当院を基点とし被災地域に医療支援を行う」との協力要請があった。

　健診でも縁のあった南三陸町・志津川への医療支援が決定し，当院併設の健康管理センターの健診バス2台（X線・超音波）を現地に設置。3月23日〜4月30日の約1カ月半，スタッフ約60名を第1班〜第11班までの交代で派遣し，流失した志津川病院の代替検査室として急性〜慢性患者の検査や診療を支援した。

〈仙台社会保険病院スタッフ延べ人数

（3月23日〜4月30日）〉

　医師（6名），看護師（14名），薬剤師（4名），
　放射線技師（5名），事務（11名），運転手（5名），
　調理師（2名），その他（2名），臨床検査技師（9名）

〈医療支援に参加した社会保険病院グループ〉

　3月23日〜3月28日………社会保険中京病院
　3月28日〜4月 4日………星ヶ丘厚生年金病院
　4月 4日〜4月11日………社会保険群馬中央総合病院
　4月11日〜4月18日………社会保険神戸中央病院
　4月18日〜4月25日………札幌社会保険総合病院

　3月20日（日），医療支援のための検査機器の要望が病院からあり手配を行った。22日（火），検査機器の準備が完了。

〈検査機器（協力企業），項目〉

1. 生化学
　　SP-4430（アークレイ）
　　項目：GOT，GPT，LDH，BUN，T-Bil，CPK
2. 電解質
　　SE-1520（アークレイ）
　　項目：Na，K，Cl
3. 血液一般
　　KX21（シスメックス）
　　項目：WBC，RBC，Hb，Ht，PLT
4. 血液凝固
　　INRatio2（アリーアメディカル）
　　項目：INR，PT
5. 血糖
　　グルコカード（アークレイ）
　　項目：血糖
6. 血液ガス
　　RAPIDLAB 348（シーメンス）
　　項目：血液ガス，Na，K，Cl

7. 尿一般

試験紙（シーメンス）

項目：PH，糖，潜血，蛋白

8. その他

生化学：BBX（ニットーボーメディカル）

項目：①血糖，TC，TG，GOT，GPT，γ-GTP，
アルブミン

②血糖，TC，GOT，GPT，γ-GTP，BUN，
アミラーゼ

9. 心電図，超音波（腹部）

健診バスに搭載されていたもの

〈検査の経過〉

3月23日〜4月11日の期間，南三陸町・志津川への医療支援のために，検査技師を派遣した（男性技師9名。女性技師21名は院内での夜勤，休日での業務を行った）。超音波健診車内に臨時の検査室を設置した。著者も第2班で参加し，被災して避難所に来た志津川病院の検査技師長に会うことができ，その後3名の検査技師に検査業務の引継ぎを行った。当院からの検査技師の派遣は4月11日で終了した。12日からはイスラエルチームから引き継いだ志津川病院仮設診療所内で検査を行ってもらうことになった。著者はその後も，4月13日に志津川病院の検査技師への最終の引継ぎ，20日に宮城県臨床検査技師会の会長，事務局長，学術担当理事と共に再度の視察を行い，27日には健診バス撤退準備に取り組んだ。5月11日には日臨技副会長と2名の理事の視察に宮臨技会長と共に同行し，志津川訪問は計5回となった。

〈最後に〉

今までの医療支援は，医師，看護師，薬剤師と考えられていたが，今回は臨床検査技師の必要性が明確となり，医療支援への参加は非常に意義あるものであった。志津川病院の検査技師との引継ぎができ，診療所での病院業務再開に貢献できた。

著者にとって今回の医療支援に参加できたことは，貴重な経験となった。

［齋藤和榮］

■ 7章　大規模災害時における医療安全

【過去の自然災害から学ぶ】

　これまでの各種災害の中で，人類に大きな被害をもたらしてきたのは自然災害である。中でも予知が難しいとされている地震による災害被害の膨大さは，他の追随を許さない（表7.2.2）。一般的に日本では，地震はよく起こるものだと思い込まれているが，地震が発生しない国もある。では，どれくらいの地震が日本で発生しているのだろうか。また地震が起こらない国に住んでいる人に比べて，どれぐらい地震のことを知り，どれぐらい過去の経験を現在に活かしているのだろうか。日々発生している地震について考察し，再認識してみる。

①地震エネルギーの単位

　マグニチュード（M）とは地震が出すエネルギーの大きさを示す単位であり，日本では概ね「気象庁マグニチュード」が用いられている。Mが1.0大きくなるとエネルギーは約32（2^5）倍，2.0大きくなると約1000（2^{10}）倍になる。

②日本の位置

表7.2.2　1990年以降の自然災害死者数の割合

	世界	日本
地震	66%	84%
大雨（台風含む）	29%	15%
噴火	2%	0%
干ばつ	0%	―
熱波	3%	―
大火	―	1%
合計	100%	100%

　地球は主に岩石でできているが，地球の表面近くでは，「プレート」という厚さ数10kmから100kmの板のようなかたまりになっていて，1年間に数cmという速さで移動している。日本は世界でも珍しい4つものプレートが集まる地点にある。日本列島は，「ユーラシアプレート」と「北米プレート」の上に乗っているが，「太平洋プレート」が西向きに移動してきて「北米プレート」にぶつかり，「日本海溝」などで地下に潜り込む。また「フィリピン海プレート」は，北向きに移動してきてぶつかり，「南海トラフ」で地下にも潜り込む。このプレートどうしの衝突（摩擦）が，日本で発生する地震の原因の一つである。

③地震の原因

　過去に地震が起きた記録を調べると，大きな地震は同じ場所で繰り返し発生している。東海・東南海・南海地震は，フィリピン海プレートがユーラシアプレートの下に潜り込む「南海トラフ」の周囲で発生しており，当時の記録や地質調査などから東海地震・東南海地震・南海地震が，およそ100～150年くらいの周期で発生していることがわかる。これらの地震は，それぞれがM8.0規模になる巨大地震で，強い地震による揺れのほか，津波も発生させ幾度となく大きな被害をもたらしてきた。しかも過去には，この3つの地震が連続して発生したこともあり，今後も連続して発生する恐れが十分にある。

　地震の原因のもう一つは，活断層である。活断層では過去に何度か地震が発生しており，約2000の活断層があると推定される日本では今後も地震が発生する可能性が高い。1995年の兵庫県南部地震（阪神・淡路大震災），2007年の新潟県中越沖地震，震度7の揺れが2回発生した2016年の熊本地震などの大地震は，この活断層が動いたことが原因による地震である。

④犠牲者多数の原因の変遷

　地震が発生することで，建物の崩壊や火災が起き，さらに津波が海岸付近などに押し寄せると，多数の死者や行方不明者が出ることになる。1923年に発生した関東大震災では，死因の87%が火災によるものであった。発生時間が昼食時だったこと，能登半島付近に台風が停滞していたため関東地方に強風が吹き荒れたことにより火災が大きくなった。

　1995年に発生した阪神・淡路大震災では，死因の83%が建物の下敷きによるものであった。地震発生が午前5時46分であったため，ほとんどの人が就寝中であったと思われる。つまり寝ているところに，古い木造の住宅やコンクリートの建物が倒れ，タンスや冷蔵庫などの下敷きになって死亡した人が多かった。

　2011年に発生した東日本大震災では，M9.0という超巨大地震であったが，地震により建物が壊されるという被害は少なかった。しかし，地震直後に太平洋沿岸各地を襲った津波による犠牲者は多数に及んだ。避難所さえも飲み込むほどの大きな津波で，自動車で移動途中に津波にさらわれて亡くなる人もいた。

⑤津波による大きな被害

　海底を震源とする地震が発生した場合，直後の津波に十分注意しなければならない。地震が発生すると震源付近では地面が激しく上下する。これによって海水全体が急に押し上げられ，大きな波となって四方に広がる。津波は，海が深いほど速く伝わり，浅くなるほど速度が遅くなる。

162

東日本大震災以前の日本において最大の津波は，1896年の明治三陸津波である。このとき発生した地震そのものは震度2〜3程度のものであったが，その直後に発生した津波により大きな被害を受けた。また，1933年の昭和三陸地震でも三陸海岸は津波の大被害を受けた。特に被害が激しかったのは，岩手県田老村（現在の宮古市田老地区）で，津波によって人口の44％にあたる792人が死亡した。この被害をきっかけに，田老地区では町を取り囲むように高さ10mの巨大な防潮堤が建設されたが，東日本大震災時の津波は，軽々とこの防潮堤を乗り越えた。

1993年に発生した北海道南西沖地震では，北海道の日本海側に津波が発生して高さ約30mの津波が奥尻島を襲い，200人近くの死者が出た。奥尻島はその10年前の日本海中部地震でも津波の被害にあっていたため，そのときの経験から住民たちはいち早く高台に避難しようとしたが，震源が島に近かったため避難する時間が十分になかった。

⑥予想をはるかに超えた東日本大震災

2011年3月11日，宮城県の牡鹿半島の東南東130km付近の三陸沖を震源とし，震源域が岩手県沖から茨城県沖に及ぶM9.0の地震が発生した。地震の規模は日本国内観測史上最大で，全世界においても1900年以降に発生した地震では4番目の規模であった。この地震は，太平洋プレートと北米プレートの境界で発生した地震である。震源域は長さ約450km，幅約200kmに及ぶと考えられている。

震源の真上の海底が隆起したことから非常に大きな津波が発生した。記録されている津波の高さは，福島県相馬市で9.3m，岩手県宮古市で8.5m，岩手県大船渡市で8.0mと報告されている。沿岸の市町村は，「津波ハザードマップ」を作製し，あらかじめ津波で浸水する範囲を予想していたが，東北地方太平洋沖地震の津波は，その予想をはるかに超えるものであった。これまでは津波の被害といえば三陸のリアス式海岸に限定されると考えられていたが，仙台平野では海岸線から5kmも内陸へ津波が入り，宮城県石巻市では津波が川を遡った。このため，川沿いを中心に内陸まで海水に浸かったのである。

数百年に一度起こるような巨大地震津波であっても，人が住んでいなければ災害にならず，歴史にも残らない。しかし過去に起きたことは必ず今後も繰り返されることから，「過去は未来を推し量る鍵」とも言われている。災害の恐ろしさは被害が大きければ大きいほど，その復興に難渋することである。現在，首都直下型地震や東南海地震の発生確率が高まっており，先人が命がけで残してくれた貴重な情報を無駄にすることなく，まず災害に関する知識の絶対量を増やすことが，個々の安全レベル向上につながると考える。

[福田篤久]

査読者一覧

岡 本　由 美　松田病院　医療安全管理科
奥 田　　勲　株式会社LSIメディエンス
加 藤　正 彦　四日市羽津医療センター　検査部
齋 藤　和 榮　仙台病院　検査部
津 田 聡 一 郎　株式会社アムル　上尾中央臨床検査研究所
根 本　誠 一　ひたちなか総合病院　検査技術科
福 田　篤 久　和泉市立病院　中央検査科
村 山　範 行　安曇野赤十字病院　検査部
森 谷　裕 司　大須賀医院

［五十音順　所属は2017年2月現在］

索　引

●英数字

3Sの原則……157
3現主義……131
4M4E……40
4S……51
5S……14, 37, 50, 103, 131
5ゲン主義……131
6S……50
6つの医療行為……124

Agency for Healthcare Research and
　Quality (AHRQ)……49

Business Continuity Management
　System (BCMS)……154
Business Continuity Plan (BCP)
　……152, 153

CPC……126
Crew Resource Management (CRM)
　……65
CSCA……157
CSCATTT……157
CUS……64

Diagnosis Procedure Combination
　(DPC)……141
Disaster Medical Assistant Team
　(DMAT)……156, 158

Failure Mode and Effects Analysis
　(FMEA)……134, 137
Fault Tree Analysis (FTA)……46

HALT……56
Hospital Survey on Patient Safety
　Culture (HSOPS)……49

I'm SAFE チェックリスト……64
ImSAFER……44
International Organization for
　Standardization (ISO)……154
I PASS the BATON……65
ISO 22301……154

Japan Medical Assistant Team (JMAT)
　……157
JIS T 14971……145

KYT……36, 52

M&Mカンファレンス……126
Medical SAFER……44
mSHELL モデル……40

Patient Safety Action (PSA)……7
PDCA (Plan, Do, Check, Act) サイクル
　……11, 53, 131, 139
PDPC……133
Pharmaceutical and Medical Devices
　Agency (PMDA)……79, 144
PmSHELL モデル……33, 40
PTSD……158

QC七つ道具……11
QCD (Quality, Cost, Delivery)……130
QCDSEM (Quality, Cost, Delivery,
　Safety, Enviroment)……130
QC (Quality Control) 活動……132
QC工程表……136
Quality Function Deployment (QFD)
　……134
QuickSAFER……45

Root Cause Analysis (RCA)
　……41, 133, 134

SAFER ガイド……143
SBER……49, 64
SCHELL モデル……40
SDCA (Standard, Do, Check, Act)
　サイクル……131
SHELL モデル……40
SQCD (Safety, Quality, Cost, Delivery)
　……130

Team STEPPS……63, 64, 65
To err is Human……4, 6, 97
Tool Box Meeting (TBM)……36
Total Quality Management (TQM)
　……130

TQC (Total Quality Control) 活動
　……132
TQMセンター……139
TTT……157

Unified Modeling Language (UML)
　……135

WHO患者安全カリキュラムガイド
　……16
WHO手術安全チェックリスト……56
WMA ジュネーブ宣言……26
World Medical Association (WMA)
　……26

▌索 引

●あ
アウトカム指標……48
アウトプット……135
亜急性期……156,159
アクシデント……5,24
アクシデントレポート……24,58
アサーティブなコミュニケーション
　……62
アラート無視……143
アラーム対応改善事例報告……148
アラーム疲労……146
アローダイアグラム……133
アンサンブル……139
安全管理教育……148
安全な医療を提供するための10の要点
　……7,92
安全文化……4,13,14,15

●い
意思（行動決定）天秤モデル……31
意思決定……55
医師法第21条……85,94,121
異状死ガイドライン……95
異状死体の届出……94,95
一般の不法行為責任……87
医薬品安全管理責任者……10
医薬品医療機器総合機構……79,144
医療IT事故……143
医療安全……2,5
医療安全委員……22
医療安全管理委員会……10,21,22,59,60
医療安全管理学……3,16
医療安全管理加算に関する施設基準
　……21
医療安全管理室……10
医療安全管理者……7,9,20,21
医療安全管理者養成研修会……21
医療安全管理体制……7,9,20,27
医療安全管理チーム……10
医療安全管理部門……9,22,58,120
医療安全研修会……27,59
医療安全支援センター……78
医療安全情報……68
医療安全推進室……7,20
医療安全推進総合対策……7,20
医療安全宣言……21
医療安全全国共同行動
　"いのちをまもるパートナーズ"……77
医療安全対策カンファレンス……60
医療安全部門推進担当者……10
医療安全文化……50
医療安全文化調査票……50
医療介護総合確保推進法……8,85
医療過誤……5,23,120
医療機器安全管理責任者……10,145

医療事故……5,23,107,120
医療事故情報収集等事業……27,66
医療事故：真実説明・謝罪マニュアル
　……91
医療事故調査・支援センター
　……4,10,121
医療事故調査制度……4,85,107,149
医療事故に係る調査の仕組み……4
医療事故の公表……101
医療事故の範囲……122
医療水準論……110
医療接遇……12
医療の総合的質経営……130
医療のTQM七つ道具……133
医療のガバナンス……143
医療のビッグデータ……139
医療メディエーション……96
医療メディエーター……83,117
因果図……43
インシデント……5,24
インシデント・アクシデント報告システム
　……4
インシデント報告……25
インシデントレポート……24,58,77
インシデントレポートKYT……46
院内医療事故調査委員会……10,84
インフォームド・コンセント
　……3,124
インプット……135

●え
影響度分類……24
エスバー……64
エラー事象の構造分析……45
エラープルーフ……139
エラーマネジメント……34
エラーマネジメントの基本原則……97
エラーをする潜在的可能性……53

●お
オーダリング……132
オープンディスクロージャー……120
オカレンス監査……145,146

●か
外部参加型医療事故調査会……121
外部事故調査委員……121
科学的死因究明……126
学習する文化……13
過失……108
過失責任の原則……108
簡易検査……158
患者安全……2,120
患者参加……74,75,103
患者の安全を守るための

医療関係者の共同行動……7
患者の権利……3,75
管理図……48,131

●き
機械学習……139
機械の品質保証……34
危険ストーリー……52
危険予知トレーニング……36,52
基礎4ラウンド法……52
キャシエ……139
求償……111
急性期……156,159
共感……99,106
行政責任……107,114
共同不法行為……88
業務工程（フロー）図……134,135
業務上過失致死罪……113
緊急時対応マニュアル……152

●く
クオリティマネジャー……142
苦情監査……145
クラウド……139
グラフ（管理図）……133
クリックビュー……139,140
クレーム……12

●け
刑事責任……26,86,107,113
傾聴（アクティブ・リスニング）……106
系統図……133
結果回避義務……108
原因要約……43

●こ
工作物責任……87
コールアウト……65
顧客志向……11
国際標準化機構……154
故障モード影響解析……134,137
コフカによる人間行動……30
コミュニケーション……55
コミュニケーションエラー……12
コンフリクト……116
コンフリクトマネジメント……116,117
根本原因……42
根本原因分析……134,137

●さ
災害医療派遣チーム……156
災害サイクル……156
災害時対応マニュアル……152
債務不履行……88

索 引

債務不履行責任……86, 88
サマリー監査……145
散布図……133

●し
事業インパクト分析……153
事業継続計画……152
事業継続計画行動計画書……154
事業継続計画手順書……154
事業継続マネジメント規定……154
事業継続マネジメントシステム……154
時系列事象関連図……44
時系列分析……46
自己決定権……3
事故対応マニュアル……82
事故調査報告書……120
事後的視点……127
事実経緯の全体像……124
システムアプローチ……123
自然言語処理……139
事前的視点……126
失火責任法……88
質管理部門……139
質保証室……141
死亡監査……145
死亡時画像診断……85, 100
柔軟な文化……13
重要業務・復旧優先業務……153
守秘義務……113
守秘義務違反……113
受容……106
状況認識……34, 55
状況認識モデル……34
状況モニタリング……64
使用者責任……87, 111
将来状態の予測……36
職業的正直……36
新QC七つ道具……133
親告罪……114
心理的空間……30
親和図（KJ法）……133

●す
スイスチーズモデル……15
ストレス・コーピング……106
ストレスマネジメント……56
スリーウェイ・コミュニケーション
　……37

●せ
正義の文化……13
製造物責任法（PL法）……88
生体情報アラーム対応……146
セーフティマネジャー……142
責任能力……87

●そ
責任無能力者の監督者の責任……87
説明責任・ガバナンス……149
線の改善……102

●た
層別……133
組織事故……15
損害担保契約……87
損害賠償責任……86

●た
対策発想チェックリスト……134, 138
対策分析表（メリット・デメリット表）
　……134, 138
第三者性の確保の重要性……120
タブロー……139

●ち
チーム医療……62, 74
チーム作業……55
チームステップス……63, 64, 65
チェックシート……133
チェックバック……65
注意義務違反……108
超急性期……159

●つ
ツーチャレンジルール……36, 64
ツールボックスミーティング……36

●て
データウェアハウス……139
データ管理センター……139
データマネジャー……142
出来事流れ図……41, 125
テクニカルスキル……54
テネリフェの惨事……54
電子カルテ導入時事故チェックリスト
　……143
転倒転落防止……76
点の改善……102

●と
道義的責任……86
同期バー……136
特殊な不法行為責任……87
特性要因図……133, 137
トリガーツール……145

●な
なぜなぜ分析……42, 46

●に
日本DMAT……158
日本医師会災害医療チーム……157

●
日本医療安全調査機構……123
日本医療機能評価機構……27, 66, 77
日本赤十字社医療救護班……157
人間の品質保証……34
認定医療対話推進者研修
　（医療メディエーター養成研修）……117

●の
ノンテクニカルスキル……54, 103

●は
パーソンアプローチ……123
バーバル・コミュニケーション……37
背後要因関連図……45
ハインリッヒの法則……23, 25, 58
パレート図……11, 133
ハンドオーバー（ハンドオフ）……65, 133

●ひ
ヒストグラム……133
ヒポクラテスの誓詞……26
ヒヤリ・ハット……23
ヒューマンエラー
　……9, 12, 30, 31, 53
ヒューマンファクター……32
ヒューマンファクター工学……32, 33
ヒューマンマシンシステム（HMS）
　……33
標準作業マニュアル……61
標準的医療行為……126
病棟業務フロー図……137
病理解剖……126
病因・死因カンファレンス……126
疲労への対処……56
品質管理……11
品質機能展開図……134

●ふ
フェールセーフ……139
不完全履行……89
不遵守（エラー）……139
防ぎえた死……156
不測の事態……152
物理的空間……30
不法行為責任……86, 111
プロセス指標……48

●へ
米国医療技術ハザードトップ10……143
平静期……156, 159
ヘルシンキ宣言……26
変革のための8つのステップ……63

●ほ
報告する文化……13

167

法的責任……107
法律上の損害賠償責任……86
補償交渉……104
ボトルネック……153

●ま
まぁ，いいか防止メソッド
　……134,139,145
マッピング……30,32
マトリックス図……133,138
マトリックスデータ解析……133
慢性期……154,157

●み
見える化……11
民事裁判……112
民事責任……107,110

●め
メンタルシミュレーション……36
面の改善……102

●も
目標復旧時間……153

●や
薬剤3点認証システム……145

●ゆ
指差呼称……37,53

●よ
予見可能性……108

●り
リーダーシップ……56,64
履行遅滞……89
履行不能……89
リスクマネジャー……93,142
リスボン宣言……26
立体の改善……102
粒度……135
臨床アウトカム……149
臨床経過……124
臨床検査技師等に関する法律……54,114
臨床検査技師等に関する法律の改正
　……3
臨床検査技師自らのパラダイムシフト
　……118
臨床指標……141
臨床指標統計……145
臨床病理検討会……126

●れ
レヴィンの行動モデル……30

レジリエンス……141
レジリエンス・エンジニアリング……8
連関図……133

●わ
ワンポイントなぜなぜ分析……45

JAMT 技術教本シリーズ

臨床検査技師のための医療安全管理教本

定価　本体3,700円（税別）

2017年 3 月31日　発　行
2019年 4 月20日　第 2 刷発行
2020年 7 月20日　第 3 刷発行
2023年 2 月15日　第 4 刷発行
2023年 4 月30日　第 5 刷発行

監　修　　一般社団法人　日本臨床衛生検査技師会

発行人　　武田 信

発行所　　株式会社 じ ほ う

　　　　　101-8421　東京都千代田区神田猿楽町1-5-15（猿楽町SSビル）
　　　　　振替　00190-0-900481
　　　　　＜大阪支局＞
　　　　　541-0044　大阪市中央区伏見町2-1-1（三井住友銀行高麗橋ビル）
　　　　　お問い合わせ　https://www.jiho.co.jp/contact/

©一般社団法人 日本臨床衛生検査技師会，2017

Printed in Japan　　　　　　　　組版　(有)アロンデザイン　　印刷　シナノ印刷(株)

本書の複写にかかる複製，上映，譲渡，公衆送信（送信可能化を含む）の各権利は
株式会社じほうが管理の委託を受けています。

JCOPY ＜出版者著作権管理機構 委託出版物＞
本書の無断複製は著作権法上での例外を除き禁じられています。
複製される場合は，そのつど事前に，出版者著作権管理機構（電話 03-5244-5088,
FAX 03-5244-5089, e-mail：info@jcopy.or.jp）の許諾を得てください。

万一落丁，乱丁の場合は，お取替えいたします。
ISBN 978-4-8407-4961-9